BestMedDiss

Weitere Informationen zu dieser Reihe finden Sie unter
http://www.springer.com/series/13847

Mit „BestMedDiss" zeichnet Springer die besten Dissertationen im Fachbereich Medizin aus, die an renommierten Universitäten Deutschlands, Österreichs und der Schweiz entstanden sind.

Die mit Bestnote ausgezeichneten Arbeiten wurden durch Gutachter zur Veröffentlichung empfohlen und behandeln aktuelle Themen aus der Medizin.

Die Reihe wendet sich an Praktiker und Wissenschaftler gleichermaßen und soll insbesondere auch Nachwuchswissenschaftlern Orientierung geben.

Anja Schramm

Diagnosekodierung in der Praxis

Ambulante Kodierqualität und Risikostrukturausgleich

Mit einem Geleitwort von
Prof. Dr. Joachim Kugler

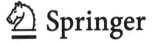 Springer

Dr. Anja Schramm
Dresden, Deutschland

Zugl.: Dissertation, TU Dresden, 2015

BestMedDiss
ISBN 978-3-658-13052-7   ISBN 978-3-658-13053-4   (eBook)
DOI 10.1007/978-3-658-13053-4

Die Deutsche Nationalbibliothek verzeichnet diese Publikation in der Deutschen Nationalbibliografie;
detaillierte bibliografische Daten sind im Internet über http://dnb.d-nb.de abrufbar.

Springer

Springer ist Teil von Springer Nature
Die eingetragene Gesellschaft ist Springer Fachmedien Wiesbaden GmbH

Opus matri meae carae dedico!
Elke Gerlach

Geleitwort

Der Risikostrukturausgleich verwirklicht den sozialen Ausgleich in der Gesetzlichen Krankenversicherung im Einklang mit dem allgemeinen Gleichheitssatz des Artikel 3 Grundgesetz kassenartenübergreifend und bundesweit. Auch dank der Rechtsprechung des Bundesverfassungsgerichts, das bereits 2005 einen Finanzausgleich in der GKV sanktionierte sowie für dessen Weiterentwicklung zu einem morbiditätsorientierten RSA den Weg bereitete, orientiert sich der RSA zwischen den gesetzlichen Krankenkassen am Krankheitszustand, der Morbidität der Versicherten. Umso wichtiger sind daher einheitliche, verbindliche und qualitätssichernde Kodierrichtlinien, damit die Finanzmittel aus dem Gesundheitsfonds gerecht vergeben werden. Dafür ist Voraussetzung eine korrekte und vollständige Abbildung der Diagnosen!

Mit ihrer Arbeit hat sich Anja Schramm zum Ziel gesetzt, die Kodierqualität in der vertragsärztlichen Versorgung zu evaluieren. Anhand der erhobenen Kodierqualität hat sie gezeigt, dass die Vergütungssystematik Fehlallokationen hervorruft. Das beruht auf mehreren Ursachen, u.a. einer Vielzahl unspezifischer Diagnosen, auf Unkenntnis oder mangelnder Sorgfalt in der Dokumentation von ambulanten Diagnosen. Im Detail wurde die Kodierqualität für die Diagnosen rheumatoide Arthritis, Leberzirrhose, Angina pectoris und für strukturierte Behandlungsprogramme (DMP) betrachtet.

Weil jedoch der wesentliche Finanzparameter in der GKV, nämlich der morbiditätsorientierte RSA sowie die daraufhin erfolgenden Finanzzuweisungen aus dem Gesundheitsfonds maßgeblich von der Kodierqualität beeinflusst werden, kommt validen Datengrundlagen eine herausragende Rolle für die Einnahmenseite der Krankenkasse zu. Gesunde Versicherte sind für eine Krankenkasse zwar das beste Risiko, doch Krankenkassen mit vielschichtiger Klientel müssen auf korrekte Mittelverteilung vertrauen dürfen. Einen weiteren Anstoß in diese Richtung gibt die vorliegende Arbeit, die sich mit ihren wissenschaftlichen Fragestellungen in die Versorgungsforschung als wichtiges Teilgebiet der Gesundheitswissenschaften / Public Health einordnet.

Dresden   Prof. Dr. Joachim Kugler

Danksagung

Der höchste Lohn für unsere Bemühungen ist nicht das,
was wir dafür bekommen, sondern das,
was wir dadurch werden.

JOHN RUSKIN

Ich möchte mich an dieser Stelle bei meinem Doktorvater, Prof. Dr. Joachim Kugler, für die Betreuung und für die Möglichkeit im Rahmen der Dissertation, aber auch darüber hinaus wissenschaftlich arbeiten zu können, herzlich bedanken. Prof. Dr. Antje Bergmann danke ich für die Übernahme des Zweitgutachtens und der Prüfung im Nebenfach Allgemeinmedizin.

Die Arbeit ist während meiner Tätigkeit bei der AOK PLUS entstanden. Bedanken möchte ich mich daher insbesondere bei meinem damaligen Chef, Ottmar Walz, der mein Promotionsvorhaben unterstützt hat, und bei meinem lieben Kollegen, Dr. Olaf Müller, der mit großer Ausdauer und intensiven Diskussionen meinen Weg begleitete und sich unermüdlich der Korrekturlesung widmete. Die medizinischen Grundlagen dieser Arbeit entstanden in einer Zusammenarbeit von ÄrztInnen und PharmazeutInnen der AOK Bayern sowie der AOK PLUS. Einen besonderen Dank möchte ich deshalb Birgit Habermann und Andreas Winkler aussprechen.

Abschließend möchte ich den lieben Menschen in meinem Leben für die Aufmunterung, den Rückhalt, die Unterstützung und die Geduld in dieser arbeitsintensiven Zeit danken. Ohne sie wäre diese Arbeit nicht möglich gewesen. *Gratias vobis ago: Mama, Werner, Theresa & Tilmann.*

Anja Schramm

Inhaltsverzeichnis

Tabellenverzeichnis

Abbildungsverzeichnis

Abkürzungsverzeichnis

G-BA .... Gemeinsamer Bundesausschuss
Gesundheitswes .... Das Gesundheitswesen
GKV .... Gesetzliche Krankenversicherung
GKV-Spitzenverband .... Spitzenverband Bund
der Krankenkassen
GOP .... Gebührenordnungsposition
GuG .... Gesundheit und Gesellschaft
HKP .... Häusliche Krankenpflege
HMG .... Hierarchisierte Morbiditätsgruppe
HzV .... Hausarztzentrierte Versorgung
i. d. F. .... in der Fassung
ICD-10-GM .... International Classification of
Diseases-10-German Model
J Can Care .... Journal of Cancer Care
J Health Econ .... Journal of Health Economics
JAMA .... Journal of the American Medical
Association
JEL .... Journal of Economic Literature
JET .... Journal of Economic Theory
JFE .... Journal of Financial Economics
JPoIE .... Journal of Political Economy
KBV .... Kassenärztliche Bundesvereinigung
KHK .... Koronare Herzkrankheit
KK .... Krankenkasse
KNR .... Krankheitsnummer
KV .... Kassenärztliche Vereinigung
KV-Nr. .... Krankenversichertennummer
LANR .... Lebenslange Arztnummer
Med Klin .... Medizinische Klinik
MedR .... Medizinrecht
Morbi-RSA .... Morbiditätsorientierter
Risikostrukturausgleich
OPS .... Operationen- und
Prozedurenschlüssel
PG .... Produktgruppe
PZN .... Pharmazentralnummer
QJE .... Quarterly Journal of Economics

1 Einführung

1.1 Gegenstand und Motivation der Arbeit

Routinedaten der gesetzlichen Krankenversicherung sind seit den 1980er Jahren Gegenstand der wissenschaftlichen Forschung. GKV-Daten dienen in der Versorgungsforschung, wählt man den systemtheoretischen Ansatz nach PFAFF et al. (2010), zur Beschreibung des Inputs. Im Mittelpunkt der Versorgungsforschung steht demnach das Versorgungsforschungssystem, welches als Black Box beschrieben wird.

INPUT-OUTPUT-SYSTEME: dienen zur Beschreibung von Black-Boxes, deren innere Struktur unbekannt oder irrelevant ist. Die Beschreibung erfolgt ausschließlich über Beziehungen zwischen Eingabemenge und Ausgabemenge (s. FERSTL/SINZ (2001)).

Die Black Box, das Versorgungssystem (s. Abb. 1) nimmt von außen Input auf, verarbeitet diesen innerhalb des Systems (Throughput) und gibt den auf diese Weise verarbeiteten Input als Output wieder an die Umwelt ab (s. PFAFF et al. (2003)).

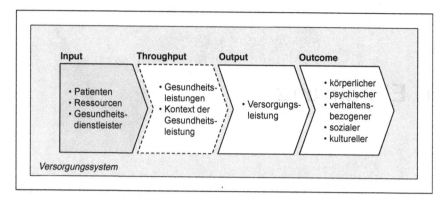

Abb. 1: Gegenstand der Versorgungsforschung: Versorgungssystem
In Anlehnung an PFAFF et al. (2010).

Mit Hilfe der Routinedaten kann eine Population (Input) hinsichtlich ihrer Morbidität in Verbindung mit soziodemografischen Merkmalen beschrieben werden. Weiterhin ist es möglich administrative Schätzungen der Prävalenz und Inzidenz vorzunehmen und auf eine Vergleichspopulation zu standardisieren (s. SCHUBERT et al. (2008a)). GKV-Daten sind über einen längeren Zeitraum verfügbar und bieten somit die Möglichkeit sowohl retrospektive als auch prospektive Analysen durchzuführen. Während die Diagnosen aus dem Bereich des Krankenhauses und der Arbeitsunfähigkeit seit den 1990er Jahren fester Bestandteil der Gesundheitsberichterstattung (s. BADURA et al. (2011), KLAUBER et al. (2012)) sind, wurden die ambulanten Diagnosen bis zum Jahr 2010 ausschließlich im Rahmen von Forschungsprojekten (s. GERSTE/GUTSCHMID (2006), GIERSIEPEN et al. (2007), SCHUBERT/IHLE/KÖSTER (2010)) analysiert. Im Jahr 2010 erschien der erste Versorgungs-Report, der Inzidenzen und Prävalenzen für 24 Mio. AOK-Versicherte auswertet (s. GÜNSTER/KLOSE/SCHMACKE (2011), (2012)). Die ambulanten Diagnosen stehen spätestens seit der Implementierung des externen Risikostrukturausgleiches (s. WASEM (2007)) im Jahr 2009 im Fokus. Mit dem GKV-Wettbewerbsstärkungsgesetz wurde neben dem Morbi-RSA der Einstieg in eine morbiditätsorientierte Vergütung der Vertragsärzte über die morbiditätsorientierte Gesamtvergütung beschlossen. Grundlage der Morbiditätsmessung des Morbi-RSA sind u. a. die ambulanten Diagnosen, welche zuverlässig und valide sein müssen, um diese Aufgabe zu erfüllen. Zudem zielt die Gesamtvergütung der Vertragsärzte nach § 87a SGB V auf die Operationalisierung der Morbidität mittels Diagnosedaten ab. Die Frage nach dem Vertrauen in die Diagnoseinformation ist damit obligatorisch. Wie groß die Unsicherheit in Bezug auf die Kodierqualität ist, zeigt sich darin, dass die Anpassung der Gesamtvergütung bisher nicht durch die Messung der Morbidität, sondern pauschal erfolgte, wie in § 87d Abs. 2 S. 2 SGB V festgeschrieben ist.

> Der Behandlungsbedarf für das Jahr 2012 ist je Krankenkasse zu ermitteln, indem der für das Jahr 2011 vereinbarte, bereinigte Behandlungsbedarf je Versicherten um 1,25 Prozent erhöht wird.[1]

Begründet wird die pauschale Erhöhung im Fraktionsentwurf zum GKV-Finanzierungsgesetz.

> BT-DRS. 17/3040 (2010, S. 24): Dies ist nicht zuletzt auch deshalb geboten, weil die Qualität der Diagnosedokumentation in den vertragsärztlichen Abrechnungen noch verbesserungsfähig ist. In diesem Zusammenhang ist zu berücksichtigen, dass einheitliche verbindliche Vorgaben für die Diagnosedokumentation in Form der sogenannten „Ambulanten Kodierrichtlinien" erst zum 1. Januar 2011 eingeführt werden und nicht wie vom Gesetzgeber vorgesehen bereits eine Einführung zum 30. Juni 2009 erfolgte (vgl. § 295 Abs. 3).

Die Einführung der Ambulanten Kodierrichtlinie gilt als obligatorische Voraussetzung für eine morbiditätsorientierte Vergütung. Die geplante verpflichtende Umsetzung wurde insbesondere von der Ärzteschaft kritisch gesehen (s. NEUHAUSER (2011)), sodass die Einführung erst um sechs Monate verschoben und schließlich durch das GKV-Versorgungsstrukturgesetz ganz aufgehoben wurde. Die Anforderungen an die Kodierqualität bleiben jedoch bestehen.

---

[1]Vgl. § 87d Abs. 2 S. 2 SGB V.

Die vorliegende Arbeit analysiert anhand der Morbiditätskriterien des Morbi-RSA die Kodierqualität der ambulanten Vertragsärzte, identifiziert Fehlerquellen und zeigt Lösungsansätze für eine Verbesserung der Kodierqualität auf, damit eine hinreichende Validität bei der Beschreibung des Inputs für die Versorgungsforschung und für Klassifikationsmodelle erreicht werden kann.

1.2 Forschungsziel

Ziel der vorliegenden Arbeit ist es, die Kodierqualität in der vertragsärztlichen Versorgung zu evaluieren. Zwei modelltheoretische Ansätze werden dem zugrunde gelegt. Die Qualität wird anhand der dokumentierten und der nicht dokumentierten, aber durch Indikatoren als obligatorisch identifizierten Diagnosen untersucht. Die Erkenntnisse der Prinzipal-Agenten-Theorie bilden den Diskussionskontext der Ergebnisinterpretation und liefern Ansatzpunkte zur Ableitung von Lösungsstrategien für die Vergütungssystematik im Gesundheitswesen.

ZIEL der Arbeit ist anhand der Kodierqualität nachzuweisen, dass die implementierte Vergütungssystematik im Gesundheitswesen gemäß der Prinzipal-Agenten-Theorie Ineffizienzen und Fehlallokationen hervorruft.

Die Forderung nach einer Veränderung der Anreiz- bzw. Vergütungssystematik basiert auf den Ergebnissen der Kodierqualitätsmessung. Folgende Forschungsfragen lassen sich ableiten:

FRAGE 1: Wie kann die Kodierqualität *empirisch quantifiziert* werden?

FRAGE 2: Wo liegen die *Schwachstellen* in der Kodierqualität?

FRAGE 3: Welche *Faktoren beeinflussen* die Kodierqualität?

FRAGE 4: Wie kann die Kodierqualität *verbessert* werden?

1.3 Aufbau der Arbeit

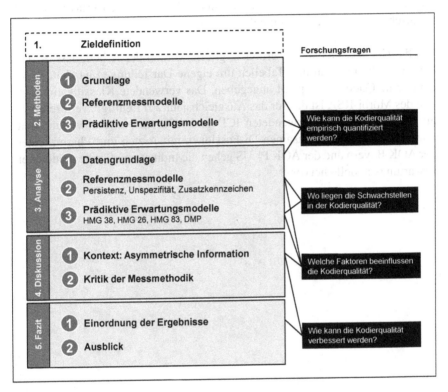

Abb. 2: Aufbau der Arbeit

Im Kapitel 2 der Arbeit werden die modelltheoretischen Grundlagen für die Analyse der Kodierqualität vorgestellt. Diese umfassen die Anforderungen an eine gute Kodierqualität, die Herleitung der Messkonstrukte, die Definition der zu prüfenden Forschungshypothesen und die Vorstellung der verwendeten Indikatortypen. Den Hauptteil (Kapitel 3) der Arbeit bildet die Analyse der Kodierqualität. Empirisch wird die Kodierqualität durch Referenzmessmodelle sowie durch prädiktive Erwartungsmodelle quantifiziert. Außerdem wird zu Beginn des 3. Kapitels die verwendete Datengrundlage deskriptiv vorgestellt. Im Kapitel 4 werden schließlich die Ergebnisse und die Lösungsansätze zur Verbesserung der Kodierqualität diskutiert. Abschließend verknüpft Kapitel 5 die gewonnenen Erkenntnisse mit der bestehenden Forschung und zeigt Perspektiven auf. Im Anhang der Arbeit sind die Testergebnisse für die Indikatoren der prädiktiven Erwartungsmodelle tabellarisch erfasst. Abb. 2 veranschaulicht wie die Arbeit aufgebaut ist.

Um die Übersichtlichkeit zu erhöhen, gilt im Verlauf der Arbeit, dass es sich bei allen Abbildungen und Tabellen um eigene Darstellungen handelt, es sei denn, eine Quelle ist explizit angegeben. Das verwendete Klassifikationssystem des Morbi-RSA ist das für das Ausgleichsjahr 2011 gültige, veröffentlicht am 30.09.2010[2]. Die verwendeten ICD und ATC sind im Auswertungszeitraum gültig. Aus gemeinsamen Diskussionen mit Ärzten und Pharmazeuten der AOK Bayern und der AOK PLUS gehen die Indikatoren für die prädiktiven Erwartungsmodelle hervor.

---

[2]Vgl. SGB (2011), in der Änderungsfassung vom November 2011.

2 Methoden zur Beurteilung der Kodierqualität

Dieses Kapitel beschreibt die modelltheoretischen Annahmen und Grundsätze für die im Rahmen der Arbeit zu beurteilende Kodierqualität in der ambulanten Versorgung. Hierfür werden im Abschnitt 2.1 zunächst die Grundlagen der Diagnosedokumentation herausgearbeitet. Daran schließt sich die Vorstellung der aus den Grundlagen abgeleiteten Messmodelle an. Im Abschnitt 2.2 werden die Verfahrensweise der Referenzmessmodelle und im Abschnitt 2.3 die der prädiktiven Erwartungsmodelle erläutert.

2.1 Grundlagen

Grundvoraussetzung für eine gute Kodierqualität ist eine sorgfältige und regelwerkskonforme Diagnosedokumentation der erbrachten diagnostischen/therapeutischen Leistungen. Ableitend von dieser Prämisse führt eine mangelhafte Diagnosedokumentation zu einer schlechten Kodierqualität. Es gilt zur Beurteilung der Diagnosequalität folglich die Menge an Versicherten zu identifizieren, die die Inzidenz und/oder Prävalenz und somit die Kosten einer Krankheit aufweisen, aber durch eine unzureichende Diagnosedokumentation

schlecht kodiert sind und damit eine Fehlsteuerung der morbiditätsorientierten
Vergütung verursachen.

Die Kodierqualität setzt sich aus zwei Dimensionen zusammen, die im
Rahmen dieser Arbeit untersucht werden. Die erste Dimension subsumiert die
Kontinuität und *Spezifität* der Diagnosedokumentation, die zweite bezieht sich
auf die Identifikation von Kodierlücken. Modelliert werden die Dimensionen
durch zwei verschiedene Messansätze. Das Referenzmessmodell quantifiziert die Qualität bereits gestellter Diagnosen. Im Gegensatz dazu erfasst das
prädiktive Erwartungsmodell Kodierlücken mit Hilfe von spezifischen Indikatoren. Abb. 3 zeigt die Messsystematik zur Beurteilung der Kodierqualität
anhand der beiden Modelle in der ambulanten Versorgung. Die Grundgesamtheit bilden alle Versicherten mit der Prävalenz oder vermeintlichen Prävalenz
einer chronischen Krankheit, die keiner entsprechenden Morbiditätsgruppe
der Morbi-RSA-Klassifikation zugeordnet wurden. Diese Gruppe differenziert
sich wiederum nach dem Vorliegen einer Referenzdiagnose der entsprechenden Krankheit.

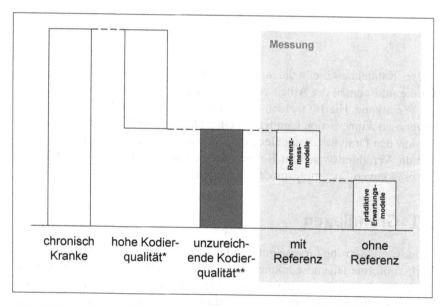

Abb. 3: Messsystematik zur Beurteilung der Kodierqualität
(*) HMG zugeordnet; (**) HMG nicht zugeordnet.

Eine hohe Kodierqualität wird durch eine korrekte Diagnoseerfassung sichergestellt. Das DIMDI[1] hat diesbezüglich sechs Regeln im Umgang mit der Diagnosedokumentation aufgestellt:

1. Alle vorliegenden Krankheiten dokumentieren.
Alle Diagnosen, zu denen beraten und diagnostiziert/therapiert wurde, müssen erfasst werden.

> BEISPIEL: Bei der Dialysepflicht ist neben dem Nierenversagen und der -insuffizienz immer der Dialysestatus (Z49.0, Z49.1, Z49.2, Z99.2) zu kodieren.

2. Es ist so spezifisch wie möglich zu dokumentieren.
Die Diagnose muss die zugrunde liegende Erkrankung so genau wie möglich beschreiben und eventuelle Komplikationen abbilden.

> BEISPIEL: So ist bei einem „Primär insulinabhängigen Diabetes mellitus mit renaler Manifestation" (E10.2[...]) die fünfte Stelle für die Art der Entgleisung zu verschlüsseln sowie entsprechend der Kreuz-Stern-Systematik die Sterndiagnose N08.3 für die Manifestationsbeschreibung zu dokumentieren.

3. Endständige (terminale) ICD verwenden.
Es sollte immer bis auf die letzte entsprechend dem ICD-10-GM ausgewiesene Stelle verschlüsselt werden. In der Regel differenzieren die Diagnoseschlüssel in der letzten Stelle nach dem Schweregrad.

> BEISPIEL: Eine Verschlüsselung auf Kategorieebene ist für eine Morbiditätszuordnung nicht aussagekräftig. Die Krankheiten COPD und Asthma werden durch die Schlüssel J43, J44 oder J45 nicht ausreichend spezifiziert. Es sind zwingend die jeweiligen Endsteller (43.0 - J43.9, J44.0 - J44.9 oder J45.0 - J45.9) verwendet werden.

---

[1] Vgl. DIMDI (2010) und DIMDI (2012b).

4. Zusatzkennzeichen zur Qualifizierung einer Diagnose verwenden.
Wenn die Diagnose gesichert ist, muss dies durch den Zusatz G eindeutig dokumentiert werden. Zusatzkennzeichen sind in der ambulanten Versorgung entsprechend § 295 Abs. 1 S. 3 SGB V obligatorisch zu verwenden.

> BEISPIEL: Eine Behandlung aufgrund der Folgen eines früheren Hirninfarktes (I63.8) werden nicht mit dem Zusatzkennzeichen Z für „Zustand nach" kodiert, sondern mit dem spezifischen Code I69.3 und dem Zusatzkennzeichen G.

5. Chronische Diagnosen kontinuierlich dokumentieren.
Für die optimale Kodierqualität ist die Behandlung chronischer Diagnosen regelmäßig zu dokumentieren.

> BEISPIEL: Arzneimittelpflichtige chronische Krankheiten, wie z. B. Hypertonie, Depression und Diabetes sind bei jeder Verordnung mit den entsprechenden Diagnosen zu dokumentieren.

6. Dokumentation dem Krankheitsverlauf anpassen.
Erkrankungen können sich im Verlauf ändern. Deshalb ist die Verschlüsselung stets zu prüfen und bei Bedarf neu anzupassen.

> BEISPIEL: Bei einem „Primär insulinabhängigen Diabetes mellitus mit renaler Manifestation" ist der Verlauf über die Anpassung der fünften Stelle (Art der Entgleisung) abzubilden.

2.2 Referenzmessmodelle

Dieser Abschnitt beschreibt die Grundlagen zur Bildung von Referenzmessmodellen. Die Modellbildung leitet sich aus der Messsystematik des Morbi-RSA ab. Beurteilt wird die Kodierqualität auf der Basis der Diagnosen der vertragsärztlichen Versorgung. Im Morbi-RSA bilden diese neben den stationären Diagnosen den Input für die Klassifikationssystematik. Abb. 4 veranschaulicht den Klassifikationsalgorithmus, an dessen Ende die Zuordnung des Versicherten zu einer/mehreren HMG steht.

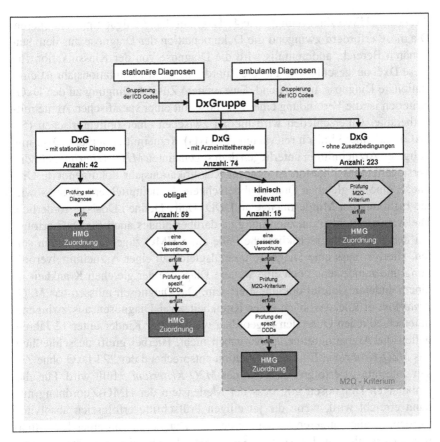

Abb. 4: Klassifikationsalgorithmus (Versichertenalter > 11 Jahre)

In die Gruppierung finden alle ambulant und stationär dokumentierten Diagnosen des Versicherten Eingang, wobei ambulante Diagnosen ohne das Zusatzkennzeichen G ausgeschlossen werden. Zudem scheiden Diagnosen aus, die nicht in den 80 Krankheiten des Morbi-RSA berücksichtigt werden. Anschließend erfolgt eine Gruppierung der Diagnosen zu sogenannten Dx-Gruppen (DxG). Diese DxG werden nach Zusatzbedingungen differenziert. Entsprechend dieser sind spezifische Prüfschritte erforderlich, bis eine HMG-Zuordnung erfolgreich ist. Ausgenommen von diesen Prüfschritten werden alle stationären Diagnosen. Diese erwirken bei einmaliger Dokumentation

direkt eine HMG Zuordnung[2]. Die 42 DxG mit dem Obligat einer stationären
Diagnose erfordern zwingend die Dokumentation der Diagnose aus dem stationären Bereich, anderenfalls wird die Diagnose von der Klassifikation für
diese DxG ausgeschlossen. Für die Zuordnung im Klassifikationsjahr ist eine
stationäre Diagnose ausreichend. Eine weitere Zusatzbedingung zu den DxG-
Kriterien ist die Verbindung einer Diagnose mit einer spezifischen Arzneimitteltherapie. Unterschieden wird hierbei zwischen einer obligatorischen (59
DxG) und einer klinisch relevanten (15 DxG) Arzneimitteltherapie. DxG mit
obligaten Arzneimitteln unterliegen dem sogenannten *M1Q-Kriterium*. Für die
Versichertenklassifikation ist eine im Klassifikationsjahr dokumentierte Diagnose, eine im gleichen Quartal abgerechnete Arzneimittelverordnung sowie
die Erfüllung der Mindestmenge an DDD (Daily Defined Dosis) erforderlich.
Die Arzneimitteltherapiezuordnung ist darüber hinaus auch für DxG erfolgt,
bei denen ausschließlich klinische Fälle einer HMG zugeordnet werden sollen. Hierfür muss eine Diagnose quartalsgleich zu einer Arzneimittelverordnung und mindestens noch eine weitere Diagnose der gleichen Krankheit in
einem anderen Quartal dokumentiert sein. Die Diagnosen müssen das *M2Q-
Kriterium* erfüllen, wonach einer Krankheit zwei Diagnosen aus zwingend
unterschiedlichen Quartalen zugeordnet werden. Für Kinder unter 12 Jahren
gelten die Arzneimitteltherapievorgaben nicht. Hierbei greift ausschließlich
das *M2Q-Kriterium*. Eine Klassifikation entsprechend der 223 DxG ohne Zu-
satzkriterium ist erfolgreich, wenn das *M2Q-Kriterium* erfüllt wird. Für alle
ambulanten Diagnosen gilt, dass der Meilenstein der HMG-Zuordnung nur
dann erreicht wird, wenn die jeweiligen Prüfschritte erfolgreich absolviert
werden. In allen anderen Fällen werden die Diagnosen von einer Klassifikation ausgeschlossen. Im Morbi-RSA werden die Diagnosen zusätzlich nach
ihrer Spezifität differenziert. Diagnosen mit einer nicht hinreichenden Spezifität, deren Endstellen mit „9" dokumentiert werden, werden in der Regel
in hierarchisch niedrigere Morbiditätsgruppen eingeordnet, als die mit einem
entsprechend spezifischen Endsteller. Der Diagnoseendsteller differenziert
den Schweregrad einer Krankheit, der sich in den HMG und den jeweiligen
Zuschlagsätzen widerspiegelt.

---

[2]Ausnahmen bilden hierbei die DxG 225, 813, 814, 821, 826, 827, 836 und 840, für die
entsprechend den Festlegungen nach § 31 Abs. 4 RSAV für das Ausgleichsjahr 2011, Ziffer
1.1.3.2. Sonderregelungen bestehen.

Für die Referenzmessmodelle werden zur Beurteilung der Diagnosequalität aus den Anforderungskriterien für die erfolgreiche Klassifikation einer ambulanten Diagnose folgende drei Messkonstrukte abgeleitet:

1. **Diagnosepersistenz**
   - die Regelmäßigkeit der dokumentierten Diagnosen

2. **Unspezifische Diagnosen**
   - unspezifische Diagnoseendsteller
   - keine endständige Diagnosedokumentation

3. **Diagnoseart**
   - Zusatzkennzeichen zur Qualifizierung der Diagnose

2.2.1 Diagnosepersistenz

Die Eignung der Diagnosepersistenz als Maß für die Diagnosequalität leitet sich direkt von der Intention des Morbi-RSA respektive des Gesundheitsfonds ab.

> [...] 80 insbesondere kostenintensive chronische Krankheiten und Krankheiten mit schwerwiegendem Verlauf [...][3]

werden im Gesundheitsfonds durch Zuschläge berücksichtigt, um eine risikoadjustierte Zuweisung der Krankenversicherungsbeiträge zu gewährleisten. Die Selektion der Versicherten für die chronischen Krankheiten wird durch das M2Q-Kriterium repräsentiert. Eine kontinuierliche Dokumentation der Diagnosen ist somit obligatorisch. Wie in der Abb. 4 dargestellt, trifft das M2Q-Kriterium für 238 der 337 DxG zu. Für Kinder sind es sogar 297 DxG. Ableitend aus diesen Anforderungen wird die Erfüllung des M2Q-Kriteriums als Erfolgsmaß für die Beurteilung der Diagnosequalität gewählt.

Im Rahmen der Arbeit werden die ambulant dokumentierten Diagnosen für die AOK PLUS-Versicherten im Zeitraum von 2007 bis 2010 untersucht. Als auffällig werden Versicherte mit einer Krankheitshistorie klassifiziert, die das M2Q-Kriterium verletzen, weil die zweite, die für die HMG-Zuordnung erforderliche Diagnose, fehlt. Die Einschränkung auf die DxG mit M2Q-Kriterium und die anschließende Gruppierung auf die Krankheitsebene ermöglichen eine

---

[3]Vgl. § 268 SGB V.

valide Messung. Als Selektionskriterium dienen ausgewählte Kodierhistorien, welche im Abschnitt 2.2 näher erläutert werden.

> DIAGNOSEQUALITÄT 1
> Je weniger Fälle das *M2Q-Kriterium verletzen*, desto besser ist die Diagnosequalität.

Seit November 2008 werden bei den Vertragsärzten Beratungen zu den Anforderungen an die Kodierqualität durchgeführt. Das Ziel ist, die Informationsasymmetrie zwischen Kostenträger und ambulanten Leistungserbringern bezüglich der Relevanz einer guten Diagnosequalität abzubauen. Daraus leitet sich folgende Forschungshypothese ab:

> FORSCHUNGSHYPOTHESE 1
> Die Diagnosequalität verbessert sich nach der durchgeführten Beratung, indem die Diagnosedokumentation *kontinuierlich* erfolgt.

Die quantitative Analyse der Forschungshypothese 1 erfolgt im Kapitel 3 unter dem Abschnitt 3.2.2. Daran schließt sich im Kapitel 4 die Diskussion der Ergebnisse im Rahmen des zugrunde gelegten Untersuchungsansatzes der asymmetrischen Informationsverteilung an.

2.2.2 Unspezifische Kodierungen

Eine Diagnose wird nach dem Klassifikationsverfahren des DIMDI verschlüsselt und ist ein alphanummerischer Code, der bis zu fünf Stellen aufweisen kann. Die erste Stelle des Codes verweist auf das Klassifikationskapitel. So steht der Buchstabe I für Krankheiten des Herzkreislaufsystems oder J für Krankheiten des Atmungssystems.[4] Die nachfolgenden zwei Ziffern beschreiben die Kategorie der Krankheit. J09 bis J18 umfassen bspw. in dem Kapitel Atmungssysteme die Grippe und die Pneumonie. Für eine weitere Differenzierung sorgen die vierte oder fünfte Stelle des Codes. Nicht bei allen Diagnosen im Klassifikationssystem ist eine Aufgliederung bis auf die fünfte Stelle gegeben. Besonderen Stellenwert genießen in diesem Zusammenhang die Diagnosen aus dem Kapitel E. Die Diabetes-Diagnosen weisen eine sehr

---

[4]Vgl. DIMDI Klassifikationsversion: ICD-10-GM 2012.

feingliedrige Struktur auf, die hohe Anforderungen an die Diagnosedokumentation impliziert. Eine Grundintention des DIMDI (s. Abschn. 2.1, S. 9) an die Diagnosedokumentation ist das endständige Kodieren unter der Prämisse, so spezifisch wie möglich zu kodieren. Das bedeutet, dass möglichst selten Diagnosekategorien und 9-Endsteller (*nicht näher bezeichnet*) verwenden werden sollen. Diese beiden Anforderungen sind immanent für das Klassifikationsmodell des Morbi-RSA. Die Verwendung einer unspezifischen Diagnose kann eine Zuordnung zu einer nicht kostenrepräsentativen HMG bedeuten. Im Regelfall werden die unspezifischen Diagnoseendsteller in die unterste HMG-Hierarchieebene eingeordnet. Dies ist dadurch begründet, dass in den Hierarchien unterschiedliche Schweregrade abgebildet werden und die unspezifischen Diagnoseendsteller keinen Schweregrad spezifizieren. Für die Krankheit Diabetes mellitus zeigt sich die Problematik im besonderen Maße. So werden alle unspezifischen Codes (E10.9, E11.9, E12.9, E13.9, E14.9) in die HMG 19 (Diabetes ohne Komplikationen) eingeordnet. Zwischen der unspezifischen und der spezifischen Diabetes-Diagnose liegen bis zu vier HMG und ein Zuschlagsintervall von 581,31 EUR[5] für die HMG 19 bis zu 2.040,37 EUR[6] für die HMG 15. Die spezifische Kodierung ist somit unabdingbar, um eine Fehlallokation von Zuschlägen zu vermeiden.

DIAGNOSEQUALITÄT 2A
Je geringer der Anteil der *unspezifischen* Diagnoseendsteller an den Gesamtdiagnosen, desto besser ist die Diagnosequalität.

Im Kontext der asymmetrischen Information leitet sich nach den bereits durchgeführten Beratungskampagnen in den Jahren 2009 und 2010 folgende Forschungshypothese ab:

FORSCHUNGSHYPOTHESE 2A
Die Diagnosequalität verbessert sich nach der durchgeführten Beratung durch eine *spezifische* Diagnosedokumentation.

Nicht nur die Verwendung des unspezifischen Endstellers verringert die Spezifität und damit die Qualität der dokumentierten Diagnose, sondern auch die

---

[5]Vgl. BVA-Klassifikation 2011.
[6]Ebd.

mangelhafte Kodierung der vier- bzw. fünfstelligen Ausprägungen. Zur Unterscheidung des Schweregrades werden einzelne ICD einer Kategorie in unterschiedlichen HMG subsumiert. Bei der Klassifikation dieser HMG werden die dreistelligen ICD nicht berücksichtigt, weil eine eindeutige HMG-Zuordnung nicht möglich ist. Die Verwendung einer vierstelligen Subkategorie anstelle einer fünfstelligen führt in der Regel nicht zum Abbruch des Klassifikationspfades, kann aber eine falsche HMG-Zuordnung zur Folge haben. Für das Ausgleichssystem bedeutet dies, dass z. B. ein Versicherter mit einem Versagen des Lungentransplantates bei der Dokumentation des unspezifischen ICD-Codes T86.8[7] anstatt des spezifischen T86.81[8] in die HMG 177 eingeordnet wird, obwohl er unter kostenäquivalenten Gesichtspunkten in die HMG 174 eingestuft hätte werden müssen. In den Zuschlägen[9] spiegelt sich eine Kostendifferenz von 14.528,40 EUR[10] wider.

Daraus leitet sich folgende Teildefinition für die Diagnosequalität ab:

DIAGNOSEQUALITÄT 2B
Je geringer der Anteil der kodierten *Diagnosekategorien* ist, desto besser ist die Diagnosequalität.

Komplementär zu den unspezifischen Diagnoseendstellern wurden seit 2009 zu dieser Thematik Beratungskampagnen in Sachsen und Thüringen durchgeführt, sodass folgende Forschungshypothese untersucht wird:

FORSCHUNGSHYPOTHESE 2B
Die Diagnosequalität verbessert sich nach der durchgeführten Beratung, weil sich die Dokumentation von *endständigen* Diagnosen erhöht.

Die empirische Untersuchung der Forschunghypothesen 2a und 2b erfolgt im Kapitel 3 im Abschnitt 3.2.3 und wird anschließend im Kontext der asymmetrischen Information im Kapitel 4 diskutiert.

---

[7]T86.8 - Versagen und Abstoßung sonstiger transplantierter Organe oder Gewebe.
[8]T86.81 - Versagen und Abstoßung Lungentransplantat.
[9]Vgl. BVA-Klassifikation 2011.
[10]HMG 177: 2.874,50 EUR, HMG 174: 17.402,67 EUR.

2.2.3 Zusatzkennzeichen

Zusatzkennzeichen dienen der Qualifizierung einer Diagnose. Durch sie sollen abrechnungsbegründende Leistungen dokumentiert werden. Die Grundlage für die Anwendung von Zusatzkennzeichen ist im § 295 Abs. 1 S. 3 SGB V festgeschrieben. Darin heißt es, dass sie

> [...] für die Erfüllung der Aufgaben der Krankenkassen [...]

eingeführt wurden. Zusammen mit dem aktuellen Diagnoseklassifikationsmodell werden die Zusatzkennzeichen vom DIMDI erarbeitet und treten mit der Bekanntmachung des Bundesministerium für Gesundheit (BMG) im Bundesanzeiger (BAnz.) vom 1. Januar bis zum 31. Dezember des jeweiligen Jahres in Kraft. In der aktuellen Bekanntmachung[11] müssen zur Qualifizierung einer Diagnose folgende Zusatzkennzeichen verwenden werden:

- V Verdachtsdiagnosen bzw. auszuschließende Diagnosen,
- Z (symptomloser) Zustand nach der betreffenden Diagnose,
- A ausgeschlossene Diagnosen und
- G gesicherte Diagnosen.

Gemäß der Anleitung zur Verschlüsselung des DIMDI[12] muss eine Diagnose, wenn sie gesichert ist, durch den Zusatz G gekennzeichnet werden. Des Weiteren ist G auch dann anzugeben, wenn A, V oder Z nicht zutreffen. Die Verwendung der Zusatzkennzeichen A und V kommt in Betracht, wenn es erforderlich ist, dass die Diagnoseangabe nicht eine erfolgte oder geplante Behandlung begründet, sondern die Leistungen vor der Dokumentation einer gesicherten Diagnose, wie z. B. den gezielten Ausschluss einer Krankheit. Wenn eine Behandlungsdiagnose nicht mehr akut ist, muss überprüft werden, ob es im ICD-10-GM einen spezifischen Code für die verbliebene Krankheitssituation gibt, welcher dann mit dem Zusatzkennzeichen G dokumentiert wird. Gibt es keinen Code, darf das Zusatzkennzeichen Z verwendet werden. Ein typischer Anwendungsfall ist die Dokumentation eines nicht mehr akuten Myokardinfarktes. Es wäre falsch diesen Krankheitszustand mit der I21.- (Akuter Myokardinfarkt) und dem Zusatzkennzeichen Z zu dokumentieren. Richtig ist die Diagnose I25.2- (Alter Myokardinfarkt) mit dem Zusatzkennzeichen G.

---

[11]Vgl. BAnz. Nr. 169 S. 3752, vom 10.11.2011.
[12]Vgl. DIMDI (2012b).

Für den Morbi-RSA ist es obligatorisch, dass eine ambulante Diagnose das Zusatzkennzeichen G aufweist, da nur diese berücksichtigt wird. Aus dieser Perspektive ist es unerlässlich, dass eine gesicherte Diagnose auch das entsprechende Zusatzkennzeichen trägt. Für die Diagnosequalität gilt:

DIAGNOSEQUALITÄT 3
Je höher der Anteil der *gesicherten* Diagnosen und je geringer der Anteil der Diagnosen ohne Zusatzkennzeichen, desto besser ist die Diagnosequalität.

Die Verwendung von Zusatzkennzeichen, insbesondere die Dokumentation von gesicherten Diagnosen war seit 2008 mittelbar Bestandteil von Beratungskampagnen. Im Kontext der asymmetrischen Information ist folgende Forschunghypothese zu untersuchen:

FORSCHUNGSHYPOTHESE 3
Die Diagnosequalität verbessert sich nach der durchgeführten Beratung, durch einen höheren Anteil an *gesicherten* Diagnosen und einen niedrigeren Anteil an Diagnosen ohne Zusatzkennzeichen.

Die empirische Untersuchung der Forschungshypothese 3 wird im Kapitel 3 Abschnitt 3.2.4 durchgeführt und anschließend im Kapitel 4 im Zusammenhang mit dem Forschungskonzept der asymmetrischen Information diskutiert.

2.3 Prädiktive Erwartungsmodelle

Eine andere Herangehensweise wird in der Untersuchung der Kodierqualität mit den prädiktiven Erwartungsmodellen verfolgt. Über Indikatoren, die eine Krankheit anzeigen, sollen Kodierlücken identifiziert werden. Dies ist nur durch eine sektorenübergreifende Analyse möglich. Daten aus den Hauptleistungsbereichen werden ausgewertet. Hier liegt die Stärke des Modells, denn nur so kann eine hohe Validität gewährleistet werden.

2.3.1 Indikatoren der Modelle

Die Indikatoren für die Modellbildung werden aus den Hauptleistungsbereichen ambulante Versorgung, Krankenhaus und Arzneimittel ausgewählt. Zudem stehen Daten aus den Disease Management Programmen und aus dem sogenannten SOLE (sonstige Leistungen) Bereich zur Verfügung. Letztere genügen nicht den geforderten Qualitätsansprüchen, um eine wissenschaftliche Analyse auf deren Basis durchzuführen. Deshalb werden sie inhaltlich vorgestellt, fließen aber in die Modelle (noch)[13] nicht ein. Folgende Indikatortypen sind für die prädiktiven Erwartungsmodelle möglich:

- **Abrechnungsziffern (EBM-Ziffern)**
  Die Arztabrechnung liefert Informationen über die verwendeten Abrechnungsziffern, die sogenannten EBM, über die abgerechneten Sachleistungen und über die dokumentierten Diagnosen.

- **HMG**
  Die dem Versicherten durch das BVA zugeordneten HMG geben Informationen über das Vorliegen einer chronischen Krankheit in der Vergangenheit, respektive dem vergangenem Klassifikationsjahr.

- **Arzneimittel**
  Rezeptverordnungen liefern Daten über die verordneten Wirkstoffe, DDD und Medikamente (PZN). Beispielsweise ist der Wirkstoff *Dornase Alpha* ein hochspezifischer Wirkstoff für die Behandlung von Mukoviszidose.

- **Hilfsmittel-Verordnungen**
  Spezifische Hilfsmittel deuten implizit auf eine Krankheit hin. So lässt z. B. die Verordnung eines *Kopfschutzhelmes* aus der PG-Diagnosegruppe des Hilfsmittelverzeichnises die Krankheit Epilepsie vermuten.

- **Heilmittel-Verordnungen**
  Die verordneten Heilmittel geben über ihren Indikationsbereich Hinweise auf das Vorliegen einer Krankheit. Die Anschlussheilbehandlung (AHB) mit der Nummer *502701* verweist z. B. auf das Vorliegen einer Suchterkrankung.

---

[13]Perspektivisch sollten diese Daten für Folgeanalysen einbezogen werden, denn sie erweitern das Analysespektrum.

- **DMP-Dokumentation**
  Regelmäßige DMP-Dokumentationen bedingen das Vorliegen der DMP-
  spezifischen Krankheit. Hierfür kommen *Koronare Herzkrankheit, Diabetes
  mellitus Typ 1 und Typ 2, Brustkrebs, Asthma und COPD* infrage.

- **Krankenhaus**
  Aus den Krankenhausdaten finden insbesondere die OPS-Schlüssel und
  DRGs Berücksichtigung. Durchgeführte Prozeduren verweisen auf spezifische Krankheitsbilder. Die übermittelten stationären Diagnosen werden
  äquivalent zu den ambulanten Diagnosen verwendet.

- **Fahrkosten**
  Bei den übermittelten Daten zu den Fahrkosten stehen Informationen z. B.
  zu einem erfolgten *Notarzt- oder Helikoptereinsatz* zur Verfügung.

- **Reha-Verordnungen**
  Verordnungen aus dem Rehabilitationsbereich werden über den Indikationsbereich als Indikator für spezifische Krankheiten verwendet.

- **Häusliche Krankenpflege (HKP)-Verordnungen**
  Äquivalent zu den Hilfsmittelverordnungen werden die HKP-Verordnungen
  herangezogen, um Krankheiten zu identifizieren.

- **Demografische Daten**
  Wesentliche Differenzierungskriterien für die Versichertenpopulation liefern die demografischen Daten. Zu diesen zählen das Alter, das Geschlecht,
  die Versichertenzeiten, die Postleitzahl des Wohnortes und das Verstorbenenkennzeichen.

In dieser Arbeit konzentriert sich die Anwendung der Indikatoren für die
prädiktiven Erwartungsmodelle auf fünf Indikatorentypen. Es werden spezifische Arzneimittel (s. 2.3.1.1), spezifische EBM-Ziffern oder Laborzif-
fern (s. 2.3.1.2), DMP-Dokumentationen (s. 2.3.1.3), spezifische Diagnosen
(s. 2.3.1.4) und HMG-Klassifikationen (s. 2.3.1.5) für die Modellbildung
verwendet. Anhand der demografischen Daten werden die Nebenbedingungen für die Indikatoren definiert. Auf diese Weise ist es möglich Diagnosen
zu selektieren, die z. B. nur für Frauen in einem bestimmten Alterscluster
dokumentiert wurden.

2.3.1.1 Arzneimittel

Gemäß der BVA-Klassifikation, in der Arzneimittel für bestimmte Krankheiten obligatorisch sind, gilt die Annahme, dass bei einer Verordnung eines indikationsgerechten Medikamentes in der geforderten Mindestmenge die komplementäre Diagnose dokumentiert sein muss. Arzneimittel können in zwei Formen als Prädiktor verwendet werden.

a) Wirkstoff als ATC

Das ATC-Klassifikationsmodell wird jährlich vom DIMDI herausgegeben. Die gesetzliche Grundlage bildet der § 73 Abs. 8 SGB V. In diesem Klassifikationsmodell werden Wirkstoffe mit definierten Tagesdosen nach dem Organ oder Organsystem, auf das sie einwirken, und nach ihren chemischen, pharmakologischen und therapeutischen Eigenschaften in Gruppen (s. Tab. 1) eingeteilt.

Tab. 1: Deklaration der ATC-Kapitel

Kapitel	Bezeichnung
A	Alimentäres System und Stoffwechsel
B	Blut und Blut bildende Organe
C	Kardiovaskuläres System
D	Dermatika
G	Urogenitalsysten und Sexualhormone
H	Systemische Hormonpräparate, exkl. Sexualhormone und Insuline
J	Antiinfektiva zur systemischen Anwendung
L	Antineoplastische und immunmodelierende Mittel
M	Muskel- und Skelettsystem
N	Nervensystem
P	Antiparasitäre Mittel, Insektizide und Repellenzien
R	Respirationstrakt
S	Sinnesorgane
V	Varia

Quelle: DIMDI ATC-Klassifikation 2012, Stand: 01.03.2012.

Der Wirkstoff *Eculizumab* mit dem ATC L04AA25 wird zum Beispiel zur Behandlung von paroxysmaler nächtlicher Hämoglubinurie (PNH) verordnet. Komplementär müsste die Diagnose D59.5 (Marchiafava-Micheli) vorliegen.

b) Artikel mit der entsprechenden Pharmazentralnummer

Die Pharmazentralnummer (PZN) dient zur Selektion eines bestimmten Arzneimittelproduktes. Sie charakterisiert ein Arzneimittel hinsichtlich

• seiner Bezeichnung,
• seiner Darreichungsform,
• seiner Packungsgröße,
• seiner Mengeneinheit,
• seiner therapiegerechten Packungsgröße und
• seines Herstellers.

Diese Art des Aufgreifkriteriums ist sehr spezifisch und wird nur verwendet, wenn der ATC nicht ausreichend spezifiziert. Beispielsweise weist Paretin 0,1 % Gel *(PZN 2260679)* auf das Vorliegen des Kaposi Syndroms hin. Es muss demzufolge die Diagnose C46.0 oder C46.9 dokumentiert sein.

2.3.1.2 EBM-Ziffern

Im einheitlichen Bewertungsmaßstab (EBM) werden bestimmte berechnungsfähige Leistungen zusammengefasst, welche mit einer fünfstelligen Ziffernfolge verschlüsselt werden, die als EBM-Ziffer oder Gebührenordnungsposition (GOP) bezeichnet werden. Der EBM gliedert sich in drei Bereiche:[14]

1. **Arztgruppenübergreifende allgemeine GOP**
   Diese GOP dürfen von jedem Vertragsarzt abgerechnet werden, sofern sie in der fachgruppenspezifischen Präambel inbegriffen sind. Typische Anwendungsbereiche bilden Visiten, Früherkennung oder kleine Operationen.

2. **Arztgruppenspezifische GOP**
   Arztgruppenspezifische GOP dürfen nur von Vertragsärzten, die der entsprechenden Fachgruppe zugehörig sind, abgerechnet werden. Im EBM wird hierfür eine Grobdifferenzierung zwischen dem hausärztlichen und dem fachärztlichen Versorgungsbereich vorgenommen.

3. **Arztgruppenübergreifende spezielle GOP**
   Um arztgruppenübergreifende GOP abrechnen zu dürfen, muss ein Vertragsarzt spezifische Voraussetzungen (besondere Fachkundenachweise, apparative Anforderungen, die Teilnahme an Maßnahmen zur Qualitätssicherung sowie fachspezifische Berechtigungen) erfüllen.

---

[14]Vgl. EBM (2014).

Für die prädiktiven Erwartungsmodelle kommen EBM-Ziffern aus allen Bereichen zum Einsatz. So verweisen der EBM *13621* (Apherese bei Rheumatoider Arthritis), der Pseudo-EBM *99910M* (Behandlung der Rheumatoiden Arthritis mit zugelassenen TNF-Alpha-Blockern), die EBM-Laborziffer *32023* (Rheumatoide Arthritis (PCP) einschließlich Sonderformen und Kollagenosen unter immunsuppressiver oder immunmodulierender Langzeitbasistherapie) und die Zusatzpauschale für Internisten *13700* (Rheuma) auf die Krankheit „Rheumatoide Arthritis und entzündliche Bindegewebserkrankungen". Der Versicherte mit diesem Indikator muss eine einschlägige Diagnose dieser Krankheit aufweisen.

2.3.1.3 DMP-Dokumentationen

Zur Versorgung chronisch Kranker wurden 2002 mit dem Gesetz zur Reform des Risikostrukturausgleiches[15] erstmals Disease Management Programme (DMP) eingeführt. Ziel dieser Programme ist:

> [...] den Behandlungsablauf und die Qualität der medizinischen Versorgung chronisch Kranker [zu] verbessern.[16]

Versicherte, die in einem strukturierten Behandlungsprogramm betreut werden, bedürfen einer quartalsweisen oder halbjährlichen Dokumentation des Krankheitszustandes. Entsprechend der Dokumentation muss der behandelnde Arzt auch eine krankheitsspezifische Diagnose dokumentieren. Über diese direkte Beziehung zwischen Dokumentation und Diagnose ist die DMP-Teilnahme ein valider Prädiktor für eine obligatorische Diagnose. Zudem können die Angaben auf dem Dokumentationsbericht auf weitere Krankheiten verweisen. So werden z. B. im DMP Brustkrebs unter dem Dokumentationsabschnitt „Befunde und Therapien von Fernmetastasen" eventuelle Metastasen dokumentiert. Eine Fernmetastase in der Lunge würde neben der Bruskrebskodierung die Kodierung C78.0 (Sekundäre bösartige Neubildung der Lunge) erfordern. In Sachsen und Thüringen sind zurzeit sechs strukturierte Behandlungsprogramme aktiv, die indikationsspezifisch auf obligatorische Diagnosen verweisen.

---

[15]Vgl. vom 10.12.2001, BGBl I S. 3465.
[16]Vgl. § 137 Abs. 1 S. 1 SGB V.

a) DMP Koronare Herzkrankheit (KHK)

> KRANKHEITSDEFINITION (S. ANL. 5 RSAV): Die koronare Herzkrank-
> heit ist die Manifestation einer Arteriosklerose an den Herzkranzarterien.
> Sie führt häufig zu einem Missverhältnis zwischen Sauerstoffbedarf und
> -angebot im Herzmuskel.

Entsprechend dieser Krankheitsspezifik verlangt das DMP KHK zu den Dokumentationen die Kodierung einer der in Tab. 2 aufgeführten Diagnosen mit
dem Zusatzkennzeichen G.

Tab. 2: Diagnosen im DMP Koronare Herzkrankheit

DxG	ICD	Bezeichnung
361/364	I20.-	Angina Pectoris
359	I21.-	Akuter Myokardinfarkt
360	I22.-	Rezidivierender Myokardinfarkt
359/362	I23.-	Bestimmte akute Komplikationen nach akutem Myokardinfarkt
361/362	I24.-	Sonstige akute ischämische Herzkrankheit
365	I25.-	Chronische ischämische Herzkrankheit

Klassifikationsmodell: ICD-10-GM 2012; (-) Platzhalter für endständige Diagnoseschlüssel.

b) DMP Diabetes mellitus Typ 1 (DM I)

> KRANKHEITSDEFINITION (S. ANL. 7 RSAV): Als Diabetes mellitus
> Typ 1 wird die Form des Diabetes bezeichnet, die durch absoluten Insulin-
> mangel aufgrund einer sukzessiven Zerstörung der Betazellen in der Regel
> im Rahmen eines Autoimmungeschehens entsteht.

Im Morbi-RSA wird der DM I über eine Kombination von zwei HMG klassifiziert. Zum einen über die Hierarchie der HMG 15, 16, 17 und 19, welche den
Schweregrad des Diabetes mellitus abbilden und zum anderen über die HMG
20, die die Zusatzkosten im Vergleich zum Diabetes mellitus Typ 2 erfasst.
Ausgehend von dieser Zuordnung kann die entsprechende Diagnosegruppe
(DxG) und deren untergeordneten Diagnosen als Obligat für die Teilnehmer
im DMP DM I verwendet werden. Die entsprechenden Diagnosen werden

in Tab. 3 aufgeführt. Die fünfte Stelle des Diagnosecodes ist mit dem Platzhaltersymbol (-) versehen und entsprechend der Art der Entgleisung zu verschlüsseln.

Tab. 3: Diagnosen DMP Diabetes mellitus Typ 1

DxG	ICD	Bezeichnung
	E10.	*Primär insulinabhängiger Diabetes mellitus*
105	E10.0-	[...]: Mit Koma
105	E10.1-	[...]: Mit Ketoazidose
99	E10.2-	[...]: Mit Nierenkomplikationen
109	E10.3-	[...]: Mit Augenkomplikationen
101	E10.4-	[...]: Mit neurologischen Komplikationen
103	E10.5-	[...]: Mit peripheren vaskulären Komplikationen
107	E10.6-	[...]: Mit sonstigen näher bezeichneten Komplikationen
801	E10.7-	[...]: Mit multiplen Komplikationen
803	E10.8-	[...]: Mit nicht näher bezeichneten Komplikationen
111	E10.9-	[...]: Ohne Komplikationen

Klassifikationsmodell: ICD-10-GM 2012; (-) Platzhalter für Endständige Diagnoseschlüssel
zur Dokumentation der Entgleisung.

c) DMP Diabetes mellitus Typ 2 (DM II)

> KRANKHEITSDEFINITION (S. ANL. 1 RSAV): Als Diabetes mellitus
> Typ 2 wird die Form des Diabetes bezeichnet, die durch relativen Insu-
> linmangel aufgrund einer Störung der Insulinsekretion entsteht und in der
> Regel mit einer Insulinresistenz einhergeht.

Äquivalent zum Diabetes mellitus Typ 1 gibt es für den Diabetes mellitus Typ
2 neun Diagnosegruppen, welche nicht wie beim DM I zwei Ziel-HMG zugeordnet werden, sondern „nur" den der Hierarchie unterliegenden HMG 15, 16,
17 und 19. Tab. 4 fasst die Diagnosen zusammen. Es werden Kategorien (E11
- E14) unterschieden, welche in der vierten Stelle den Schweregrad des Diabetes dokumentieren. Die fünfte, die mit dem Platzhaltersymbol (-) versehene
Stelle, wird entsprechend der DIMDI-Nomenklatur mit der Art der Entgleisung verschlüsselt.

Tab. 4: Diagnosen DMP Diabetes mellitus Typ 2

DxG	ICD	Bezeichnung
	E11.	*Nicht primär insulinabhängiger Diabetes mellitus*
	E12.	*DM in Verbindung mit Fehl- oder Mangelernährung*
	E13.	*Sonstiger näher bezeichneter Diabetes mellitus*
	E14.	*Nicht näher bezeichneter Diabetes mellitus*
104	E1[1-4].0-	[...]: Mit Koma
104	E1[1-4].1-	[...]: Mit Ketoazidose
98	E1[1-4].2-	[...]: Mit Nierenkomplikationen
108	E1[1-4].3-	[...]: Mit Augenkomplikationen
100	E1[1-4].4-	[...]: Mit neurologischen Komplikationen
102	E1[1-4].5-	[...]: Mit peripheren vaskulären Komplikationen
106	E1[1-4].6-	[...]: Mit sonstigen näher bezeichneten Komplikationen
800	E1[1-4].7-	[...]: Mit multiplen Komplikationen
802	E1[1-4].8-	[...]: Mit nicht näher bezeichneten Komplikationen
110	E1[1-4].9-	[...]: Ohne Komplikationen

Klassifikationsmodell: ICD-10-GM 2012; (-) Platzhalter für Endständige Diagnoseschlüssel zur Dokumentation der Entgleisung.

d) DMP Brustkrebs

KRANKHEITSDEFINITION (S. ANL. 3 RSAV): Beim Brustkrebs handelt es sich um eine von der Brustdrüse ausgehende bösartige Neubildung. Dies umfasst auch das *ductal carcinoma in situ* (DCIS), das noch nicht infiltrierend in das umgebende Gewebe wächst.

Die Kodierung der Krankheit erreicht nicht den Komplexitätsgrad wie die zuvor beschriebene Diabetes mellitus-Kodierung. Es werden drei Diagnosegruppen konsolidiert, wobei die Gruppen 64 (Bösartige Neubildung der Mamma, Alter > 44 Jahre) und 78 (Bösartige Neubildung der Mamma, Alter < 45 Jahre) sich nur durch das Alter der betroffenen Versicherten unterscheiden. Die DxG 91 (Duktales Carcinoma in situ) entspricht dem vormals verwendeten Karzinoma in situ. Die subsumierten Diagnosen befinden sich in den Kapiteln C und D, Kategorie *Bösartige Neubildungen der Mamma* (s. Tab. 5). Die komplementäre Beziehung zwischen DMP-Dokumentation und krankheitsspezifischer Diagnose ist im DMP Brustkrebs nicht so stark wie für die fünf anderen, denn hier wird die Versicherte bei Rezidivfreiheit weiter betreut und dokumentiert. Eine obligate Diagnose ist unter diesen Voraussetzungen nicht angezeigt.

Tab. 5: Diagnosen im DMP Brustkrebs

DxG	ICD	Bezeichnung
	C50.	*Bösartige Neubildung*
64/78	C50.0	[...]: Brustwarze und Warzenhof
64/78	C50.1	[...]: Zentraler Drüsenkörper der Brustdrüse
64/78	C50.2	[...]: Oberer innerer Quadrant der Brustdrüse
64/78	C50.3	[...]: Unterer innerer Quadrant der Brustdrüse
64/78	C50.4	[...]: Oberer äußerer Quadrant der Brustdrüse
64/78	C50.5	[...]: Unterer äußerer Quadrant der Brustdrüse
64/78	C50.6	[...]: Recessus axillaris der Brustdrüse
64/78	C50.8	[...]: Brustdrüse, mehrere Teilbereiche überlappend
64/78	C50.9	[...]: Brustdrüse, nicht näher bezeichnet
91	D05.1	Carcinoma in situ der Milchgänge

Klassifikationsmodell: ICD-10-GM 2012.

e) DMP Asthma

KRANKHEITSDEFINITION (S. ANL. 9 RSAV): Asthma bronchiale ist eine chronische entzündliche Erkrankung der Atemwege, charakterisiert durch bronchiale Hyperreagibilität und variable Atemwegsobstruktion.

Entsprechend der Krankheitsdefinition ist für die Teilnehmer im DMP Asthma zu den Dokumentationszeitpunkten eine Indikationsdiagnose aus den Diagnosegruppen

- 452 (*Status asthmaticus (Alter $>$ 17 Jahre)*),
- 461 (*Status asthmaticus (Alter $<$ 18 Jahre)*) oder
- 460 (*Asthma bronchiale*)

zu erwarten. Die Dokumentation sollte sich allerdings auf die Diagnosen der DxG 460 (s. Tab. 6) konzentrieren, da die DxG 452 und 461 den *Status asthmaticus* umfassen.

Tab. 6: Diagnosen im DMP Asthma

DxG	ICD	Bezeichnung
452/461	J46	Status asthmaticus
460	J45.1	Nichtallergisches Asthma bronchiale
460	J45.8	Mischformen des Asthma bronchiale
460	J45.9	Asthma bronchiale, nicht näher bezeichnet
460	J45.0	Vorwiegend allergisches Asthma bronchiale

Klassifikationsmodell: ICD-10-GM 2012.

f) DMP Chronisch obstruktive Lungenerkrankung (COPD)

> KRANKHEITSDEFINITION (S. ANL. 11 RSAV): Die COPD ist eine chronische, in der Regel progrediente Atemwegs- und Lungenerkrankung, die durch eine nach Gabe von Bronchodilatatoren und/oder Glukokortikosteroiden nicht vollständig reversible Atemwegsobstruktion auf dem Boden einer chronischen Bronchitis mit oder ohne Lungenemphysem gekennzeichnet ist. Eine chronische Bronchitis ist durch dauerhaften Husten, in der Regel mit Auswurf über mindestens ein Jahr gekennzeichnet. Eine chronische obstruktive Bronchitis ist zusätzlich durch eine permanente Atemwegsobstruktion mit oder ohne Lungenüberblähung gekennzeichnet. Das Lungenemphysem ist charakterisiert durch eine Abnahme der Gasaustauschfläche der Lunge. Ausmaß der Obstruktion, Lungenüberblähung und Gasaustauschstörung können unabhängig voneinander variieren.

Für die chronische Bronchitis wurde unter Kostenaspekten im DIMDI-Klassifikationsmodell eine Differenzierung der Versicherten hinsichtlich des Alters vorgenommen. Die Diagnosen der DxG 451 (Emphysem/Chronische Bronchitis (Alter > 17 Jahre)) und 459 (Emphysem/Chronische Bronchitis (Alter < 18 Jahre)) sind identisch. Zum einen beinhalten sie die in der Kategorie J43 zusammengefassten *Emphyseme* sowie die *interstitiellen* und *kompensatorischen Emphyseme*, zum anderen die *Chronische obstruktive Lungenkrankheit* (J44.-). Für das DMP COPD sind nur letztere relevant, deshalb kann die Differenzierung nicht auf DxG-Ebene erfolgen.

Tab. 7: Diagnosen DMP COPD

DxG	ICD	Bezeichnung
451/459	J44.0-	Chronische obstruktive Lungenkrankheit mit akuter Infektion der unteren Atemwege
451/459	J44.1-	Chronische obstruktive Lungenkrankheit mit akuter Exazerbation, nicht näher bezeichnet
451/459	J44.8-	Sonstige näher bezeichnete chronische obstruktive Lungenkrankheit
451/459	J44.9-	Chronische obstruktive Lungenkrankheit, nicht näher bezeichnet

Klassifikationsmodell: ICD-10-GM 2012; (-) Platzhalter für die Dokumentation des Schweregrades (von $FEV_1 > 70\%$ bis $FEV_1 < 35\%$ des Sollwertes).

2.3.1.4 Ambulante Diagnosen

Ambulante Diagnosen werden nach der Klassifikation ICD-10-GM Version 2012 verschlüsselt. Für eine detaillierte Beschreibung sei an dieser Stelle auf den Abschnitt 2.2.2 verwiesen. In den prädiktiven Erwartungsmodellen werden durch die Diagnosen zwei Logiken abgebildet (s. Abb. 5).

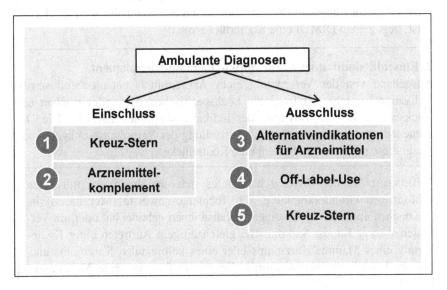

Abb. 5: Indikatorfunktionen der ambulanten Diagnosen

Zum einen werden sie als Einschlussindikator verwendet, um Kodierlücken zu identifizieren, und zum anderen als Ausschlussindikator, um eine richtige Kodierung auszuschließen. Dabei verfolgen die Diagnosen unterschiedliche Intentionen. Abb. 5 fasst diese schematisch zusammen.

1. Einschlussindikator: Kreuz-Stern-Systematik
Im ICD-10-GM sind ausgewählte Diagnosen über die sogenannte Kreuz-Stern-Systematik mit einander verbunden. Die Kreuzdiagnose verschlüsselt die ursächliche (ätiologische) Erkrankung und der Sterncode die Manifestation. Es handelt sich hierbei um einseitige Abhängigkeit. Wenn die Dokumentation einer Sterndiagnose erfolgt, muss zwingend die Kreuzdiagnose dokumentiert werden. Ist dies nicht der Fall, ist die Diagnosedokumentation unvollständig.

> BEISPIEL: In der HMG 210 sind Störungen der Blutgerinnung enthalten, die durch angeborene oder erworbene Erkrankungen der Blutplättchen (Thrombozyten) bedingt sind. Die Diagnose D69.0 (Purpura anaphylactoides) ist unter der HMG 210 subsumiert. Die Kodierung der Sterndiagnose M36.4 (Arthropathie bei anderenorts klassifizierten Hypersensitivitätsreaktionen (Purpura Schoenlein-Henoch)) ist ein Indikator dafür, dass die Kreuzdiagnose D69.0 kodiert sein muss, wenn dies nicht der Fall ist, liegt gemäß DIMDI eine Kodierlücke vor.

2. Einschlussindikator: Arzneimittel-Diagnose-Komplement
Ausgehend von der Verordnung eines Arzneimittels entsprechend seines Indikationsbereiches ist in einem hochspezifischen Anwendungsgebiet ein Rückschluss auf das Vorliegen der Indikationskrankheit zulässig. Die Dokumentation der Diagnose ist bei Ausstellung der Verordnung obligatorisch. Wenn diese nicht erfolgt, besteht eine Kodierlücke.

> BEISPIEL: In der HMG 9 handelt es sich um Versicherte mit einer bösartigen Grunderkrankung, die Tochtergeschwülste (Metastasen) in Knochen und/oder an sonstigen Lokalisationen gebildet hat oder um Versicherte mit Kaposi Sarkom. Bei gleichzeitigem Auftreten einer Kodierung eines Mamma-Karzinoms oder eines kolorektalen Karzinoms und einer Verordnung von Avastin® (Bevacizumab) muss eine Metastasen-Kodierung vorliegen.

3. Ausschlussindikator: Alternativindikation bei Arzneimitteln

Diagnosen können als Ausschluss einen Indikator näher spezifizieren, indem sie Versicherte mit einer Verordnung identifizieren, die nicht die vermutete, sondern eine entsprechend andere Krankheit aufweisen. Arzneimittelverordnungen bieten hochspezifische Anwendungsgebiete, sind aber leider selten nur für eine Krankheit zugelassen. Aus dem Indikationsbereich lassen sich Ausschlussdiagnosen ableiten, die nicht der Zielkrankheit entsprechen.

BEISPIEL: Der Wirkstoff *Hydroxycarbamid* ist hochspezifisch für die myeloische Leukämie. Er ist aber auch für die *Polyzythämia vera* (D45.-), die *essentielle (hämorrhagische) Thrombozythämie* (D47.3), die *chronische myeloproliferative Krankheit (megakaryozytäre Osteomyelosklerose)* (D47.1) und die *Sichelzellanämie* (D57.-) zugelassen, sodass das Auftreten dieser Diagnosen in Kombination mit dem Wirkstoffindikator als richtig anzusehen ist und nicht auf eine Kodierlücke verweist.

4. Ausschlussindikator: Off-Label-Use-Arzneimittelverordnungen

Einen brisanten Fall stellt die Anwendung von Arzneimitteln im Off-Label-Use dar. Zur Beurteilung der Kodierqualität müssen diese Anwendungsfälle ebenfalls ausgeschlossen werden, da hier nicht die Zielkrankheit des Indikators therapiert wurde. Die weiteren Anwendungsgebiete eines Arzneimittels werden gleichermaßen ausgeschlossen, ob Off-Label-Use oder Indikationsbereich. Die Identifikation der Anwendungsgebiete im Off-Label-Use ist ungleich schwerer, weil ausschließlich Erfahrungswerte aus der ärztlichen Praxis diese anzeigen.

BEISPIEL: Der Wirkstoff *Idarubicin* findet nicht nur im zugelassenen Indikationsbereich des *myelodysplastischen Syndroms* Anwendung, sondern auch beim *Plasmozytom* (C90.-). Diese Konstellation zeugt folglich nicht von schlechter Kodierqualität und wird deshalb ausgeschlossen.

5. Ausschlussindikator: Kreuz-Stern-Systematik

Die Kreuz-Stern-Beziehung zwischen Diagnosen ermöglicht keine eineindeutige Zuordnung. Während ein spezifischer Kreuzcode einem spezifischen Sterncode zugeordnet ist, können für einen Sterncode mehrere Kreuzcodes

möglich sein. Um diesen Umstand zu erfassen, werden die Alternativkreuz-
codes über Ausschlussdiagnosen formuliert, denn diese schließen eine Kodierlücke aus.

> BEISPIEL: Die HMG 69 umfasst Erkrankungen und Verletzungen des
> Rückenmarks. Es wird die Sterndiagnose für *Spondylopathien bei ande-*
> *renorts klassifizierten Krankheiten* (M49.4-) angegeben, die dazugehörige
> Kreuzdiagnose für *Syringomyelie und Syringobulbie* (G95.0) fehlt jedoch.
> Versicherte, die die Alternativkodierung für *Tabes dorsalis* (A52.1) erhal-
> ten haben, werden ausgeschlossen, sodass nur Versicherte mit einem feh-
> lenden Kreuzcode erfasst werden.

2.3.1.5 HMG-Klassifikationen

Dem prädiktiven Erwartungsmodell liegt die Annahme zugrunde, dass das
Klassifikationsmodell die 80 Krankheiten mit den dafür spezifischen Diagnosen umfassend repräsentiert. Eine hohe Diagnosequalität für die jeweiligen
Krankheiten wird mit der Dokumentation einer entsprechenden HMG-Diag-
nose erzielt. Vor diesem Hintergrund werden die HMG und die subsumierten
Diagnosen als Ausschlussindikatoren verwendet. Das bedeutet, dass Versicherte mit einer durch einen Indikator identifizierten Auffälligkeit (z. B. durch ein
hochspezifisches Medikament) auf das Vorliegen einer entsprechenden HMG-
Diagnose geprüft werden und in diesem Fall die Auffälligkeit erlischt. Die
Krankheitsauswahl für das prädiktive Erwartungsmodell ist dabei nicht an die
HMG-Klassifikation gebunden. Zum Beispiel ist es zielführend, die Krankheiten *chronische KHK, stabile Angina pectoris und alter Myokardinfarkt* in einem Modell zusammenzuführen, da die Indikatoren eine Differenzierung auf
diesem Detailgrad nicht hinreichend sicherstellen können. Diese Krankheiten
werden in zwei HMG (83, 84) verortet, sodass hier sowohl die Diagnosen der
HMG 83 (Angina pectoris/Z. n. altem Myokardinfarkt) als auch die Diagnosen
der HMG 84 (Koronare Herzkrankheit/andere chronisch-ischämische Erkrankungen des Herzens) als Ausschluss definiert werden müssen.
Das Klassifikationssystem wird in einem jährlichen Turnus angepasst und
ist für das jeweils kommende Jahr gültig. Die Ursachen hierfür sind zum einen
die auf historischen Abrechnungsdaten durchgeführte BVA-Regression, anhand welcher die 80 Krankheiten jährlich neu bestimmt werden, und zum anderen die Klassifikationssysteme für die Wirkstoffe (ATC), für die Arzneimit-

telartikel (WIdO/PZN) und für die Diagnoseschlüssel (ICD-10-GM), welche in einem floatenden Prozess angepasst werden. Um diesem Umstand gerecht zu werden, wird für die Analyse das für 2010 gültige Klassifikationssystem[17] zugrunde gelegt.

2.3.2 Modellbildung

Die Modellbildung für die prädiktiven Erwartungsmodelle ist durch einen hohen Flexibilisierungsgrad charakterisiert. Die Targets können frei gewählt werden. So kann ein Modell eine Diagnoseprädiktion auf der Grundlage einer Krankheit, einer speziellen HMG, eines spezifischen Wirkstoffes oder eines Versorgungskontraktes durchführen. Die Beurteilung der Kodierqualität wird für jede Fragestellung individuell vorgenommen. In der Konklusion aller Konstruktergebnisse können Trends und Tendenzen implikativ abgeleitet und quantitativ untersetzt werden.

DIAGNOSEQUALITÄT 4
Je geringer die *Fehlerquote* in den prädiktiven Erwartungsmodellen, desto besser ist die Diagnosequalität.

Innerhalb der Modelle wird die Kodierqualität vor dem Hintergrund der durchgeführten Beratungen über einen Zeitraum von vier Jahren ausgewertet. Wenn die Kodierqualität sich nach den Beratungen messbar steigert, ist davon auszugehen, dass sie durch das Problem der asymmetrischen Informationsverteilung negativ beeinflusst wird.

FORSCHUNGSHYPOTHESE 4
Die Diagnosequalität verbessert sich nach der durchgeführten Beratung, durch eine *signifikante Reduktion* der Fehlerquoten.

In den Modellen werden verschiedene Indikatortypen über logische ODER-Verknüpfungen miteinander verbunden. Dabei werden die Einschlussindikato-

---

[17]Vgl. BVA-Klassifikation: BVA 2011.
   Vgl. DIMDI-Klassifikation: DIMDI (2012c).
   Vgl. ATC-Katalog: DIMDI (2012a).
   Vgl. WIdO/PZN-Katalog: WIdO (2012).

ren über ODER (∨) und die Ausschlussindikatoren mit UND (∧) verknüpft. Die Ausschlussindikatoren können untereinander wiederum mit UND oder ODER verknüpft werden. Im Regelfall wird die ODER-Verknüpfung greifen. Abb. 6 zeigt exemplarisch für die HMG 4 (Myeloische Leukämie (ML)) das Modellbildungsschema.

Prädiktives Erwartungsmodell: HMG 4

Indikator	Nilotinib	Idarubicin	myelodysplastisches Syndrom	Plasmozytom und bösartige Plasmazellen-Neubildung	...
ID-Nummer	4001	4010	4009	4011	
Indikator	L01XE08	L01DB06	D46.%	C90.%	
Indikator-Datentyp	ATC	ATC	ICD-10-GM	ICD-10-GM	
Indikator-Quelle	Arzneimittel	Arzneimittel	Arztabrechnung	Arztabrechnung	
Mindestmenge (Menge)	keine	keine	keine	keine	
Mindestmenge (Einheit)	keine	keine	keine	keine	
Zusatzindikator 1		4011			
Zusatzindikator 2		4009			
Indikator-Rationale	hochspezifische Medikation	hochspezifische Medikation	Ausschlußindikator!	Idarubicin im Off-Label-Use	...
Hinweisebene	ICD	DxG			
Hinweis-Beschreibung	C92.10; C92.11	38			

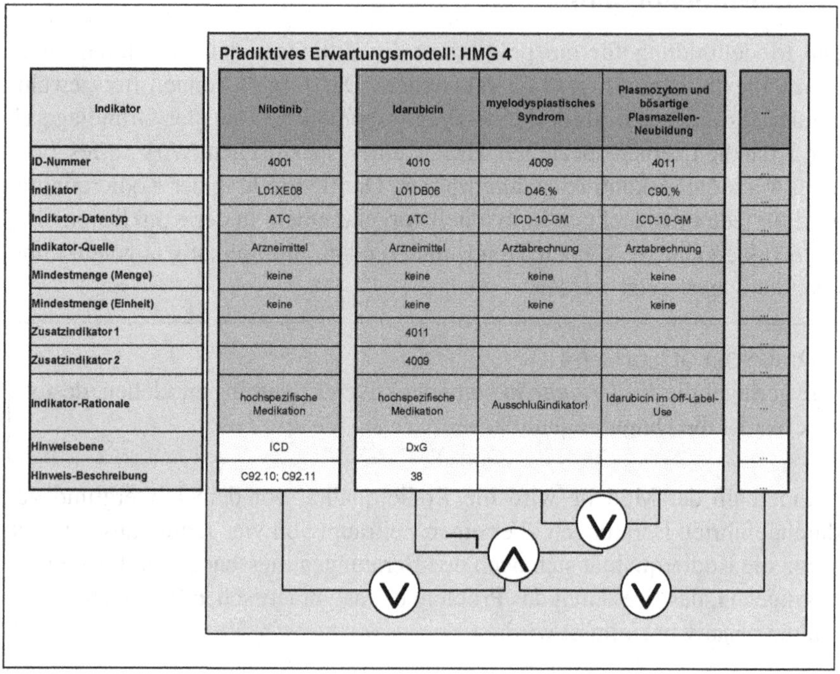

Abb. 6: Modellbildungsschema für prädiktive Erwartungsmodelle

Und-Verknüpfung (∧), Oder-Verknüpfung (∨), Negation (¬).

Zielstellung dieses Modells ist es, Versicherte mit Kodierlücken zu selektieren, die prädiktiv an der Krankheit *myeloische Leukämie* leiden. Als Einschlussindikatoren dienen die Wirkstoffe *Nilotinib* und *Idarubicin*. Für *Idarubicin* werden zusätzlich Versicherte ausgeschlossen, die neben dem Wirkstoff die Diagnosen D46.- und D90.- aufweisen, weil der Wirkstoff bei diesen Erkrankungen im Off-Label-Use angewendet wird und somit in dieser Kombination kein Prädiktor für *myeloische Leukämie* ist. Das Modell ist durch Indikatoren beliebig erweiterbar.

3 Analyse der Kodierqualität

*You cannot manage what you cannot
measure. What gets measured, gets done.
Measurement influences behaviour.*

NORBERT KLINGEBIEL

Das Kapitel befasst sich mit der empirischen Anwendung der im Kapitel 2 abgeleiteten Modelle. Hierfür werden im Abschnitt 3.1 die verwendeten Datengrundlagen erläutert. Im Abschnitt 3.2 wird die Spezifität und die Kontinuität als Teil der Diagnosequalität durch die Anwendung der Referenzmessmodelle durch drei verschiedene Konstrukte analysiert. Der letzte Abschnitt (3.3) des Kapitels umfasst die Quantifizierung der Kodierqualität anhand von prädiktiven Erwartungsmodellen mit den Targets für die Krankheiten Rheuma (HMG 38), Leberzirrhose (HMG 26) und Angina pectoris/Z. n. altem Myokardinfarkt (HMG 83) sowie mit einem Kontrakttarget für die DMP-Teilnahme.

3.1 Datengrundlage

In der Analyse der Kodierqualität werden Leistungsdaten der AOK PLUS über die Jahre 2007 bis 2010 ausgewertet. Mit 2,7 Mio. Versicherten und etwa 11.000 Leistungserbringern in Sachsen und Thüringen steht eine repräsentative Datenbasis zur Verfügung. Insbesondere die prädiktiven Erwartungsmodelle stellen hohe Anforderungen an die Datenstruktur. Hierfür ist es erforderlich, ein versichertenbezogenes Leistungsdatenkonto über verschiedene Datenquelltöpfe und Leistungsbereiche hinweg auswerten zu können. Im

Zentrum der Analyse steht der Versicherte mit seinen Kontakten zur medizinischen Versorgung. Diese ganzheitliche Betrachtung bedingt, dass zum Schutz der personengebundenen Sozialdaten entsprechend § 67c Abs. 5 SGB X ein strenges Pseudonymisierungsverfahren angewendet wird. Das bedeutet, dass der Versicherte bei der Analyse nicht identifizierbar ist, aber alle auswertungsrelevanten Merkmale (z. B. Alter, Geschlecht) besitzt. In den von der AOK PLUS seit 2009 durchgeführten Beratungen wird das Sozialgeheimnis[1] höchst prioritär behandelt. Es werden den angesprochenen Ärzten ausschließlich ihre erbrachten Leistungen ausgewertet und zurückgespielt.

Im Abschnitt 3.1.1 werden die Determinanten der verwendeten Betrachtungszeiträume erörtert und im Abschnitt 3.1.2 die für die Indikatoren spezifischen Datenquellen und Datentypen vorgestellt.

3.1.1 Betrachtungszeiträume

Die Analysemöglichkeiten werden durch vier Faktoren zeitlich determiniert:

• die Datenkonsolidierung der fusionierten AOK PLUS,
• die aktuelle Verfügbarkeit (Timelag),
• die Einführung des Morbi-RSA und
• die Initialisierung und Durchführung von Beratungen.

Am 01.01.2008 fusionierte die AOK Sachsen mit der AOK Thüringen zur AOK PLUS. Eine historische Konsolidierung der Leistungsdaten wurde zum 01.01.2007 vorgenommen. Für diese Arbeit sind qualitätsgesicherte Daten von diesem Stichtag an verfügbar. Perspektivisch werden ältere Jahre nachgeladen, um einen möglichst großen Analysezeitraum für die Versorgungsforschung sicherzustellen. Über zwei Wege gelangen die Leistungs- und Abrechnungsdaten zur Krankenkasse. Zum einen übermitteln die Leistungserbringer direkt, zum anderen werden die Daten indirekt über Rechenzentren oder die Kassenärztliche Vereinigung zur Verfügung gestellt. Aus diesen zwei Verfahrensweisen ergeben sich wesentliche Unterschiede in der Verfügbarkeit. Direkt empfangen werden die Daten aus dem stationären Bereich und aus den Versorgungsverträgen (z. B. HzV). Bei diesen Systemen stehen die Daten taggleich zur Verfügung. Die indirekte Übermittlung hingegen produziert Timelags von

[1]Vgl. § 35 SGB I.

bis zu sechs Monaten. Dies betrifft insbesondere die Arzneimitteldaten, die ungefähr drei Monate nach dem Leistungsdatum zur Verfügung stehen, und die vertragsärztlichen Abrechnungsdaten. Hier ist ein Timelag von sechs Monaten die Regel. Unter Beachtung dessen erstreckt sich der Analysezeitraum bis zum 31.12.2010. Mit der Einführung des Morbi-RSA[2] werden die Einnahmen der Krankenkassen nicht mehr direkt über die Versicherten und ihre individuelle Einkommenssituation determiniert, sondern über die gemessene Morbidität der Versichertenstruktur. Die ambulanten Diagnosen sind dafür der zentrale Erfolgsfaktor. In der AOK PLUS wurde ein Maßnahmenkonzept entwickelt, welches quartalsweise Beratungen zur Kommunikation der Kodieranforderungen des Morbi-RSA beinhaltet. Diese Beratungen wurden erstmalig im I. Quartal 2009 durchgeführt mit Ausnahme der M2Q-Beratungen, die schon im November 2008 starteten und im jährlichen Turnus initiiert werden. Auf dieser Basis können zwei Vergleichszeiträume gebildet werden. Ausgewertet wird die Kodierqualität von 01.01.2007 bis 31.12.2008 ohne Beratungen und von 01.01.2009 bis 31.12.2010 mit Beratungen.

3.1.2 Datenquellen und Datentypen

Zur Analyse werden Daten aus verschiedenen Leistungsbereichen herangezogen. Jeder Leistungsbereich stellt unterschiedliche Anforderungen an die zu synchronisierenden Datenformate. Den Großteil der Daten bilden die ambulanten Diagnosen. Abb. 7 veranschaulicht den Weg einer Diagnose von der Erstellung bis zum Ziel, dem Morbi-RSA.

Der Arzt dokumentiert die Krankheiten, für die er Leistungen gegenüber dem Versicherten erbracht hat, in seiner Praxissoftware. Nach dem Quartalsende übermittelt der Arzt diese an seine zuständige Kassenärztliche Vereinigung (KV).[3] Gegen eine finanziellen Aufwandsentschädigung ist es Ärzten zudem möglich ihre Abrechnung in Papierform bei der KV einzureichen. Die KV führt auf den übermittelten Abrechnungsdaten im Sinne des § 106a Abs. 2 S. 1 SGB V[4] eine Prüfung durch. Bestehen die Daten die

---

[2]Vgl. vom 26.07.2007, BGBl. I S. 378.
[3]Grundlage hierfür ist § 295 Abs. 1 S. 1 SGB V, wonach die an der vertragsärztlichen Versorgung teilnehmenden Ärzte verpflichtet sind, ärztliche Behandlungen mit Diagnosen zu übermitteln.
[4]Vgl. § 106a Abs. 2 S. 1 SGB V: Die Kassenärztliche Vereinigung stellt die sachliche und rechnerische Richtigkeit der Abrechnungen der Vertragsärzte fest.

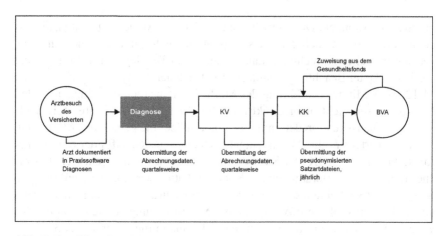

Abb. 7: Der Weg einer Diagnose.

Auffälligkeitsprüfung nach den Kriterien des § 106 Abs. 5b SGB V, muss die KV die Abrechnungsdaten für die Abrechnung der vertragsärztlichen Vergütung an die Krankenkasse (KK) übermitteln.[5] Hierfür wird ein elektronisches Datenübertragungsverfahren angewendet. Die Krankenkasse führt auf diesen Daten eine erweiterte Auffälligkeitsprüfung gemäß § 106 Abs. 3 SGB V durch. Zudem können diese Sozialdaten innerhalb der Krankenkasse zum Zwecke der Forschung und zur Verbesserung der Versorgung analysiert und ausgewertet werden. Die Krankenkasse ist mit der Einführung des Morbi-RSA verpflichtet dem Bundesversicherungsamt (BVA) einmal jährlich die versichertenbezogenen Leistungsdaten zu übermitteln. Die Risikostruktur-Ausgleichsverordnung (RSAV) regelt den Umgang mit diesen Daten. Diese werden in Satzartdateien[6] mit einem speziellen Pseudonymschlüssel erstellt und umfassen die für die Weiterentwicklung und Durchführung des Morbi-RSA notwendigen Daten.[7] Die von den Vertragsärzten neben den Diagnosen übermittelten Leistungsdaten entsprechend dem aktuell gültigen EBM bedingen, dass Diagnoseinformation und EBM-Ziffer in einem komplementären

---

[5]Gemäß § 295 Abs. 2 S. 1 SGB V.

[6]Vgl. Anlage 3.4 Meldeverfahren (zu § 31 RSAV): Die Krankenkassen stellen die Daten der Satzarten 100, 400, 500, 600 und 700 für die einzelnen Berichtsjahre spätestens bis 31.07. des auf das Berichtsjahr folgenden Jahres dem GKV-Spitzenverband gemäß den Regelungen der Anlage 5.1 zur Verfügung.

[7]Vgl. § 30 Abs. 1 S. 1 RSAV.

Verhältnis stehen. Eine erbrachte Leistung muss immer mit einer Diagnose begründet werden und eine behandelte Erkrankung erfordert zur Vergütung der Leistung eine EBM-Ziffer. Zu diesen Informationen werden ergänzende Merkmale über das *Fachverfahren* an die Krankenkassen übermittelt. Diese umfassen gemäß § 295 Abs. 2 S. 1 Nr. 1 bis 8 SGB V:

1. die Angaben nach § 291 Abs. 2 S. 2 Nr. 1, 6 und 7 SGB V,[8]

2. die Arztnummer (LANR),

3. die Art der Inanspruchnahme,

4. die Art der Behandlung,

5. den Tag der Behandlung,

6. die EBM-Ziffern mit Diagnosen,

7. die Kosten der Behandlung und

8. die Zuzahlungen nach § 28 Abs. 4 SGB V.

Die Merkmale nach Nr. 1 gewähren für die Analyse der Leistungsdaten den Versichertenbezug. Die arzt- oder facharztgruppenbezogene Auswertung ermöglicht die Angabe der lebenslangen Arztnummer (LANR) sowie der Betriebsstättennummer (BSNR). Im Gegensatz zu den Zahnärzten wird jedem zugelassenen Arzt eine gültige und eindeutige LANR zugeteilt, die zu jeder Zeit eine Identifikation des Arztes durch die Krankenkasse erlaubt. Die Art der Inanspruchnahme ist für die Analyse der Kodierqualität anhand von prädiktiven Erwartungsmodellen von besonderer Bedeutung. Sie wird als Selektionskriterium verwendet und garantiert eine höhere Modellvalidität. Zwischen dem Arzt und dem Versicherten herrschen im Regelfall Informationsasymmetrien, die die Beurteilung der Kodierqualität beeinflussen. Der Arzt, der nur vertretungsweise einen Versicherten behandelt, würde aufgrund seines einmaligen Kontaktes und dem damit einhergehenden geringeren Wissen über die Krankheitsvorgeschichte durch die Messmodelle in seiner Kodierqualität schlechter beurteilt, als der persönliche Hausarzt, der im Idealfall auf eine langjährige Betreuung zurückblicken kann. Aus diesem Grund werden für die prädiktiven Erwartungsmodelle ausschließlich Diagnosen und EBM-Ziffern als Prädiktoren verwendet, die mit der Inanspruchnahme O, für Originalschein und M, für Weiter-/Mitbehandlung gekennzeichnet sind.

---

[8]Dies beinhaltet unter Nr. 1: die ID der Krankenkasse, die ID der zuständigen Kassenärztlichen Vereinigung und die ID des Versichertenwohnortes, unter Nr. 6: die Krankenversichertennummer und unter Nr. 7: den Status des Versicherten.

Vertretungsscheine (V), Notfallscheine (N), Zielaufträge (Z) sowie Konsiliaaufträge (K) werden nicht berücksichtigt, denn hier ist die Vergleichbarkeit nicht gewährleistet. Ausschlussindikatoren unterliegen diesen Restriktionen nicht. Anhand des Behandlungsdatums erfolgt die Zuordnung der Leistungsdaten zu den Auswertungsperioden.

Aus dem Leistungsbereich der Arzneimittel stehen Verordnungsdaten der in den Apotheken abgerechneten Rezepte zur Verfügung. Die Apotheken sind entsprechend § 300 Abs. 1 S. 1 SGB V verpflichtet, die Rezepte an die Krankenkassen weiterzuleiten. Hierfür beauftragen sie Rechenzentren, die im Rahmen des Datenträgeraustauschverfahrens den Krankenkassen z. B. über die Software „Rezept300" die Verordnungsdaten und die eingescannten Rezepte bereitstellen. Die Analyse stellt folgende Anforderungen an die Daten. Sie müssen eine Zuordnung zu:

- dem Versicherten,
- dem Verordner,
- dem Verordnungsdatum,
- dem Medikament,
- dem Wirkstoff,
- der Menge und
- der Darreichungsform

gewährleisten. Über das Rezept sind diese Anforderungen nicht alle direkt zu erfüllen. Abgelegt im Rezeptkopf sind die Krankenversichertennummer des Versicherten, die BSNR und die LANR des Verordners und das Verordnungsdatum. Die Medikamenteninformation steht im Rezeptkern über die angegebene Pharmazentralnummer (PZN) zur Verfügung, die von der Apotheke entsprechend bedruckt wird. Die Angaben über den Wirkstoff, die Menge und die Darreichungsform werden indirekt über die PZN abgebildet. Um diese Informationen zu gewinnen, wird eine Schlüsseltabelle des Wissenschaftlichen Institut der AOK (WIdO) benötigt. Diese Schlüsseltabelle liefert eine Referenz der vergebenen PZN zu Wirkstoff (ATC), Hersteller, Bezeichnung, Packungsgröße, Preis, DDD und Gültigkeitszeitraum. Sie wird vom WIdO jährlich mehrfach aktualisiert, um den immanenten Veränderungen Rechnung zu tragen. Eine Besonderheit obliegt den wiederverwendeten HilfsmittelPZN. In diesen Fällen ist eine Prüfung des Gültigkeitsdatums obligatorisch. Zum Beispiel verweist die PZN *1174104* mit einem Gültigkeitszeitraum vom

01.01.2002 bis 30.06.2005 auf Kompressionsstrümpfe von Juzo®, ab dem
15.09.2008 hingegen wird unter dieser das Medikament Vimpat® gelistet.
Eine weitere Indikatorquelle neben den Arzneimitteln bilden die DMP-
Dokumentationen. Entsprechend der Anlagen 1, 3, 5, 7, 9 und 11 der RSAV
dokumentiert der betreuende Arzt den Gesundheitszustand des Teilnehmers
in einem halbjährigen oder quartalsweisen Rhythmus. Bei der Auswertung
dieser Daten werden zwei Ansatzpunkte verfolgt. Zum einen geben die Dokumentationen selbst einen Hinweis auf das Vorliegen der DMP-spezifischen
Krankheit, zum anderen werden in den Dokumentationen Begleiterkrankungen erfasst. Die originären DMP-Krankheiten werden über spezielle SL-
Doku-Nummern verschlüsselt. Tab. 8 fasst diese Nummern, wie sie in der
AOK PLUS verwendet werden, zusammen.

Tab. 8: DMP-Dokumentationsart und -Schlüsselnummer

SL-Doku-Nummern	DMP-Bezeichnungen	Dokumentationsart
201	KHK	Erst-
211	KHK	Folge-
202	Asthma	Erst-
212	Asthma	Folge-
203	Diabetes mellitus Typ 2	Erst-
213	Diabetes mellitus Typ 2	Folge-
204	Brustkrebs	Erst-
214	Brustkrebs	Folge-
205	Diabetes mellitus Typ 1	Erst-
215	Diabetes mellitus Typ 1	Folge-
206	COPD	Erst-
216	COPD	Folge-

Der Hinweis auf vorliegende Begleiterkrankungen wird aus den Dokumen-
tationsattributen gewonnen. So lässt die Dokumentation einer auffälligen Sen-
sibilitätsprüfung des Fußstatus im DMP Diabetes mellitus auf das Vorliegen
eines Diabetes mit sonstigen Komplikationen oder aber auf eine Polyneuro-
pathie schließen. Im DMP Brustkrebs werden Manifestationen von Fernmetastasen erfasst, die sich z. B. in der Lunge oder der Leber befinden. Um diese
Daten mit den Leistungsdaten abgleichen zu können, werden bei der Erfassung weitere Angaben zum Leistungserbringer (LANR und BSNR), zum Versicherten (KV-Nr.) und zum Dokumentationszeitpunkt benötigt. Diese sind ori-

ginär auf den Dokumentationen vorhanden, sodass eine versichertenbezogene respektive arztbezogene Auswertung möglich ist.

Die Analyse der Leistungsdaten ohne Bezugsebene ist für die Beurteilung der Kodierqualität nicht ausreichend. Als Analyseobjekt wird deshalb der Versicherte mit seinen Kontakten zur vertragsärztlichen Versorgung gewählt. Um diese abbilden zu können, werden Stammdaten benötigt. Die Daten der Leistungserbringer werden im Rahmen der Informationsgrundlagen der Krankenkassen gemäß § 293 Abs. 4 SGB V[9] durch die Kassenärztliche Bundesvereinigung (KBV) an den Spitzenverband Bund der Krankenkassen (GKV-Spitzenverband) übermittelt. Die Aktualisierung erfolgt in einem monatlichen Rhythmus. Der GKV-Spitzenverband stellt diese dem AOK Bundesverband zur Verfügung und dieser wiederum verteilt die Aktualisierungen auf seine Gesellschafter in den Ländern. Entsprechend der langen Übermittlungskette entsteht bei den Empfängern, den Landesvertretungen, ein Timelag von bis zu sechs Monaten, welches nur durch die interne Pflege eines parallelen Leistungserbringerverzeichnisses kompensiert werden kann. Hierdurch wird eine annähernd taggenaue Aktualität des Leistungserbringerbestandes gewährleistet. Für die Analyse werden nicht alle Informationen der Stammdaten benötigt. So ist es ausreichend die LANR, die BSNR und den Arztgruppenschlüssel des Arztes in die Analyse einzubeziehen.

Das Stammdatenverzeichnis der Versicherten muss von der Krankenkasse selbst gepflegt und nachgehalten werden.[10] Hierfür kommt in der AOK PLUS eine Standardsoftware zum Einsatz, welche ein spezielles Modul für die Krankenversicherung bereitstellt. Entsprechend den aktuellen Anforderungen eines Customer Relationship Managements werden hier Dateneingabe, -verarbeitung und -haltung gesteuert. Für Analysen auf Leistungsdaten darf entsprechend den datenschutzrechtlichen Bestimmungen der Versicherte nicht mit Namen identifiziert werden. Aus diesem Grund werden nicht alle Merkmale aus der Versichertendatenbank übernommen. Die KV-Nr. wird über ein

---

[9]Übermittelt werden gemäß S. 2: 1. Arzt- oder Zahnarztnummer (unverschlüsselt), 2. Hausarzt- oder Facharztkennung, 3. Teilnahmestatus, 4. Geschlecht des Arztes oder Zahnarztes, 5. Titel des Arztes oder Zahnarztes, 6. Name des Arztes oder Zahnarztes, 7. Vorname des Arztes oder Zahnarztes, 8. Geburtsdatum des Arztes oder Zahnarztes, 9. Straße der Arzt- oder Zahnarztpraxis oder der Einrichtung, 10. Hausnummer der Arzt- oder Zahnarztpraxis oder der Einrichtung, 11. Postleitzahl der Arzt- oder Zahnarztpraxis oder der Einrichtung, 12. Ort der Arzt- oder Zahnarztpraxis oder der Einrichtung, 13. Beginn der Gültigkeit der Arzt- oder Zahnarztnummer und 14. Ende der Gültigkeit der Arzt- oder Zahnarztnummer.

[10]Vgl. § 288 SGB V: Versichertenverzeichnis.

Pseudonymisierungsverfahren in eine eindeutige Pseudonummer umgewandelt, die keine Referenz zur KV-Nr. zulässt. Dies gilt generell für alle Analysedaten. Für die Leistungsdaten wird ebenfalls anstelle der KV-Nr. die Pseudonummer verwendet. Alle weiteren versichertenspezifischen Merkmale[11] werden direkt übertragen.

3.1.3 Deskriptive Statistik der Datengrundlage

Die Analyse der Kodierqualität wird sowohl für die Referenzmessmodelle als auch für die prädiktiven Erwartungsmodelle auf der gleichen Datengrundlage durchgeführt. Die zur Verfügung stehenden Daten ermöglichen frei von Konventionen eine länder- und sektorübergreifende Auswertung der Leistungsdaten. Tab. 9 gibt für die einzelnen Leistungsbereiche die auswertbaren Volumina in absoluten Zahlen wider.

Tab. 9: Leistungsdatenvolumina im ambulanten Bereich der AOK PLUS

	Diagnosen	Arzneimittel verordnungen	DMP- Dokumentationen
2007	79.913.422	21.028.745	909.874
2008	83.707.686	21.355.651	990.006
2009	89.917.248	21.157.778	1.079.776
2010	91.956.342	20.575.883	1.187.959

Datenquellen: Fachverfahren Ärzte, DiMaS und Rezept300, AOK PLUS.

Das Diagnoseaufkommen (s. Tab. 10) steigt von Jahr zu Jahr an. Im Jahr 2007 liegen in der AOK PLUS rund 80 Mio. Diagnosen vor, 2010 sind es bereits rund 92 Mio. Diagnosen.

---

[11] Versichertenstatus, Geburtsdatum, Geschlecht, Verstorbenenkennzeichen, Versicherungszeit (von, bis) und Postleitzahl.

Tab. 10: Diagnosenverteilung in den Analyseclustern

	2007	2008	2009	2010
Gesamtdiagnosen	79.913.422	83.707.686	89.917.248	91.956.342
... davon				
Unspezifische Diagnosen	21.298.948	24.055.656	26.196.688	27.220.163
Kategoriale Diagnosen	152.372	184.282	185.707	15
Nicht gesicherte Diagnosen	6.623.404	6.831.494	7.243.355	6.973.123

Die Entwicklung der Arzneimittelverordnungen ist hingegen rückläufig. Eine spürbare Reduktion der Ausgaben ist durch den Mengeneffekt nicht zu erwarten, denn im Arzneimittelbereich liegt eine hohe Kostenkonzentration vor. So verursachten im Jahr 2010 in der AOK PLUS 4 % der Verordnungen 37,02 % der Kosten. Die Anzahl der DMP-Dokumentationen verläuft gemäß den Erwartungen. Die Überalterung der Bevölkerung und die stetig steigenden Morbidität bedingen einen Anstieg der Fallzahlen. Zudem birgt die bisherige Beteiligung an den Programmen noch erhebliches Potential. Die Analysen der Referenzmessmodelle werden ausschließlich zu den ambulanten Diagnosen durchgeführt. Von den 80 bis 92 Mio. Diagnosen weisen rund 30 % unspezifische Endsteller auf. Der Effekt der kategorialen Diagnosen ist marginal und entfällt 2010 fast vollständig. Die Untersuchung der nicht gesicherten Diagnosen wird auf 7,6 % der Diagnosegrundgesamtheit durchgeführt. Für die Auswertungen nach Facharztgruppen werden die durch die KV gemeldeten LANR und die darin enthaltene Referenz für die Facharztgruppenbezeichnung verwendet.

In Sachsen und Thüringen sind im Jahr 2011 folgende Ärzte und Fachrichtungen in der vertagsärztlichen Versorgung tätig:

Tab. 11: Status quo der praktizierenden Fachärzte in Sachsen und Thüringen im Jahr 2011

Ärzte	FA-Bezeichnung	Ärzte	FA-Bezeichnung
3.213	Allgemeinmediziner (Hausarzt)	71	Laboratoriumsmedizin
262	Anästhesiologie	35	Mikrobiologie
40	Angiologie	69	Mund-Kiefer-Gesichtchirurgie
416	Arzt/Praktischer Arzt (Hausarzt)	13	Neonatologie
467	Augenheilkunde	127	Nephrologie
315	Chirurgie	230	Nervenheilkunde
24	Chirurgie/Rheumatologie	58	Neurochirurgie
31	Endokrinologie und Diabetologie	112	Neurologie
1	Forensische Psychiatrie	13	Neuropädiatrie
924	Frauenheilkunde	1	Neuropathologie
85	Gastroenterologie	6	Neuroradiologie
33	Gefäßchirurgie	45	Nuklearmedizin
3	Gynäkologische Endokrinologie	450	Orthopädie
7	Gynäkologische Onkologie	74	Pathologie
356	Hals-Nasen-Ohrenheilkunde	8	Phoniatrie
58	Hämatologie und Onkologie	41	Phys. und Rehabil. Medizin
307	Haut- und Geschlechtskrankheiten	7	Plastische Chirurgie
29	Humangenetik	97	Pneumologie
2	Infektiologie	88	Psychiatrie und Psychotherapie
44	Innere Medizin/Rheumatologie	840	Psychologischer Psychotherapeut
1.345	Internist	49	Psychosomatische Medizin
183	Kardiologie		und Psychotherapie
98	Kinder- und Jugendlichen-	95	Psychotherapeutisch tätiger Arzt
	Psychotherapeut	342	Radiologie
44	Kinder- und Jugendpsychiatrie/	1	Spezielle Geburtshilfe und
	-psychotherapie		Perinatalmedizin
600	Kinderarzt	41	Strahlentherapie
30	Kinderchirurgie	5	Thoraxchirurgie
7	Kinder-Hämatologie und -Onkologie	17	Transfusionsmedizin
18	Kinder-Kardiologie	94	Unfallchirurgie
9	Kinder-Pneumologie	236	Urologie
7	Kinderradiologie	22	Visceralchirurgie

3.1.4 Kriterien zur Gütebeurteilung von Messmodellen

Die Bildung und Anwendung eines Messmodells muss für wissenschaftlich fundierte Auswertungen und Interpretationen bestimmte Qualitätsanforderungen erfüllen. Äquivalent zu HOMBURG/KROHMER (2006) werden drei Kriterien verwendet. Die Analyse muss objektiv, reliabel und valide sein. Die *Objektivität* beschreibt die Unabhängigkeit der Durchführung und Interpretation der Messung von den durchführenden Personen. In der empirischen Forschung unterscheidet man drei Messobjektivitäten: die Durchführungsobjektivität, die Auswertungsobjektivität und die Interpretationsobjektivität. Als *Reliabilität* bezeichnet man die Zuverlässigkeit des Messverfahrens. Eine mehrfache Wiederholung der Messung unter den gleichen Rahmenbedingungen sollte bei einer hohen Reliabilität das gleiche Ergebnis hervorbringen. PETER/CHURCHILL (1986) definieren Reliabilität als den Grad, zu dem das Messverfahren frei von Zufallsfehlern ist.[12] *Kurz: Reliabilität bedeutet, die Dinge richtig zu messen.* Wenn die Messung über die Reliabilität hinaus keine systematischen Fehler aufweist, dann gilt das Messmodell als valide. *Kurz: Unter Validität versteht man, die richtigen Dinge zu messen.*

3.2 Analyse anhand von Referenzmessmodellen

3.2.1 Operationalisierung

Die Referenzmessmodelle bilden zwei Messkriterien der Kodierqualität ab: die Kontinuität und die Spezifität. Die *Kontinuität* ist nicht nur in der Betriebswirtschaft ein wesentlicher Erfolgsfaktor, sondern auch für die valide Abbildung der Morbidität in Form von ärztlichen Leistungsdaten. Auf dieser Grundlage basiert das vom Gesetzgeber seit 2009 implementierte Allokationssystem für Versichertenbeiträge. Eine hohe Kodierqualität ist somit Erfolgsfaktor für ein leistungs- und risikoadjustiertes Vergütungssystem. Der Morbi-RSA definiert die Morbidität über eine Minimalregel. Chronische Krankheiten müssen mindestens in zwei Quartalen pro Jahr dokumentiert werden, erst dann ist die Morbidität manifestiert und eine HMG, eine Zuschlagsgruppe wird zugeordnet. Die Manifestation bei chronischen Krankheiten ist mit dem Vorliegen einer gesicherten Inzidenzdiagnose bereits angezeigt, denn es ist davon auszugehen, dass eine chronische Krankheit nicht innerhalb eines Quartals zu heilen

---

[12]Vgl. HOMBURG/KROHMER (2006, S. 255).

ist. Wenn das M2Q-Kriterium demnach nicht erfüllt wird, keine Kontinuität in der Dokumentation vorliegt, zeugt dies von einer schlechten Kodierqualität. Ausgenommen ist das erstmalige Auftreten der Krankheit im IV. Analysequartal. Während die *Kontinuität* die Morbidität der einzelnen Krankheit abbildet, erfasst die Spezifität die Varianz der Morbidität innerhalb einer Krankheit. Eine geringe Diagnosespezifität verweist auf eine hohe Aggregationsebene zur Beschreibung der Morbidität und der damit verbundenen Kosten und Aufwendungen. Um eine hohe Zielgenauigkeit der Morbidität zu erreichen, ist es immanent eine hohe Spezifität der Diagnosedokumentation zu fordern. Quantifiziert wird die Spezifität in der Analyse durch die Auswertung der unspezifischen Diagnosen und der Verwendung von Zusatzkennzeichen.

3.2.2 Diagnosepersistenz

Die Persistenz einer Diagnose ist im Kontext der Kodierqualität als kontinuierliches Dokumentieren einer chronischen Krankheit definiert. Abgeleitet wird diese Definition aus der 5. Regel im Umgang mit der Diagnosedokumentation (s. Abschn. 2.1, S. 10). Für die Zuordnung der Chronizität zu einer Krankheit gibt es mehrere Ansätze. Der Gemeinsame Bundesausschuss (G-BA) hat am 22.01.2004 die sogenannte Chroniker-Richtlinie[13] veröffentlicht. Darin wird definiert:

> § 2 SCHWERWIEGENDE CHRONISCHE KRANKHEIT
> (2) Eine Krankheit ist schwerwiegend chronisch, wenn sie wenigstens ein Jahr lang, mindestens einmal pro Quartal ärztlich behandelt wurde (Dauerbehandlung) und eines der folgenden Merkmale vorhanden ist:
> a) Es liegt eine Pflegebedürftigkeit der Pflegestufe 2 oder 3 nach dem zweiten Kapitel SGB XI vor.
> b) Es liegt ein Grad der Behinderung (GdB) von mindestens 60 oder eine Minderung der Erwerbsfähigkeit (MdE) von mindestens 60 % vor, wobei der GdB oder die MdE nach den Maßstäben des § 30 Abs. 1 BVG oder des § 56 Abs. 2 SGB VII festgestellt und zumindest auch durch die Krankheit nach Satz 1 begründet sein muss. [...]

---

[13] Vgl. i. d. F. vom 19.06.2008, BAnz. Nr. 124 S. 3017.

[...]
c) Es ist eine kontinuierliche medizinische Versorgung (ärztliche oder psycho-therapeutische Behandlung, Arzneimitteltherapie, Behandlungspflege, Versorgung mit Heil- und Hilfsmitteln) erforderlich, ohne die nach ärztlicher Einschätzung eine lebensbedrohliche Verschlimmerung, eine Verminderung der Lebenserwartung oder eine dauerhafte Beeinträchtigung der Lebensqualität durch die aufgrund der Krankheit nach Satz 1 verursachte Gesundheitsstörung zu erwarten ist.

Diese Definition ist retrospektiv für das Konstrukt Krankheit-Versicherter formuliert. Es ermöglicht keine prospektive Zuordnung der Chronizität zu einer Krankheit, unabhängig vom Versicherten. Für die Messung der Kodierqualität ist das eine Grundanforderung. Eine zweite Definition, die dieses Problem erfasst, liegt dem Morbi-RSA zugrunde. In der RSAV vom 03.01.1994, i. d. F. vom 22.12.2010[14] heißt es:

§ 31 AUSWAHL UND ANPASSUNG DES KLASSIFIKATIONSMODELLS
(1) ₁Die Auswahl des Versichertenklassifikationsmodells nach § 29 S. 1 Nr. 1 und seine Anpassung an die Gegebenheiten der gesetzlichen Krankenversicherung haben so zu erfolgen, dass keine Anreize für medizinisch nicht gerechtfertigte Leistungsausweitungen geschaffen und Anreize zur Risikoselektion vermieden werden. ₂Das nach Satz 1 an die gesetzliche Krankenversicherung angepasste Versichertenklassifikationsmodell ist an Hand von 50 bis 80 Krankheiten zu filtern und prospektiv auszugestalten. ₃Bei der Auswahl der in Satz 2 genannten Krankheiten sollen insbesondere Krankheiten mit schwerwiegendem Verlauf und kostenintensive chronische Krankheiten, bei denen die durchschnittlichen Leistungsausgaben je Versicherten die durchschnittlichen Leistungsausgaben aller Versicherten um mindestens 50 vom Hundert übersteigen, berücksichtigt werden. ₄Die Krankheiten sollen eng abgrenzbar sein.

Mittels dieser Definition ist es möglich Krankheiten bis auf die Granularität der subsumierten Diagnosen als chronisch zu klassifizieren. In Verbindung mit dem Anspruch an die Beurteilung der Kontinuität in der Diagnosedokumentation ist die Auswahl aller Diagnosen mit M2Q-Kriterium ein va-

[14]Vgl. BGBl. I S. 2309.

lides Messkonstrukt. Ausgehend von einer Initialdiagnose, die auf das Vorliegen der Krankheit hinweist, erfolgt der Abgleich auf weitere Diagnosen der entsprechenden Krankheit.

3.2.2.1 Analysemethode

Für die Beurteilung der Diagnosepersistenz ist ein stringenter Aufbereitungs- und Auswertungsalgorithmus (s. Abb. 8) erforderlich, denn nur so kann die Reliabilität des Messmodells gewährleistet werden.

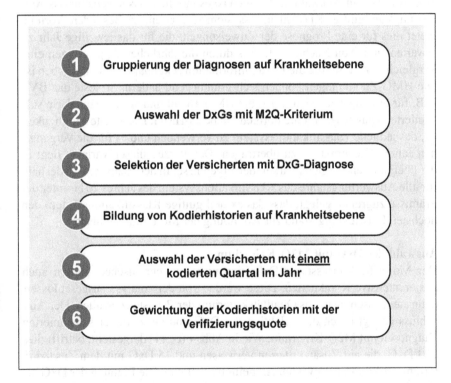

Abb. 8: Analyseschritte für die M2Q-Auswertung

Ziel der Analyse ist die Identifikation von Versicherten-Fällen, die nur eine Diagnose einer Krankheit im Auswertungsjahr bekommen haben und deshalb das M2Q-Kriterium nicht erfüllen. Für einen anschließenden Jahresvergleich

werden die identifizierten Auffälligkeiten mit einer Verifizierungsquote gewichtet. Anhand dieser erfolgt die Überprüfung der postulierten *Forschungshypothese 1*, dass die Kodierqualität sich durch eine kontinuierliche Dokumentation von chronischen Krankheiten signifikant gegenüber dem Jahr 2008
verbessert hat.

Gruppierung der Diagnosen auf Krankheitsebene
Die Auswahl des Klassifikationssystems ist von zentraler Bedeutung, wenn es
darum geht die Vergleichbarkeit der Ergebnisse zu gewährleisten. Es stehen
zwei Ansätze zur Auswahl. Zum einen ist es möglich, das jeweils für das Auswertungsjahr gültige Klassifikationssystem zu verwenden. Besondere Vorteile
bietet dies für eine Prognose der Zuweisungen, die für das jeweilige Jahr zu
erwarten sind. Von Nachteil ist, dass durch die jährlichen Anpassungen eine
Vergleichbarkeit, für die die Kosteninformation sekundär ist, nicht gegeben ist.
Die HMG-Zuordnungen können sich grundlegend ändern. So löste das BVA
z. B. für das Ausgleichsjahr 2010 die HMG 18 auf und verteilte die darin subsumierten Diagnosen auf die übrigen Diabetes-HMG. Die zweite Möglichkeit
ist, das aktuelle Klassifikationssystem zu verwenden und es für die vergange-
nen Jahre gleichermaßen zu übertragen. Der Vorzug dieser Variante liegt in
der überjährigen Vergleichbarkeit der Ergebnisse. In der Analyse wird deshalb
für alle Auswertungsjahre das Klassifikationssystem des Jahres 2011 unter der
Prämisse zugrunde gelegt, dass das aktuell gültige Klassifikationssystem den
höchsten Entwicklungsstand zur Abbildung der Morbidität beinhaltet.

Auswahl der DxG mit M2Q-Kriterium
Der Morbi-RSA erfasst per Definition nicht nur chronische, sondern auch
kostenintensive Krankheiten. Diese werden von der Analyse ausgeschlossen,
denn sie müssen nicht das Qualitätskriterium der Persistenz erfüllen. Der Ausschluss erfolgt durch die Selektion der DxG und der darunter subsumierten
Diagnosen mit M2Q-Kriterium. Wie in Abb. 4 (S. 11) dargestellt, betrifft dies
223 DxG, die auf Zusatzkriterien verweisen und 15 DxG mit dem Zusatzkri-
terium der klinisch relevanten Arzneimitteltherapie. Die Eignung der DxG als
Prädiktoren einer chronischen Diagnosen bestätigt die Validierung. Der Abgleich zwischen dem Vorliegen der Diagnose einer HMG im Vorjahr und im
Folgejahr ergab eine durchschnittliche Wahrscheinlichkeit von 77,5 % (2007
zu 2008) und steigerte sich auf 78,7 % (2009 zu 2010). In Tab. 12 sind die

HMG mit der höchsten Chronizitätsrate aufgeführt. Diese Ergebnisse attestieren den selektierten DxG eine hohe Prädiktionsgüte.

Tab. 12: Validierungsergebnis der selektierten DxG

HMG	Bezeichnung	Rate (%) 07/08	Rate (%) 08/09	Rate (%) 09/10
91	Hypertonie	89,38	90,33	90,42
19	Diabetes ohne od. mit n.n.bz. Komplikationen	88,81	89,37	89,15
72	Multiple Sklerose	86,45	87,86	87,61
74	Epilepsie	83,73	84,21	84,53
204	Osteoporose bei Frauen	82,16	82,99	83,49
205	Osteoporose bei Männern	81,74	82,53	82,70
12	And. schwerwiegende bösartige Neubildungen	80,87	81,74	82,53
207	Nicht näher bez. Psoriasis-Arthropathie	79,96	80,52	80,80
33	Chronisch entz. Darmerkrankungen	79,22	81,08	81,45
40	Osteoarthritis der Hüfte od. des Knies	79,19	80,38	80,81
	Gesamt	**77,52**	**78,53**	**78,66**

Selektion der Versicherten mit DxG-Diagnose

Aus den zur Verfügung stehenden Abrechnungen des Fachverfahrens Ärzte erfolgt die Selektion der Versicherten, die entsprechend den 238 DxG eine der subsumierten Diagnosen aufweisen. Der Selektion liegen folgende Nebenbedingungen zugrunde:

- Diagnosen der thüringischen und sächsischen Ärzte,
- Diagnosen mit dem Zusatzkennzeichen G,
- Versicherte, die spätestens zum 01.07.[15] des jeweiligen Jahres bei der AOK PLUS[16] versicherten waren,
- Versicherte, die bis zum 31.12. des jeweiligen Jahres bei der AOK PLUS versichert waren und
- Versicherte, die nicht im Laufe des Jahres verstorben sind.

Die Einschränkung auf die sächsischen und thüringischen Vertragsärzte muss erfolgen, weil in den Abrechnungsdaten auch Leistungen von Versi-

---

[15]Stichtag ist der Beginn des III. Quartals, um eine fehlende Diagnose aufgrund eines Versicherungswechsels auszuschließen.

[16]Vor dem 01.01.2008 in der AOK Thüringen oder in der AOK Sachsen.

cherten der AOK PLUS erfasst werden, die außerhalb der beiden Landes-
grenzen leben. Diese Daten können die Analyseergebnisse verfälschen und
werden deshalb ausgeschlossen. Im Anschluss an die grobe Fallselektion
muss die Vergleichbarkeit unter den Versicherten gegeben sein. Hierzu wird
die Versichertenpopulation um die Versicherten bereinigt, die bei der Chro-
nizitätsauswertung eine falsch positive Auffälligkeit aufweisen könnten. Die
Versicherten müssen demnach spätestens ab dem III. Quartal versichert sein,
damit ausgeschlossen ist, dass eine Inzidenzdiagnose des IV. Quartals im
ersten Versicherungsquartal dokumentiert wurde. Zusätzlich müssen die Versicherten bis zum Jahresende versichert sein und dürfen nicht im Auswertungsjahr verstorben sein, um zu berücksichtigen, dass der Arzt für den Versicherten
keine weitere Diagnose aufgrund des Versicherungswechsels oder des Todes
in den Abrechnungsdaten der AOK PLUS dokumentieren konnte.

Bildung von Kodierhistorien auf Krankheitsebene
Das M2Q-Kriterium wird auf der höchsten Aggregationsebene, den Krankheiten, verifiziert. Die Krankheitszuordnung erfolgt über eine Schlüsseltabelle,
die die ausgewählten DxG, deren subsumierte ICD sowie die entsprechende
Krankheit und HMG enthält. Eine eindeutige Beziehung zwischen Diagnose
und Krankheit ist somit abbildbar. Das Vorliegen einer Krankheitsdiagnose
ist pro Quartal ausreichend, deshalb werden die selektierten Diagnosen pro
Versicherter und Krankheit in den jeweiligen Quartalen gruppiert. Auf diese
Weise entstehen Kodierhistorien, die das Vorliegen einer Krankheitsdiagnose
mit X und keiner mit 0 klassifizieren. Der Gruppierungsalgorithmus wird
äquivalent auf der HMG-Ebene durchgeführt, sodass eine granulare Betrach-
tung/Auswertung möglich ist.

Auswahl der Versicherten mit einem kodierten Quartal
Das Ergebnis aus dem vorangegangenen Schritt ist eine Liste mit einem
Krankheits- respektive HMG-Profil für jeden Versicherten. Als auffällig (im
Sinne der Kodierqualität) werden nur Kodierhistorien deklariert, die nicht
mindestens in zwei Quartalen eine Diagnose der Krankheit/HMG aufweisen.
In Tab. 13 werden die logischen Kombinationen der ausgewählten Historien
zusammengefasst.

Tab. 13: Auffällige Kodierhistorien für die Dokumentation einer chronischen Krankheit

	I. Quartal	II. Quartal	III. Quartal	IV. Quartal
Kodierhistorie 1	X	0	0	0
Kodierhistorie 2	0	X	0	0
Kodierhistorie 3	0	0	X	0
Kodierhistorie 4	0	0	0	X

Die mit [X] gekennzeichneten Quartale zeigen das Vorliegen der entsprechenden Krankheitsdiagnose an.

Gewichtung der Kodierhistorien mit der Verifizierungsquote

Für die Vergleichbarkeit der identifizierten Versichertenvolumina müssen die Ergebnisse um zwei Effekte bereinigt werden. Zum einen haben die Kodierhistorien untereinander nicht die gleiche Prädiktionswahrscheinlichkeit; dieser Effekt wird über die Verifizierungsquote erfasst. Zum anderen existiert zwischen den Vergleichsjahren ein natürlicher Anstieg der Morbidität; hierfür wird ein Morbiditätsfaktor berechnet. Jede Kodierhistorie trägt in Bezug auf die Prädiktion einer Krankheit ein individuelles Maß an Unsicherheit in sich. Die Quantifizierung dieser Unsicherheit wird über die Verifizierungsquote abgebildet. Sie soll erfassen, dass es Versicherte gibt, die eine Diagnose zu Recht nur einmal erhalten haben. Gründe hierfür können eine Fehldiagnose oder das akute Auftreten einer Krankheit sein. In diesen Fällen ist eine kontinuierliche Dokumentation nicht angezeigt. Es gilt auszuschließen, dass die Inzidenz im IV. Quartal aufgetreten ist, denn in diesen Fällen ist die Wahrscheinlichkeit hoch, dass es sich um den Beginn einer kontinuierlichen Dokumentation handelt. Die Berechnung der Verifizierungsquote wird auf Basis der Jahre 2007 und 2008 durchgeführt und im Weiteren auf die Folgejahre angewendet. Ermittelt wird die Verifizierungsquote durch den Abgleich der 2007 auffälligen Versichertenfällen mit den Diagnosen im Folgejahr. In Tab. 14 sind die errechneten Verifizierungsquoten für die Quartale über alle auswertbaren Zeiträume aufgeführt.

Tab. 14: Verifizierungsquoten je Quartal

	I. Quartal	II. Quartal	III. Quartal	IV. Quartal
2007	**30,32 %**	**35,84 %**	**39,01 %**	**18,67 %**
2008	30,71 %	36,37 %	40,01 %	18,48 %
2009	30,20 %	35,53 %	39,44 %	18,67 %

Die Wahrscheinlichkeit, dass ein durch das I. Quartal auffällig gewordener Versicherter auch im Folgejahr eine krankheitsspezifische Diagnose erhalten hat, liegt bei 30,32 %. Im IV. Quartal wird die Referenz anders gebildet, denn es gilt zusätzlich auszuschließen, dass nicht der reguläre Beginn einer Erkrankung detektiert wurde. Dafür werden die im IV. Quartal auffällig gewordenen Fälle auf das Vorliegen genau *einer* krankheitsspezifischen Diagnose im Folgejahr referenziert. Die Verifizierungsquoten zeigen im Jahresvergleich eine sehr stabile Ausprägung. Im Jahr 2008 sind sie gegenüber den Jahren 2007 und 2009 leicht erhöht. Für das Jahr 2010 lassen sich die Verifizierungsquoten erst beim Vorliegen der Abrechnungsdaten aus dem Jahr 2011 bestimmen. Deshalb werden vereinfacht die Kodierhistorien jahresübergreifend mit den Verifizierungsquoten aus dem Jahr 2007 gewichtet. Dies hat den Vorteil, dass die ab Ende 2008 durchgeführten M2Q-Beratungen keinen Einfluss auf die Quote haben. Jedes Jahr steigt die Morbidität der Bevölkerung, weil sich die Lebenserwartung erhöht und die Bevölkerung kontinuierlich überaltert. Sachsen und Thüringen sind von diesem Effekt besonders betroffen, weil der Überalterungseffekt durch die Fluktuation der jungen, gesunden Menschen verstärkt wird (s. SEITZ (2004) und FREISTAAT THÜRINGEN (2008)). Für einen Jahresvergleich muss dieser Effekt berücksichtigt werden. Operationalisiert wird die Morbidität durch zwei Faktoren: die *Anzahl der ausgelösten HMG* und die *Versichertenentwicklung*. Um einen möglichst genauen Wert der in der AOK PLUS betreuten Versicherten zu ermitteln, werden die Versichertentage herangezogen. Die HMG-Anzahl spiegelt die absolute Morbidität wider. Dieses Konstrukt (s. Abb. 9) subsumiert implizit alle Informationen, die der Morbi-RSA zur Bestimmung der Morbidität verwendet (Krankheit, Alter, Geschlecht und Erwerbsstatus).

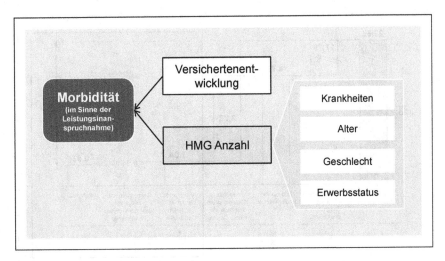

Abb. 9: Leistungsinduzierende Morbidität in einer Krankenkasse

Beide Faktoren bilden über eine multiplikative Verknüpfung die Morbidität in einem Morbiditätsfaktor ab, der sich für jedes Jahr individuell bestimmen lässt. Tab. 15 zeigt die Entwicklung des Morbiditätsfaktors von 2,89 % (2008) zu 3,34 % (2010). Die Morbidität steigt von Jahr zu Jahr, die Steigerungsrate von 2009 zu 2010 erhöhte sich deutlich gegenüber dem Vorjahr.

Tab. 15: Morbiditätsfaktoren

	2007	Δ (%)	2008	Δ (%)	2009	Δ (%)	2010
HMG_Anzahl	3.563.001	2,87	3.665.089	2,63	3.761.604	3,32	3.886.762
Versichertentage in Mrd.	1,032	-0,86	1,023	-1,91	1,003	-0,54	0,998
Morbiditätsfaktor		**2,89**		**2,68**		**3,34**	

Morbiditätsfaktor (2009/2010) $= 3,32\,\% \cdot (1 - (-0,54\,\%))$.

3.2.2.2 Globale Ergebnisse

Die unter Punkt 3.2.2.1 beschriebenen Prozessschritte und die dahinter liegenden Datensätze beschreibt Abb. 10 exemplarisch für das Jahr 2010.

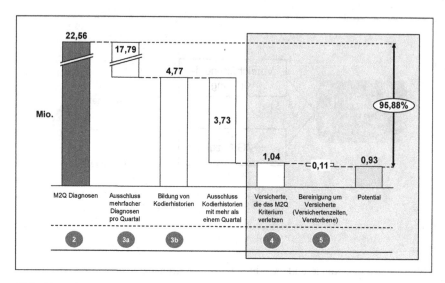

Abb. 10: M2Q-Potentialauswertung

Datenauswertung für das Jahr 2010. Die Nummerierung verweist auf den jeweiligen Prozessschritt in Abb. 8.

Zu Beginn werden 22,56 Mio. Diagnosen mit Versichertenbezug selektiert. Die Bildung der Kodierhistorien führt zu einer Konzentration auf nur noch 20 % der Ausgangsmenge. Nach der Auswahl der auffälligen Kodierhistorien und der Bereinigung bleiben im Jahr 2010 930.060 Fälle (Versicherten-Krankheit-Kombinationen) übrig. Im Jahr 2007 werden 940.509 Fälle, im Jahr 2008 922.237 Fälle und im Jahr 2009 946.978 Fälle selektiert. Die Verteilung der auffälligen Historien auf die Quartale zeigt Tab. 16.

Tab. 16: Verteilung der auffälligen Fälle je Quartal

	I. Quartal	II. Quartal	III. Quartal	IV. Quartal
2007	26,13 %	20,54 %	20,83 %	32,50 %
2008	25,53 %	21,44 %	20,53 %	32,49 %
2009	25,86 %	20,27 %	20,88 %	32,99 %
2010	24,55 %	20,46 %	21,42 %	33,56 %

In den IV. Quartalen ist eine erhöhte Anzahl an Fällen festzustellen. Dies ist im Wesentlichen dadurch begründet, dass Versicherte mit einer Initialdiagnose selektiert werden. Über die Jahre entwickelt sich eine leichte Tendenz zu einer Fallzahlerhöhung im jeweiligen IV. Quartal. Dies ist ein erstes Signal dafür, dass die Beratung der Ärzte eine Verbesserung der kontinuierlichen Dokumentation bewirkt hat, denn im IV. Quartal ist die Unsicherheit der Prädiktion am größten. Auf diese Weise kann es zu einer vermehrten Detektion von falsch positiven Fällen, einer Erhöhung des α-Fehlers kommen. Um die als Potential identifizierten Fallzahlen vergleichen zu können, werden die unter Punkt 3.2.2.1 erläuterten Abschläge/Normierungen verwendet. Zum einen wird jedes Quartal mit der individuellen Verifizierungsquote (s. Tab. 14) und zum anderen die Jahressummen der Quartale mit dem Morbiditätsfaktor (s. Tab. 15) gewichtet. Im Ergebnis lässt sich eine deutliche Verbesserung seit dem Beginn der Beratungen im Jahre 2008 feststellen. Von 2007 zu 2008 ist eine Verbesserung um 5 % zu verzeichnen, von 2008 zu 2009 um 3 % und von 2009 zu 2010 noch einmal um 2 %. Die Beurteilung auf der Basis von HMG führt trotz der selektiven M2Q-Prüfung zu den gleichen Ergebnissen (s. Tab. 17).

Tab. 17: Ergebnisse der M2Q-Auswertung

		I. Qu.	II. Qu.	III. Qu.	IV. Qu.	Gesamt	Ges.$_{gewichtet}$
KNR	2007	74.517	69.237	76.418	57.074	277.246	**277.246**
	2008	71.408	70.881	73.865	55.943	272.097	**264.233**
	2009	72.418	67.088	75.240	56.898	271.644	**256.722**
	2010	69.462	68.199	77.723	58.284	273.668	**251.534**
HMG	2007	76.849	71.591	78.941	59.126	286.507	**286.507**
	2008	73.696	73.490	76.539	57.963	281.688	**273.546**
	2009	74.596	69.308	77.573	58.687	280.164	**264.775**
	2010	71.331	70.551	80.253	60.080	282.215	**259.592**

(KNR) Krankheitsnummer gemäß BVA-Klassifikation 2011.

3.2.2.3 Auswertung auf Krankheitsebene

Die globalen Ergebnisse zeigen eine positive Entwicklung der Kodierqualität seit dem Jahr 2008. Diese gilt es in einer detaillierten Auswertung auf strukturelle Zusammenhänge und Unterschiede zu untersuchen. Hierfür werden zwei Aggregationsebenen gewählt, die Krankheiten und die HMG. Als Ausgangspunkt für die Beurteilung der Entwicklung über die Jahre wird das Jahr 2007 gewählt, weil bereits im November 2008 die ersten M2Q-Beratungen in der AOK PLUS initiiert wurden. Der Mengeneffekt ist nach der zusätzlichen Bereinigung der selektierten Fälle um den Morbiditätsfaktor direkt ablesbar. Tab. 18 zeigt, dass die Veränderungsraten sich insbesondere zwischen 07/08 und 08/09 positiv entwickelt haben. Im Folgejahr 2010 konnte das Niveau gehalten werden.

Tab. 18: Top 20 Krankheiten mit Verletzung des M2Q-Kriteriums

KNR	Bezeichnung	2007	Δ(%)	2008	Δ(%)	2009	Δ(%)	2010
57	Hypertonie	102.003	-6,5	95.336	-11,3	90.510	-11,8	89.954
37	Angsterkrankungen	84.810	-7,4	78.514	-1,2	83.755	0,5	85.270
25	Osteoarthrose	77.618	-7,2	72.019	-10,1	69.783	-11,3	68.862
35	Depression	63.295	-8,0	58.250	1,5	64.252	4,4	66.052
67	Vaskuläre Retinopathien	54.675	-2,5	53.320	-5,5	51.655	-4,8	52.073
14	Neubildungen	33.745	2,1	34.449	0,8	34.017	4,0	35.088
15	Diabetes mellitus	34.915	-4,8	33.238	-6,7	32.568	-7,5	32.301
64	Asthma bronchiale	34.180	-5,7	32.229	-6,3	32.024	-1,9	33.537
61	Atherosklerose, periphere Gefäßerkrankung	32.315	-5,0	30.711	-8,2	29.664	-10,0	29.078
63	Emphysem / Chronische obstruktive Bronchitis	30.940	-7,6	28.598	-8,6	28.287	-8,6	28.293
55	Erkrankungen der Herzklappen	26.266	-1,0	25.998	2,0	26.799	10,5	29.014
23	Rheumatoide Arthritis und entzündliche Bindegewebskrankheiten	28.165	-4,1	27.013	-8,6	25.749	-7,2	26.152
26	Osteoporose	25.391	-6,8	23.658	-11,3	22.532	-11,0	22.608
66	Pneumonie und infektiöse Lungenerkrankungen	21.506	-14,2	18.446	1,4	21.799	-0,5	21.396
58	Vorhofarrhythmie	20.603	-5,6	19.454	-7,6	19.034	-7,6	19.029
74	Psoriasis und Parapsoriasis	19.666	-1,9	19.288	-5,2	18.640	-4,9	18.710
32	Demenz	19.686	-11,4	17.436	-13,9	16.959	-15,8	16.573
33	Alkohol- und Drogen-Missbrauch	15.985	-5,9	15.036	-3,1	15.483	-3,6	15.412
71	Bestehende Schwangerschaft	14.343	-0,8	14.230	-2,0	14.054	-0,4	14.293
69	Nephritis	15.042	-6,7	14.031	-8,7	13.736	-7,4	13.926

Basisjahr ist das Jahr 2007. Die Ergebnisse wurden durch den Morbiditätsfaktor bereinigt.

Durch die Beratungen in den ersten beiden Jahren konnten enorme Reduktionseffekte erzielt werden. Krankheitsspezifisch ist die Entwicklung differenziert. Während bei den klassischen, durch den Hausarzt behandelten Krankheiten (Hypertonie, Osteoporose usw.) ein stetiger Rückgang zu verzeichnen ist, sind insbesondere für die psychischen Erkrankungen (Angst und Depression)

Steigerungsraten bis zu 4,4 % gegenüber dem Jahr 2007 zu messen. Neben den psychischen Erkrankungen ist diese Entwicklung auch für die Krebserkrankungen auffällig, insbesondere im Bereich der *anderen Neubildungen*. Eine mögliche Ursache dafür könnte sein, dass in den Beratungskampagnen zu M2Q Facharztgruppen gezielt ausgenommen wurden, weil die M2Q-Prüfung für die von ihnen betreuten Krankheiten keine hinreichende Prädiktionsgüte bietet. Dazu zählen u. a. Onkologen und Psychotherapeuten. Die Entwicklung dieser Krankheiten unterstützt die These, dass sich die Kodierqualität durch die Beratungen erheblich gesteigert hat. In einer Krankheit werden unterschiedliche Schweregrade subsumiert. Die Analyse auf Basis der HMG soll aufzeigen, in welchen Krankheitsausprägungen sich die Kodierqualität verbessert bzw. welche besonders schlecht kontinuierlich dokumentiert werden. Das M2Q-Kriterium wird in diesem Ansatz stringenter geprüft, als es der Morbi-RSA berücksichtigt. Wie der Vergleich der Tab. 18 und Tab. 19 zeigt, entstehen keine Verwerfungen in den Ergebnissen. Deutlich wird, dass der Treiber für die Angsterkrankungen die unspezifische Depression (HMG 57) ist. Genauer gesagt die Verwendung der Diagnose F32.9, die dieser Krankheit zugeordnet ist. Des Weiteren bestätigt die HMG-Analyse die negative Entwicklung der psychischen Krankheiten. Wie Studien (s. BPtK (2011), TK (2011), BADURA et al. (2011) und DAK (2012)) zur Arbeitsunfähigkeit in den letzten Jahren belegen, ist dies ein bundesweit vorherrschendes Problem. Die HMG 58 erreicht im Jahr 2010 eine Steigerung von 12,5 % gegenüber dem Jahr 2007. Die Entwicklung der HMG 86 verläuft entgegen den Erwartungen. Sie verhält sich wie eine Krankheit, die nicht Gegenstand einer Beratungen war. Seit 2008 wird sie jedoch regelmäßig bei den Vertragsärzten angesprochen. Unter der Krankheit 55 (Erkrankungen der Herzklappen) ist die HMG 86 subsumiert. In dieser ist die Auffälligkeit ebenfalls festzustellen. Zurückzuführen ist die starke Korrelation zwischen Krankheit und HMG auf den Umstand, dass die Krankheit 55 ausschließlich aus der HMG 86 besteht. Die Ursache für die schlechte Entwicklung könnte in einer verdeckten Komorbidität liegen. Um diese Vermutung zu prüfen, werden die in der HMG 86 selektierten Populationen im Vor-, Selektions- und Folgejahr auf Komorbiditäten untersucht. Tab. 20 stellt die prozentualen Anteile der ausgelösten HMG für die Versichertenpopulation in den jeweiligen Jahren gegenüber.

Tab. 19: Top 20 HMG mit Verletzung des M2Q-Kriteriums

HMG	Bezeichnung	2007	Δ(%)	2008	Δ(%)	2009	Δ(%)	2010
91	Hypertonie	102.368	-6,7	95.537	-11,4	90.668	-12,0	90.127
57	Angststörungen, unspez. depressive Störungen	85.113	-7,7	78.552	-1,6	83.753	0,1	85.196
40	Osteoarthritis	77.618	-7,2	72.019	-10,1	69.783	-11,3	68.862
224	Vaskuläre Retinopathien und Netzhauterkr.	52.828	-2,3	51.629	-4,9	50.221	-4,2	50.605
109	Chron. obstr. Bronchitis/ Emphysem (> 17 Jahre), Asthma bronchiale, Status asthmaticus (Alter < 18 Jahre)	51.937	-7,5	48.066	-8,0	47.791	-5,7	48.970
14	Andere Neubildungen	34.355	2,0	35.057	1,5	34.881	4,2	35.805
19	Diabetes ohne oder mit n. n. bz. Komplikationen	35.426	-4,6	33.785	-6,2	33.217	-6,5	33.122
58	Depression, posttraumatische Belastungsstörungen, Verhaltensstörungen	28.556	-3,3	27.616	6,7	30.467	12,5	32.111
110	Chron. obstr. Bronchitis/ Emphysem (< 18 Jahre)	30.841	-7,6	28.512	-8,5	28.207	-8,5	28.222
86	Erworbene Erkr. der Herzklappen, rheum. Herzerkrankungen	26.266	-1,0	25.998	2,0	26.799	10,5	29.014
106	Atherosklerose	25.956	-2,3	25.373	-2,5	25.319	-5,0	24.659
38	Rheumatoide Arthritis, entzündliche Bindege-webserkrankungen	26.643	-3,9	25.595	-8,7	24.325	-7,7	24.585
204	Osteoporose bei Frauen	25.370	-6,4	23.738	-10,8	22.619	-11,6	22.422
205	Osteoporose bei Männern	23.936	-5,0	22.748	-6,9	22.279	-7,6	22.107
112	Sons. Pneumo., Pleuritis, Empyem, Lungenabszess, pulmonale Insuffizienz	21.506	-14,2	18.446	1,4	21.799	-0,5	21.396
92	Näher bez. Arrhythmien	20.603	-5,6	19.454	-7,6	19.034	-7,6	19.029
220	Psoriasis und Parapsoriasis ohne Dauermedikation	19.673	-1,9	19.294	-5,4	18.617	-5,2	18.643
49	Sons. Demenzerkr.	18.270	-12,7	15.945	-14,9	15.548	-15,6	15.422
146	Schwangerschaft	14.343	-0,8	14.230	-2,0	14.054	-0,4	14.293
56	Wahn, psychotische und Persönlichkeitsstörungen	14.636	-1,7	14.390	-4,6	13.959	0,7	14.736

Basisjahr ist das Jahr 2007. Die Ergebnisse wurden um den Morbi-Faktor bereinigt.

Tab. 20: Komorbiditäten der Versicherten mit Inzidenz der HMG 86

	M2Q-2007						M2Q-2008						M2Q-2009					
	2007		2008		2009		2007		2008		2009		2007		2008		2009	
	HMG	Anteil (%)	HMG	Anteil (%)	HMG	Anteil (%)	HMG	Anteil (%)	HMG	Anteil (%)	HMG	Anteil (%)	HMG	Anteil (%)	HMG	Anteil (%)	HMG	Anteil (%)
	84	29,20	84	29,54	91	34,65	84	27,10	84	29,26	91	36,55	84	25,31	84	26,82	91	32,27
	80	20,51	86	26,36	84	28,50	91	20,15	80	21,38	84	29,88	91	21,48	91	21,25	80	31,24
	91	18,35	80	20,40	86	27,67	19	18,02	91	19,23	80	29,21	19	17,49	19	18,39	84	28,79
	19	18,34	19	19,30	80	27,62	86	16,27	19	18,36	86	27,25	80	14,15	80	16,14	19	19,62
	92	16,34	92	18,98	92	20,51	80	15,83	92	17,86	92	21,02	86	13,81	86	15,48	92	19,00
	91	13,23	91	16,88	19	19,33	92	14,21	83	13,69	19	19,94	92	12,42	92	14,48	83	13,63
	83	11,09	109	12,12	131	12,34	83	10,98	109	11,43	131	12,85	83	10,06	109	10,64	109	12,18
	109	10,42	83	12,10	109	12,02	109	10,17	131	11,11	109	12,63	109	9,63	83	10,60	131	12,17
	131	7,74	131	11,32	83	11,65	131	7,96	57	7,50	83	12,24	57	7,03	131	8,41	90	10,63
	86	7,47	57	7,67	90	7,37	57	7,08	86	6,97	90	7,97	131	6,95	57	7,21	86	6,91
	57	6,08	15	6,70	57	6,85	40	6,12	15	6,65	57	6,96	40	5,58	40	5,84	57	6,62
	15	5,94	40	6,08	36	6,42	13	5,37	40	6,51	36	6,77	38	5,06	15	5,59	71	6,47
	40	5,86	71	6,02	71	6,34	38	5,24	78	6,20	71	6,65	13	4,91	13	5,55	40	6,35
	78	5,47	13	5,90	40	6,23	15	5,12	13	6,00	13	6,54	15	4,86	38	5,30	36	6,34
	13	5,21	49	5,84	49	6,11	71	4,85	71	5,78	40	6,33	71	4,47	71	5,27	13	6,28
	38	5,20	38	5,42	13	6,10	204	4,55	38	5,51	13	5,83	224	4,42	224	4,84	13	5,76
	71	4,79	224	5,12	105	5,71	224	4,54	204	5,00	17	5,83	204	4,22	204	4,63	17	5,59
	224	4,55	78	5,08	17	5,59	17	4,33	224	4,85	49	5,76	17	4,09	99	4,36	105	5,22
	99	4,49	99	4,96	106	5,47	99	4,24	99	4,72	105	5,63	99	3,92	17	4,07	41	5,07
	49	4,45	106	4,80	46	5,39	58	4,05	49	4,45	46	5,42	58	3,81	58	4,00	46	4,97

(19) Diabetes ohne oder mit nicht näher bezeichneten Komplikationen; **(80)** Herzinsuffizienz; **(83)** Angina pectoris/Z. n. altem Myokardinfarkt; **(84)** Koronare Herzkrankheit/andere chronisch-ischämische Erkrankungen des Herzens; **(86)** Erworbene Erkrankungen der Herzklappen und rheumatische Herzerkrankungen; **(91)** Hypertonie, Hypertensive Herzerkrankung ohne Komplikationen und andere nicht näher bezeichnete Herzerkrankungen; **(92)** Näher bezeichnete Arrhythmien.

In den Jahren vor der Selektion liegt die durchschnittliche HMG-Auslösung der HMG 86 bei 16 % und sinkt im Selektionsjahr auf 7 % ab. Ausgelöst wird diese vornehmlich durch stationäre Diagnosen. Im Folgejahr pendelt sich die durchschnittliche Auslösung bei 26 % ein. Unter Beachtung der Verifizierungsquote für die M2Q-Prädiktoren entspricht es den Erwartungen. Die Einbeziehung weiterer Komorbiditäten lässt über die Populationen hinweg feststellen, dass

- die HMG 84 (Koronare Herzkrankheit/andere chronisch-ischämische Erkrankungen des Herzens),
- die HMG 91 (Hypertonie, Hypertensive Herzerkrankung ohne Komplikationen und andere nicht näher bezeichnete Herzerkrankungen),
- die HMG 19 (Diabetes ohne oder mit nicht näher bezeichneten Komplikationen) und
- die HMG 92 (Näher bezeichnete Arrhythmien)

ein konstantes Verhältnis über die Jahre aufweisen. Einzig die HMG 91 verzeichnet im Jahr 2009 einen Anstieg, der aber für alle Selektionspopulationen gleichermaßen gilt. Die HMG 80 (Herzinsuffizienz) zeigt eine starke Interaktion mit der HMG 86. Im Vor- und Folgejahr der Analyse gibt es zwischen den Auslösequoten der beiden HMG nur einen geringen Unterschied. Im Selektionsjahr dagegen verschieben sich die Anteile der HMG 86 zu Gunsten der HMG 80. Die Versicherten scheinen im Selektionsjahr eine akute Herzinsuffizienz zu entwickeln, die stationär behandelt wird. Durch die stationäre Behandlung verlängert sich der Rhythmus der ambulanten Diagnosedokumentation, sodass das M2Q-Kriterium nicht erfüllt wird. Für die Analyse der ambulanten Kodierqualität erweist sich die HMG 86 damit als unbrauchbar, denn die Diagnosedokumentation verändert sich primär durch die Interaktion mit der HMG 80 und nicht durch eine bessere oder schlechtere Kodierung.

3.2.2.4 Zusammenfassung

Die Operationalisierung der Diagnosepersistenz mit Hilfe der Logik des Morbi-RSA, insbesondere dem M2Q-Kriterium, erweist sich als valider Indikator zur Messung der Kodierqualität. Die selektierten DxG erfüllen die Anforderung einer hohen Chronizität, sodass das Kriterium einer kontinuierlichen Diagnosedokumentation erfüllt ist. Die Analyse der absoluten Fallzahlen, unter Berücksichtigung der Morbidität und der Verifizierungsquote, bestätigt einen stetigen Rückgang. Diese Entwicklung steht im Einklang mit den durchgeführten Beratungen, die im November 2008 begannen. In der Segmentierung der Fehlkodierungs-Fallzahlen nach dem Selektionsquartal ist eine Verringerung des Anteils im I. und II. Quartal von 46,67 % (2007) auf 45,01 % (2010) zu verzeichnen. Unter der Prämisse, dass die Prädiktionsgüte in den ersten beiden Quartalen am höchsten ist, weil über ein halbes Jahr keine zweite Diagnose der chronischen Krankheit dokumentiert wurde, ist dies als Beratungserfolg zu werten. Die Untersuchung der Fälle auf Basis der Krankheiten und HMG verweist auf Verbesserungen in der Kodierqualität im zweistelligen Prozentbereich, insbesondere in den durch die Beratungen angesprochenen Volkskrankheiten wie Hypertonie, Osteoporose und Demenz. Der Reduktionseffekt ist im Jahr 2009 am stärksten, während er 2010 stagniert. Das deutet auf einen beratungsinduzierten Lerneffekt hin. Krankheiten, die aus Komplexitäts- und Sensibilitätsgründen nicht Bestandteil der Beratungen waren, zeigen einen konträren Verlauf. Psychische Erkrankungen und Krebserkrankungen nehmen weiterhin zu. Die Entwicklung der Krebserkrankungen ist mit der natürlichen Morbiditätsentwicklung in der AOK PLUS zu erklären. Die psychischen Erkrankungen (ohne Demenz), insbesondere die Depression weisen Steigerungsraten von mehr als 6 % pro Jahr auf. Diese Entwicklung sollte unter der Prämisse der Prävention und des Versorgungsmanagements untersucht werden, um den progressiven Verlauf der Fallzahlen abzumildern und eine optimale Versorgung der Versicherten zu gewährleisten.

Die Forschungshypothese 1 (s. S. 14) konnte durch die Ergebnisse verifiziert werden.

3.2.3 Unspezifische Kodierungen

Die Kausalitäten einer unspezifischen Diagnose in der ambulanten Versorgung sind von Heterogenität geprägt. Folgende Ursachen der unspezifischen Dokumentation werden differenziert:

1. spezifischer vs. unspezifischer Endsteller
2. Kreuz-Stern-Systematik (fehlende Kreuz- oder fehlende Stern-Diagnose)
3. keine endständige (terminale) Diagnosedokumentation.

Im Rahmen dieser Arbeit und unter Berücksichtigung der Durchführbarkeit der Auswertung auf Massendaten wird die Kodierqualität der Endsteller ausschließlich anhand der unspezifischen Diagnoseendsteller (-9) untersucht. Dieses Vorgehen stellt eine Näherungslösung zu dem unter Punkt 1 genannten

Messkriterium dar, denn nicht für alle Diagnosen gilt, dass sich unter dem 9-Endsteller ein unspezifischer Terminus verbirgt. Dabei handelt es sich jedoch um Einzelfälle, wie z. B. die Diagnose S31.89 (Weichteilschaden III. Grades bei offener Fraktur oder Luxation der Lendenwirbelsäule und des Beckens). Die Untersuchung der Kreuz-Stern-Systematik ist mit einem hohen Detailgrad verbunden, der den Umfang der Arbeit übersteigen würde. Dieser Ansatz bleibt jedoch nicht unberücksichtigt. In den prädiktiven Erwartungsmodellen (s. Abschn. 3.3, S. 97) werden spezifische Kreuz-Stern-Diagnosen als Indikatoren eingebunden. Ebenfalls eingeschränkt werden muss die Analyse und Beurteilung der Kodierqualität für das terminale Dokumentieren, denn die ICD-Steller zeichnen sich durch eine hohe Varianz aus. Für den Sonderfall der Dokumentation von Kategorien (3-Stellern) wurde die Analyse ergänzend durchgeführt, weil in diesem Fall das Eingangskriterium einer Diagnose für die Berücksichtigung im Morbi-RSA nicht erfüllt wird.

3.2.3.1 Analysemethode

Der Analysealgorithmus für die unspezifischen Kodierungen unterscheidet sich von dem der M2Q-Analyse grundlegend. Das Analyseobjekt in der M2Q-Auswertung war der Versicherte, eine Referenz auf den einzelnen Arzt war nicht gegeben. Bei der Analyse der unspezifischen Diagnosen hingegen ist der Arzt das Analyseobjekt. Dieser Sichtwechsel stellt komplexe Herausforderungen an die Daten, denn die eindeutige Zuordnung auf Basis der LANR zur abgerechneten Leistung ist erst seit dem III. Quartal 2008 möglich. Vorher erfolgte diese mit der Angabe der BSNR. Zudem gab es mit der Integration der LANR in die Abrechnungsdaten eine Anpassung der BSNR in Thüringen. Alle bis dahin gültigen BSNR bekamen eine neue zugewiesen. Um dieses Problem zu lösen, ist es nötig eine Mappingtabelle zu konfigurieren, die bei den Datenbankabfragen mit verknüpft werden muss. Gemessen wird der Grad der *Spezifität* je Arzt respektive je LANR. Seine im Auswertungszeitraum dokumentierten Diagnosen mit einem 9-Endsteller werden zu seinem Gesamtaufkommen an Diagnosen ins Verhältnis gesetzt. Auf diese Weise erfolgt eine Relativierung der Praxisgröße. In einem zweiten Schritt werden diese Quoten auf Facharztgruppenebene gruppiert und auf Veränderungen untersucht. Einen besonderen Stellenwert besitzt die Problematik der unspezifischen Diagnosen im *Krankheitsbild Diabetes mellitus*. In diesem gibt es eine gesonderte HMG (19), die mit einem geringen Zuschlagsatz verbunden ist. In der Konsequenz heißt das, dass eine unspezifische Diabetes-Diagnose immer zu einer geringeren Kostenberücksichtigung führt, als sein spezifisches Äquivalent. Die Entwicklung der Diabetes-Kodierqualität wird unter Punkt 3.2.3.5 untersucht. Im letzten Teil der Analyse wird überprüft, ob das endständige Kodieren in Form von Kategoriediagnosen die Diagnosequalität negativ beeinflusst.

Analysealgorithmus

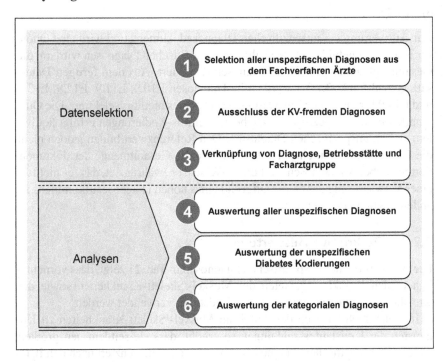

Abb. 11: Verfahren zur Auswertung von unspezifischen Diagnosen

a) Datenselektion

Der jahresbezogene Analysedatensatz ist eine Selektion aller Diagnosen mit einem 9-Endsteller. Unberücksichtigt bleiben die Ausprägungen der Zusatzkennzeichen und der Inanspruchnahme. Eine Bereinigung der Diagnosefälle um die KV-fremden Leistungen ist für die Vergleichbarkeit der Daten zwingend erforderlich, denn die Analyse ist ausschließlich auf sächsische und thüringische Ärzte begrenzt. Im Anschluss an die Diagnoseselektion erfolgt die Verknüpfung der Leistungserbringerinformationen. Über eine Mapping-tabelle wird jeder Diagnose die leistungserstellende LANR inkl. der Facharztgruppe zugeordnet. Für die Daten vor dem III. Quartal 2008 wird ein hinreichend spezifisches Näherungsverfahren verwendet, welches die Zuordnung der LANR auf Basis der BSNR ermöglicht.

b) Analysen

Zur Auswertung der unspezifischen Diagnosedokumentation wird eine Quote für jeden Arzt gebildet. Die Anzahl der unspezifischen Diagnosen wird um die Gesamtzahl seiner gestellten Diagnosen relativiert. Aus dem fertigen Datensatz gemäß Punkt 3.2.3.1 werden die Diagnosen E10.9, E11.9. E12.9, E13.9 und E14.9 für die Sonderauswertung des Diabetes mellitus selektiert. Die Quotenbildung der unspezifischen Diabetes mellitus-Kodierungen erfolgt äquivalent zu den unspezifischen Diagnosen. Den Referenzwert bilden jedoch nicht die Gesamtdiagnosen eines Arztes, sondern die Gesamtmenge der dokumentierten Diabetes-Diagnosen. Auf diese Weise ist gewährleistet, dass es nicht zu einer Verwässerung der Quote aufgrund eines hohen Diagnoseaufkommens zu anderen Krankheiten kommt.

3.2.3.2 Deskriptive Auswertung

Die Auswertung der unspezifischen Diagnosen in Tab. 21 zeigt, dass vornehmlich in den Krankheitsgebieten der Muskel-/Skelett-Krankheiten sowie der Kreislauferkrankungen unspezifische Endsteller verwendet werden.

Im Jahr 2008 hat sich der Anteil an Muskel-/Skelett-Krankheiten zu Ungunsten der Kreislauferkrankungen so erhöht, dass sie seitdem den größten Anteil an unspezifischen Diagnosen subsumieren. Differenziert nach den ICD-Codes fasst Tab. 22 die zehn häufigsten unspezifischen Diagnosen zusammen.

Tab. 21: Verteilung der unspezifischen Kodierungen nach Krankheitskapiteln

Kapitel	Bezeichnung	2007 [%]	2008 [%]	2009 [%]	2010 [%]
M	Muskel-Skelett-System und Bindegewebe	18,84	19,35	19,34	19,72
I	Kreislaufsystem	19,53	19,22	18,78	18,78
E	Endokrine, Ernährungs- und Stoffwechselkrankheiten	9,44	9,64	9,69	9,85
J	Atmungssystem	8,11	7,94	8,48	8,01
F	Psychische und Verhaltensstörungen	5,95	5,90	6,31	6,47
H	Auge, Augenanhangsgebilde, Ohr und Warzenfortsatze	6,18	6,16	6,08	6,25
Z	Faktoren, die den Gesundheitszustand beeinflussen	6,48	6,15	5,78	5,46
G	Nervensystem	3,94	4,04	4,12	4,22
L	Haut und der Unterhaut	3,97	3,90	3,77	3,73
K	Verdauungssystem	3,71	3,78	3,71	3,63
N	Urogenitalsystem	3,55	3,53	3,41	3,56

Tab. 22: Top 10 der häufigsten unspezifischen Diagnosen

ICD	Bezeichnung	2007	2008	2009	2010
I25.9	Chronische ischämische Herzkrankheit	1.146.490	1.252.282	1.254.999	1.310.833
M17.9	Gonarthrose	704.922	824.432	857.554	924.805
E66.9	Adipositas	599.642	693.980	744.412	802.746
J06.9	Akute Infektionen der oberen Atemwege	489.806	566.111	595.293	641.838
I83.9	Varizen der unt. Extremit.	521.773	580.875	589.426	594.221
Z12.9	Spezielle Verfahren zur Untersuchung auf Neub.	429.989	507.777	526.264	561.996
M81.9	Osteoporose ohne pathologische Fraktur	468.020	505.458	6151.40	545.584
M16.9	Koxarthrose	382.710	448.824	472.764	510.706
E04.9	Sonstige nichttox. Struma	376.607	440.414	464.170	498.712
F32.9	Depressive Episode	351.654	403.569	449.153	494.817

Anhand dieser Aufstellung lässt sich die Fehlallokationswirkung der unspezifischen Diagnosen empirisch herausarbeiten. Die häufigste unspezifische Diagnose ist die I25.9 (Chronisch Ischämische Herzkrankheit nicht näher bezeichnet). Diese Diagnose wird unter der HMG 84 (Koronare Herzkrankheit/andere chronisch-ischämische Erkrankungen des Herzens) subsumiert. Eine spezifische Auflösung des „nicht näher bezeichnet" in z. B. *Ischämische Myopathie* (I25.5) oder in *Alter Myokardinfarkt* (I25.2) würde eine Zuordnung in die HMG 80 (Herzinsuffizienz) bzw. in die HMG 83 (Angina pectoris/Zustand nach altem Myokardinfarkt) bewirken. Die Zuschlagsätze[17], die die Behandlungskosten abbilden, variieren von 738,32 EUR für die HMG 84, über 869,06 EUR für die HMG 83 bis zu 1.009,58 EUR für die HMG 80. Gesetzt der Annahme, dass die betroffenen Versicherten nicht zusätzlich eine spezifische Diagnose erhalten haben und sie die spezifische hätten erhalten müssen, kann das bei 266.777 identifizierten Versicherten eine Fehlsteuerung von 34,9 Mio. EUR[18] (HMG 84 vs.HMG 83) bis zu 72,4 Mio. EUR[19] (HMG 84 vs. HMG 80) bedeuten.

Der gleiche Sachverhalt gilt für die Diagnose F32.9 (Depressive Episode, nicht näher bezeichnet). Verstärkt wird der Effekt zusätzlich durch die hohen Steigerungsraten des Diagnoseaufkommens. Von 2007 zu 2010 steigen die F32.9-Diagnosen um 40,7 %. Die F32.9 wird unter der HMG 57 (Angststörungen und unspezifische depressive Störungen), die entsprechend spezifischen Diagnosen F32.0 bis F32.3[20] werden dagegen unter der HMG 58 (Depression, posttraumatische Belastungsstörungen, Verhaltensstörungen) zusammengefasst. Die Unterscheidung zwischen der F32.9 und der F32.0 bis F32.3 ist ausschließlich durch die Einordnung der Schwere der Depression charakterisiert. An die Kodierqualität richtet sich der Anspruch, dass der spezifische Endsteller verwendet wird. Bei 157.514 Versicherten im Jahr 2010 und einem Kostenunterschied von 702,35 EUR[21] zwischen der HMG 57 und 58 kann das zu Verwerfungen von bis zu 110,63 Mio. EUR führen.

---

[17]Vgl. Klassifikationssystem 2011.

[18]= (869,06 EUR−738,32 EUR)·266.772.

[19]= (1.009,58 EUR−738,32 EUR)·266.772.

[20]F32.0 - Leichte depressive Episode; F32.1 - Mittelgradige depressive Episode; F32.2 - Schwere depressive Episode ohne psychosomatische Symptome; F32.3 - Schwere depressive Episode mit psychosomatischen Symptomen.

[21]Zuschlagsätze gemäß Klassifikationsjahr 2011.

Unter den häufigsten Diagnosen befinden sich mit der E66.9, der J06.9, der I83.9, der Z12.9 und der E04.9 aber auch Diagnosen, bei denen es nicht zu einer Fehlallokation kommt, weil sie nicht ausgleichsfähig im Sinne des Morbi-RSA sind. Das Risiko einer Fehlsteuerung insbesondere durch die I25.9 und die F32.9 verdeutlicht, mit welchem Nachdruck eine hohe Kodierqualität angestrebt werden muss.

3.2.3.3 Arztbezogene Aggregation

Die arztbezogene Gruppierung der Diagnosen zeigt, dass sich seit 2007 der Anteil der unspezifischen Diagnosen kontinuierlich reduziert hat. Die Boxplots (Abb. 12) bestätigen, dass sich sowohl der Median von 32,14 % (2007) auf 30,56 % (2010) als auch die Varianz und der Standardfehler[22] verringert haben. Insgesamt ist ein Reduktions- und Konzentrationsprozess bei der Verwendung von unspezifischen Diagnosen zu beobachten.

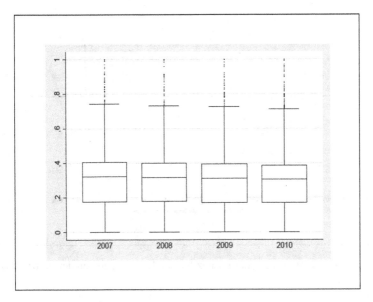

Abb. 12: Median der Anteile an unspezifischen Diagnosen - je Arzt

---

[22] 2007: $\sigma^2 = 2,5\%$ $se = 0,181\%$.
    2010: $\sigma^2 = 2,3\%$ $se = 0,165\%$.

Die Verteilungsfunktion (s. Abb. 13) verläuft zwischen dem Ursprung und einem Anteil von ca. 25 % proportional. Die Anzahl der Ärzte ist gleichverteilt. Im Intervall zwischen 25 % und 42,5 % ist der Anstieg progressiv. Am stringentesten entwickelt sich die Kurve im Jahr 2010, wobei die Progression sich ab dem Median wieder auf dem Niveau der Vorjahre einstellt. An dieser Stelle wird die Quotenverbesserung sichtbar. Gegenüber den Vorjahren hat sich die Anzahl der Ärzte im Bereich zwischen 20 % und 30 % erhöht. Strukturell sind sich die Verläufe über die Jahre sehr ähnlich. Die Verbesserung ist nicht selektiv, sondern sehr homogen erfolgt. Der steile Anstieg nach dem Median ist ein Indiz dafür, dass wesentlich mehr Ärzte schlechter als der Mittelwert kodieren. Ab einer Quote von 43 % ist der Verlauf degressiv. Die Verteilung auf die Kodierklassen zeigt keine repräsentative Normalverteilung, wie sich bei der Interpretation der Verteilungsfunktion schon angedeutet hat.

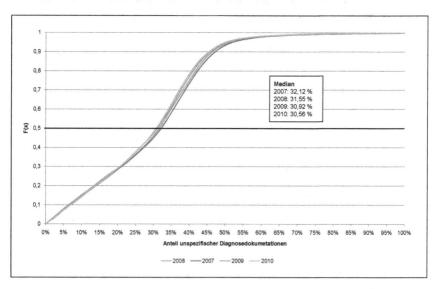

Abb. 13: Verteilungsfunktion der unspezifischen Diagnosequoten der Vertragsärzte

Ferner ist die Dichtefunktion (s. Abb. 14) durch eine Linksschiefe geprägt. Der größere Teil der Ärzteschaft kodiert schlechter als der Mittelwert. Das Schiefemaß der Quantilschiefe, welches unempfindlich gegenüber Ausreißern ist[23], hat sich von 2007 auf 2010 verbessert, sodass sich der Anteil der schlechter kodierenden Ärzte messbar verringert hat.

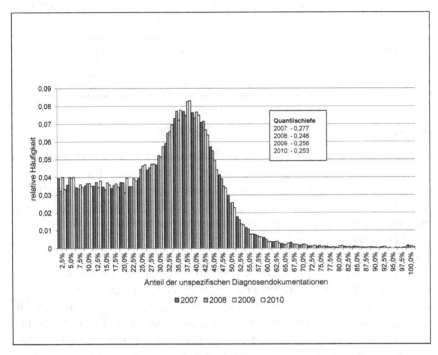

Abb. 14: Dichtefunktion der unspezifischen Diagnosequoten der Vertragsärzte

Zur Überprüfung der Forschungshypothese 2a (S. 15), werden die arztbezogenen Quoten der Jahre 2008 und 2010 auf die Gleichheit ihrer Mittelwerte getestet (s. Tab. 23). Die Nullhypothese kann zum 1 %-Konfidenzintervall verworfen werden, damit sind die Mittelwerte von 29,3 % (2008) und 28,44 % (2010) signifikant von einander verschieden.

Die Forschungshypothese 2a, dass sich die unspezifischen Kodierungen seit den Beratungen im Jahr 2009 reduziert haben, kann verifiziert werden.

---

[23]Vgl. MOSLER/SCHMID (2005, S. 62).

Tab. 23: Statistik der Arztquoten - unspezifische Diagnosen 2007 - 2010

	Obs.	Mean	Std.Err.	Std.Dev.	[95 % Conf.	Interval]
2007	7.552	0,29748	0,001812	0,15745	0,293933	0,30104
2008	8.357	0,29357	0,001668	0,15248	0,290298	0,29684
2009	8.381	0,28809	0,001678	0,15357	0,284798	0,29137
2010	8.469	0,28441	0,001649	0,15177	0,281177	0,28764
2010 vs. 2008						
combined	16.826	0,28896	0,001173	0,15219	0,286659	0,29125
diff		-0,00916	0,002346		-0,013752	-0,00455
$t = -3,9040$		$Satterthwaite' sDF = 16818,6$			$Pr(|T| > |t|) = 0,0001$	

3.2.3.4 Entwicklung in den Facharztgruppen

Nachdem die globale Verbesserung der Kodierqualität unter den Vertragsärzten nachgewiesen werden konnte, soll in einer Auswertung der Facharztgruppen analysiert werden, welchen Einfluss sie auf das Ergebnis haben. In der Abb. 15 sind die zehn leistungsstärksten (gemessen am Diagnoseaufkommen) Facharztgruppen mit ihren individuellen Mittelwerten aufgeführt. Die Gruppierung bestätigt, dass besonders die Arztgruppen mit einem hohen Diagnosevolumen, wie z. B. die Haus- und Kinderärzte über dem Mittelwert der unspezifischen Kodierungen liegen. Sehr spezifisch dokumentieren hingegen die Augenärzte, die Orthopäden, die Urologen und die HNO-Ärzte. Unter diesen Gesichtspunkten ist die Auswahl der Hausärzte als Zielgruppe der Beratungen folgerichtig, denn hier liegen die größten Effizienzpotentiale. Die Entwicklung in den Arztgruppen über die Jahre zeigt, dass der Anteil der unspezifischen Diagnosen in der Interventionsgruppe sukzessive gesunken ist. In den nicht angesprochenen Arztgruppen, wie z. B. den Augenärzten, den Urologen und den HNO-Ärzten ist hingegen ein leichter Anstieg zu verzeichnen. Der Signifikanztest (s. Tab. 24) für alle Facharztgruppen bestätigt ausschließlich für die unter der Gruppe der Hausärzte zusammengefassten Allgemeinmediziner, Internisten, Praktischen Ärzte und Kinderärzte eine signifikante Reduktion der unspezifischen Diagnosen.

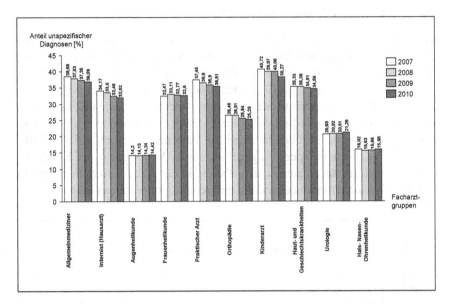

Abb. 15: Arztgruppenauswertung - unspezifische Diagnosen 2007 - 2010

Tab. 24: Auswertung der Mittelwerte - unspezifische Diagnosen 2010 vs. 2008

Facharzt	Jahr	Obs.	Mean	Std.Err.	[95 % Conf. Interval]		p_value
Allgemein- mediziner***	2008 2010	2.369 2.446	0,37754 0,36725	0,001817 0,001822	0,373980 0,363676	0,381107 0,370821	0,0001
Internist**	2008 2010	705 745	0,33737 0,32680	0,003703 0,003639	0,330108 0,319668	0,344627 0,333936	0,0421
Arzt/Prak- tischer Arzt*	2008 2010	334 334	0,37568 0,36353	0,004914 0,004655	0,366042 0,354400	0,385308 0,372653	0,0732
Kinderarzt**	2008 2010	380 380	0,40990 0,39457	0,004814 0,005089	0,400464 0,384591	0,419337 0,404544	0,0289

Drei (***) bedeuten Signifikanz auf dem 1 %-Konfidenzniveau, zwei (**) auf dem 5 %-Konfidenzniveau und ein (*) auf dem 10 %-Konfidenzniveau.

Diese Ergebnisse stützen die *Forschungshypothese 2a* erneut. Für die Hauptinterventionsgruppe der Hausärzte können signifikante Verbesserungen in der Verwendung von unspezifischen Diagnoseschlüsseln nachgewiesen werden.

3.2.3.5 Sonderfall: Diabetes mellitus

Die fokussierte Auswertung der Diabetes mellitus-Diagnosen im Kontext der unspezifischen Diagnosen leitet sich aus der besonderen Berücksichtigung im Morbi-RSA ab. Die bereits an den Diagnosen I25.9 und F32.9 vorgestellte Fehlallokationswirkung trifft für die Krankheit Diabetes mellitus global zu. In der HMG 19 (Diabetes ohne oder mit nicht näher bezeichneten Komplikationen) werden alle unspezifischen Diabetes-Diagnosen zusammengefasst. Die Diabetes-Kodierung erlaubt eine terminale Verschlüsselung bis auf die fünfte Stelle. Es ist eine hohe Spezifität gegeben, um die Morbidität in der Krankheit Diabetes mellitus kostengerecht zu erfassen. In der Abb. 16 sind die Entwicklungen der am häufigsten behandelnden Facharztgruppen abgebildet.

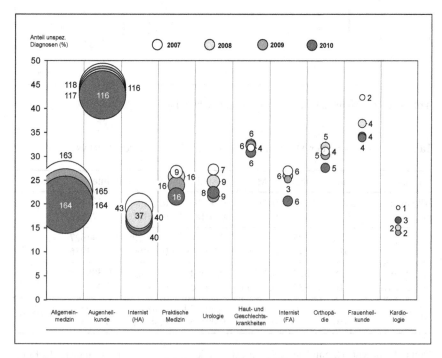

Abb. 16: Facharztgruppenvergleich - unspezifische Diabetes mellitus-Kodierungen 2007 - 2010

Die Größe der Blasen spiegelt das Volumen der Diagnosen in Tausend wider.

Den Hauptanteil leisten die Allgemeinmediziner, gefolgt von den Augenärzten und den unter der hausärztlichen Tätigkeit subsumierten Internisten und Praktischen Ärzte. Das vergleichbar hohe Aufkommen an (unspezifischen) Diabetes-Diagnosen der Augenärzte impliziert eine leitlinienkonforme[24] Versorgung für Diabetespatienten, denn zur Vermeidung von mikrovaskulären Folgeschäden, wie der diabetischen Retinopathie (H36.0) oder die diabetische Katarakt (H28.0) wird empfohlen, einmal im Jahr eine ophtalmologische Netzhautuntersuchung durchzuführen. Kritisch anzumerken in diesem Zusammenhang ist eine Quote von über 40 %, denn die diabetische Augenkomplikation bedingt die Verwendung des 3-Endstellers, i. V. m. einer Sterndiagnose für die nähere Bezeichnung[25] der Augenkomplikation. Relativiert um die Gesamtentwicklung der diabetischen Diagnosen ist in den Hausarztgruppen eine kontinuierliche Verbesserung zu beobachten. Einzig die Urologen und die Kardiologen konnten 2010 keine Verbesserung gegenüber den Vorjahren erzielen. Das Gesamtdiagnoseaufkommen der unspezifischen Diabetes-Diagnosen ist entsprechend der Morbiditätsentwicklung von Jahr zu Jahr gestiegen. Im Jahr 2010 konnte erstmalig ein Rückgang verbucht werden, der in allen Diagnosen, ausgenommen der E13.9 zu messen ist (s. Tab. 25).

Tab. 25: Unspezifische Diabetes-Diagnosen 2007 - 2010

	2007	2008	2009	2010
E10.9	22.255	22.828	23.717	21.656
E11.9	225.239	251.721	256.782	256.504
E12.9	50	97	78	68
E13.9	3.841	5.127	5.600	5.856
E14.9	105.578	103.687	101.559	97.173
Gesamt	**356.963**	**383.460**	**387.736**	**381.257**

Darstellung der absoluten Fallzahlen ohne Bereinigung um die Morbiditätsentwicklung.

Eine Auswertung der einzelnen Facharztgruppen für die Diagnose E13.9 ergab, dass sich der Anteil der Allgemeinmediziner zu Ungunsten der Augenärzte von 41,86 % (2009) auf 36,65 % (2010) reduzierte. Die negative Ent-

---

[24]Vgl. Anlage 1 RSAV: Anforderungen an strukturierte Behandlungsprogramme für Diabetes mellitus Typ II.

[25]H28.0 - Diabetische Katarakt.

  H36.0 - Retinopathia diabetica.

wicklung in der Diagnose wird vornehmlich durch die Augenärzte verursacht. Insgesamt ist zu beobachten, dass sich im Jahr 2010 der Anteil der Diagnosen, die durch die Allgemeinmediziner gestellt wurden, homogen über alle unspezifischen Diabetes-Diagnosen hinweg verbessert, während der Anteil bei den Augenärzten ansteigt. Der Signifikanztest auf die Mittelwerte der Jahre 2008 und 2010 ergab eine Verbesserung zum 1 %-Konfidenzniveau für die Allgemeinmediziner (s. Tab. 26).

Tab. 26: Entwicklung der durchschnittlichen Kodierqualität in den Facharztgruppen - unspezifische Diabetes mellitus-Diagnosen 2010 vs. 2008

Facharzt	Jahr	Obs.	Mean	Std.Err.	[95 Conf. Interval]		p_value
Allgemein- mediziner***	2008 2010	1.307 1.350	0,2275 0,1979	0,00781 0,00704	0,21220 0,18415	0,24282 0,21176	0,0050
Internist	2008 2010	374 372	0,1765 0,1632	0,01329 0,01260	0,15049 0,13850	0,20261 0,18790	0,4664
Arzt/Prak- tischer Arzt	2008 2010	168 179	0,2566 0,2156	0,02320 0,02083	0,21113 0,17479	0,30212 0,25645	0,1894
Anästhesi- ologie*	2008 2010	23 35	0,4628 0,2915	0,07960 0,05376	0,30683 0,18612	0,61892 0,39690	0,0818
Innere Medizin/ Rheumatologie*	2008 2010	2 4	0,7479 0,2750	0,06655 0,20021	0,61749 0,11747	0,87840 0,66747	0,0966
Gesamt***	2008 2010	3.030 3.133	0,2754 0,2437	0,00582 0,00539	0,26406 0,23318	0,28691 0,25433	0,0001

Drei (***) bedeuten Signifikanz auf dem 1 %-Konfidenzniveau, zwei (**) auf dem 5 %-Konfidenzniveau und ein (*) auf dem 10 %-Konfidenzniveau.

Die beiden anderen Hausarztgruppen weisen ebenfalls eine Verbesserung gegenüber dem Jahr 2008 auf, diese konnte jedoch nicht statistisch bestätigt werden. Zusätzlich zu den Allgemeinmedizinern sind die Veränderungen der Mittelwerte für die Anästhesisten und die Innere Medizin/Rheumatologen signifikant. Statistisch unterliegt die Anzahl der ausgewerteten Gruppe Innere Medizin/Rheumatologen dem *small sample bias*, weil im Jahr 2008 zwei und im Jahr 2010 vier Praxen den Vergleich bildeten. Die Einzelfallprüfung dieser Ärzte respektive Arztpraxen ergab jedoch, dass das Ergebnis repräsentativ ist.

Im Jahr 2008 haben die beiden Praxen einen Mittelwert von 75 % an unspezifischen Kodierungen, 2010 war in einer Praxis ein konstanter Wert von 86 % zu messen, in der zweiten konnte der Mittelwert von 68,1 % auf 15,1 % gesenkt werden. Es ist naheliegend, dass die Beratung zur Verbesserung des Anteils geführt hat. Die Praxis, deren Wert sich nicht verbessert hat, ist nicht in einer Beratung berücksichtigt worden.

Der Signifikanztest für die Facharztgruppen der Jahre 2008 und 2010 bestätigt zum 1 %-Konfidenzniveau, dass es eine Verbesserung von 3,2 Prozentpunkten auf den Mittelwert von 24,38 % gibt. Dieses Ergebnis fügt sich in die positive Beurteilung der Kodierqualität für die Verwendung von unspezifischen Diagnosen nahtlos ein. Sowohl die globale Auswertung aller unspezifischen Diagnosen als auch die granulare Auswertung der Diabetes-Diagnosen zeigen, dass durch die Beratungen eine Verbesserung der Kodierqualität erreicht wurde, ohne dass die Diagnosen hinsichtlich ihrer Krankheitsaussage verändert wurden.

3.2.3.6 Kategoriale Diagnosen

Das Dokumentieren von nicht terminalen Diagnosen wirkt sich negativ auf die Kodierqualität aus. Zur Verifizierung der *Forschungshypothese 2b* (s. S. 16) wird die Verwendung von kategorialen, dreistelligen Diagnosen untersucht. Aus den 15.665 zur Verfügung stehenden Diagnosen werden ausschließlich diejenigen herangezogen, die eine Ausprägung über die dritte Stelle hinaus ermöglichen. Gruppiert auf den Dreisteller verbleiben 1.442 Diagnoseschlüssel, mit denen die Selektion auf Basis der Leistungsdaten durchgeführt wird. Das Ergebnis der Datenselektion verweist auf einen marginalen Effekt durch kategoriale Diagnoseschlüssel, denn der Anteil der selektierten Diagnosen liegt für die Jahre 2007 bis 2009 unter 1 % und ist im Jahr 2010 kaum noch messbar. Zu erklären ist diese Entwicklung mit den Änderungen der DIMDI-Klassifikation. Die Datenauswertungen werden auf dem aktuell gültigen Katalog für das Jahr 2012 durchgeführt. Ab dem Jahr 2010 erfolgten zahlreiche Änderungen, sodass durch den Suchalgorithmus Auffälligkeiten detektiert werden, die in früheren Jahren keine sind. Die Überprüfung der identifizierten Diagnoseschlüssel in Tab. 27 ergibt, dass es sich um drei Diagnosen handelt: A09, C80 und O96.

Tab. 27: Kategoriale Diagnosen 2007 - 2010

	2007	2008	2009	2010
A09	121.287	147.173	144.220	14
C80	31.083	37.106	41.485	1
O96	2	3	2	0
Gesamt	**152.372**	**184.282**	**185.707**	**15**

Diese Diagnosen wurden für das Jahr 2010 vom DIMDI überarbeitet. Die Diagnose A09 geht in den Diagnoseschlüssel A09.0 und A09.9, die Diagnose C80 in die Diagnoseschlüssel C80.0 und C80.9 und die Diagnose O96 in die Diagnoseschlüssel O96.0, O96.1 und O96.2 auf. Diese Diagnoseschlüssel müssen somit von der Selektionsliste nachträglich ausgeschlossen werden. Nach diesem Ausschluss zeigt die Analyse keine Auffälligkeiten im Kodierverhalten der Ärzte. Das Problem der nicht terminalen Dokumentation ist auf der Aggregationsebene der Kategorien nicht gegeben.

Die Kodierqualität ist erfüllt und die Forschungshypothese 2b obsolet.

3.2.3.7 Zusammenfassung

Der Großteil der unspezifischen Diagnosen stammt aus dem Bereich der Herzkreislauferkrankungen und der Muskel-/Skeletterkrankungen mit einem Anteil von insgesamt 38,5 %. Die granulare Auswertung der subsumierten Diagnosen weist als häufigste unspezifische Diagnosen die I25.9 aus. Die Verwendung des unspezifischen Endstellers kann in diesem Krankheitsbild zu einer Fehlallokation von bis zu 35 Mio. EUR führen. Ein noch größeres Defizit kann bei der Verwendung der Diagnose F32.9 auftreten, denn hier liegt das Delta der Zuschlagsätze bei 702,35 EUR, sodass bis zu 110 Mio. EUR nicht morbiditätsgerecht zugewiesen werden. Die Verteilungsfunktion der unspezifischen Diagnosen ist durch eine Linksschiefe charakterisiert. Es kodieren mehr Ärzte schlechter als der Durchschnitt. Insgesamt hat sich die Kodierqualität seit 2008 signifikant verbessert. Der Mittelwert hat sich mit einer Signifikanz zum 1 %-Konfidenzniveau um 0,4 Prozentpunkte verbessert. Auch die weiteren statistischen Messgrößen, wie die Standardabweichung und der Median betätigen dieses Ergebnis. Als signifikant in Bezug auf die Senkung des Anteils an unspezifischen Diagnosen erwiesen sich die Facharztgruppen der Allgemeinmediziner, der Internisten, der Praktischen Ärzte und der Kinderärzte. Die Allgemeinmediziner konnten ihre durchschnittliche Quote von

2008 zu 2010 um 1,0 Prozentpunkt reduzieren. Im Bereich der unspezifischen Diabetes-Kodierungen ist der Trend ebenfalls nachzuweisen. Von 2008 zu 2010 hat sich der Mittelwert zum 1 %-Signifikanzniveau um 3,1 Prozentpunkte verbessert. Der größte Anteil an (unspezifischen) Diabetes-Diagnosen wird durch die Allgemeinmediziner dokumentiert, gefolgt von den Augenärzten. Während bei den Augenärzten keine signifikante Verbesserung nachweisbar ist, verbessern sich die Allgemeinmediziner um 3,0 Prozentpunkte gegenüber dem Jahr 2008. Diese heterogene Entwicklung isoliert den Beratungseffekt, denn die Augenärzte wurden erstmalig 2011 in einer Beratung angesprochen, während die Allgemeinmediziner seit 2008 regelmäßig teilnehmen. Die Analyse der kategorialen Diagnosen zeigt keinen Handlungsbedarf in Bezug auf die Verbesserung der Kodierqualität, denn es werden keine dreistelligen Diagnoseschlüssel verwendet, die eine weitere Differenzierung ermöglichen.

Die Forschungshypothese 2a hat sich abschließend bestätigt. Die Forschungshypothese 2b entfällt aufgrund der guten Kodierqualität.

3.2.4 Zusatzkennzeichen

Die Diagnoseart ist ein wesentliches Kriterium für die Beurteilung der Kodierqualität. Abgeleitet ist es aus der Systematik des Morbi-RSA, denn ausgleichsfähig sind nur Aufwendungen, die für gesicherte Krankheiten dokumentiert werden. Diese Restriktion ist nötig, um die Grundintention einer krankheitsspezifischen Kostenermittlung zu gewährleisten. Die Kosten einer Krankheit werden durch die Zuschlagsätze nur repräsentativ abgebildet, wenn der Versicherte hinreichend gesichert an der Krankheit leidet. Die Kosten von Versicherten, die einen Verdacht auf die Krankheit haben, nicht mehr akut an der Krankheit leiden oder die Krankheit ausgeschlossen wird, sind nicht als Krankheitskosten zu begreifen. Das Zusatzkennzeichen ist damit ein Schlüsselkriterium, um die Kosten der Diagnose/Therapie einer Krankheit abzubilden. Aus diesem Sachverhalt leiten sich folgende Anforderungen an die Diagnosedokumentation ab:

1. Gibt es einen gesicherten Diagnoseschlüssel für die Beschreibung eines Krankheitszustandes, ist dieser anstatt der akuten Diagnose in Verbindung mit dem Zusatzkennzeichen Z zu verwenden.

2. Das kontinuierliche Dokumentieren einer Verdachtsdiagnose ohne die Adaption in eine gesicherte G oder Ausschluss A-Diagnose ist diagnostisch/therapeutisch nicht nachvollziehbar.

3.2.4.1 Analysemethode

Die Analyse des Kodierverhaltens für die Zusatzkennzeichen stellt eine Kombination der beiden zuvor vorgestellten Verfahren dar. Zum einen steht, wie bei der Messung der unspezifischen Diagnosen der einzelne Arzt bzw. seine Facharztgruppe im Betrachtungsfokus, zum anderen der Versicherte mit seiner Kodierhistorie. Beurteilt wird die Kodierqualität am Anteil der gesicherten Diagnosen je Arzt (LANR). Die im Auswertungsjahr dokumentierten gesicherten Diagnosen werden ins Verhältnis zur Gesamtanzahl der Diagnosen gesetzt. Die Aggregation der Quoten auf die Facharztgruppen wird auf der Basis der LANR und der individuellen Quote durchgeführt. Dies hat den Vorteil, dass eine Verbesserung der Quote des einzelnen Arztes gleich gewichtet ist. Die Praxisgröße spielt eine sekundäre Rolle. Gesondert werden die Zusatzkennzeichen Z (s. Punkt 3.2.4.5) und V (s. Punkt 3.2.4.6) ausgewertet. Hierfür wird zusätzlich der Versichertenbezug hergestellt. Es gilt zu untersuchen, ob diese Zusatzkennzeichen anstatt eines gesicherten Kennzeichens verwendet werden.

Analysealgorithmus

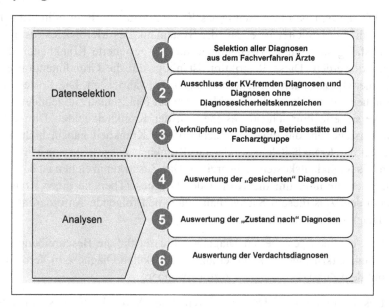

Abb. 17: Analysealgorithmus für die Zusatzkennzeichen

a) Datenselektion

Die Datengrundlage für die Auswertung der Diagnosequalitätskennzeichen bilden äquivalent zum M2Q- und Spezifitätsverfahren die ambulanten Abrechnungsdaten der Kassenärztlichen Vereinigungen Sachsen und Thüringen. Abweichend von dem unter Punkt 3.2.3.1 beschriebenen Vorgehen werden alle Diagnosen inklusive des Zusatzkennzeichens selektiert. Die Einschränkung auf sächsische und thüringische Ärzte ist für die Analyse obligatorisch.

b) Analysen

Im ersten Schritt wird die Entwicklung der gesicherten Diagnosen im Vergleich zu den anderen Zusatzkennzeichen untersucht. Ein positiver Trend auf der Makroebene wäre ein erstes Indiz für die Verbesserung der Kodierqualität. Neben dem Anteil an gesicherten Diagnosen wird in einer granularen Auswertung der „Zustand nach" Z-Diagnosen überprüft, ob die Prämisse der Kodierung eines gesicherten Codes vor dem Z-Äquivalent erfüllt wird, bzw. eine Verbesserung seit der Durchführung der Beratungen zu beobachten ist. Abschließend wird der Hypothese nachgegangen, dass die Dokumentation von Verdachtsdiagnosen über mehr als zwei Quartale eine unzureichende Kodierqualität anzeigt, sei es durch die mangelhafte Bereinigung der Dauerdiagnosen in der Praxissoftware oder durch das Vergessen der Adaption von V zu G nach der Bestätigung des Verdachtes.

3.2.4.2 Deskriptive Auswertung

Die Zusammensetzung der Zusatzkennzeichen (s. Abb. 18) hat sich in den letzten Jahren nicht grundlegend verändert. Leichte Trends schreiben sich stetig fort. Die Diagnosen ohne Zusatzkennzeichen wurden von der Segmentierung ausgeschlossen, weil es sich ausschließlich um den ICD UUU handelt, der z. B. von Radiologen abgerechnet wird, weil keine Diagnosepflicht besteht. Im Gegensatz zur Studie von GIERSIEPEN et al. (2007) ist für alle anderen Diagnoseschlüssel ein Zusatzkennzeichen gepflegt. In seinen Abrechnungsdaten waren nur 7,4 % der Diagnosen mit einem entsprechenden Zusatz versehen. In den vorliegenden Daten sind über 91 % der Diagnosen als gesichert (G) gekennzeichnet. Die zur Diagnostik verwendeten Kennzeichen für Ausschluss (A) und Verdacht (V) einer Krankheit sind insgesamt, ebenso wie die Z-Diagnosen mit rund 4 % vertreten. Seit 2007 ist zu beobachten, dass es eine Verschiebung der Anteile von den diagnostischen zu den therapeutischen

Diagnosekennzeichen G und Z gibt. Das lässt auf einen systematischen Zusammenhang schließen. Während die Diagnosen mit den Kennzeichen G und Z oftmals als Dauerdiagnosen gepflegt werden, verweisen A und V auf Inzidenzen eines Krankheitszustandes. Unter der Annahme, dass sich der Versichertenbestand stabil verhält und die Morbidität homogen ansteigt, ist davon auszugehen, dass diese Diagnosen auf einem konstanten Niveau verbleiben.

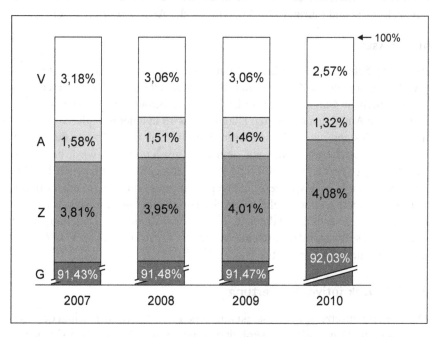

Abb. 18: Segmentierung der Zusatzkennzeichen

Für die Beurteilung der Kodierqualität ist die Auswertung der gesicherten Diagnosen nicht ausreichend. Sie kann erste Tendenzen aufzeigen, die es eingehender zu untersuchen gilt.

3.2.4.3 Arztbezogene Aggregation

Für jeden Arzt (LANR) wird entsprechend seiner Praxisgröße sein individuelles G-Diagnosenprofil erstellt, welches in einem weiteren Schritt gemäß seiner Facharztgruppe aggregiert wird. Deskriptiv zeigt sich, dass sich die gebildeten Diagnosequoten über den Auswertungszeitraum kontinuierlich verbessern

(s. Abb. 19). Dieses Ergebnis wird von der Mengenausweitung der G-Diagnosen beeinflusst, wie die Diskussion anhand der Segmentübersicht gezeigt hat. Eine reine Mengeninduzierung ist jedoch auszuschließen, weil die statistischen Maße der Varianz und des Standardfehlers[26] eine Reduzierung der Streuung anzeigen. Beide verringern sich kontinuierlich, die Quotenausprägungen konzentrieren sich. Zudem lag das 1 %-Perzentil im Jahr 2007 bei 14,04 % und konnte im Jahr 2010 auf 25 % gesteigert werden. Der Signifikanztest auf die Veränderung der Quotendurchschnitte für die Jahre 2008 und 2010 bestätigt zum 1 %-Signifikanzniveau, dass eine Verbesserung vorliegt.

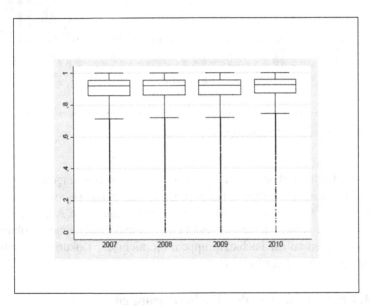

Abb. 19: Boxplots der G-Diagnosequote - je Arzt

Die Dichtefunktion (s. Abb. 20) weist ebenso wie bei den unspezifischen Diagnosen eine Linksschiefe auf. Der Anteil der Ärzte mit einer Kodierquote über dem Durchschnitt ist höher als der, die schlechter als der Durchschnitt kodieren.

---

[26]2007: $\sigma^2 = 2,35\,\%$ $se = 0,177\,\%$.
  2008: $\sigma^2 = 2,35\,\%$ $se = 0,169\,\%$.
  2009: $\sigma^2 = 2,31\,\%$ $se = 0,166\,\%$.
  2010: $\sigma^2 = 1,77\,\%$ $se = 0,144\,\%$.

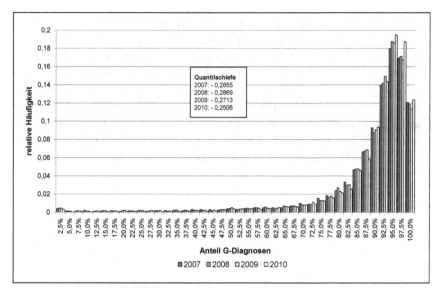

Abb. 20: Dichte der G-Diagnosequote - je Arzt

Aus der Dichtefunktion ist weiterhin zu entnehmen, dass ungefähr 15 % der Ärzte eine Quote unter 80 % aufweisen. Diese Ergebnisse stehen im Einklang mit den in der *Forschungshypothese 3* (s. S. 18) formulierten Annahmen. Das Verhältnis von gesicherten zu ungesicherten, respektive Diagnosen ohne Zusatzkennzeichen ist für Facharztgruppen, die nicht der Dokumentionspflicht unterliegen, kein valider Indikator.

3.2.4.4 Entwicklung in den Facharztgruppen

Die Aggregation der Quoten auf die Facharztgruppen bestätigt in den Mittelwerten, dass sie sich homogen verbessert haben. Der t-Test belegt dies statistisch jedoch nur in einigen Facharztgruppen. Tab. 28 stellt die Ergebnisse gegenüber. Die Allgemeinmediziner können als einzige Hausarztgruppe eine signifikante Verbesserung erreichen. Unter der Maßgabe, dass die Facharztgruppen der Hausärzte eine homogene Versichertenpopulation mit vergleichbaren Risiken betreuen, kann den Allgemeinmedizinern eine herausragende Verbesserung attestiert werden, die über die allgemeine Mengenausweitung der G-Diagnosen hinaus geht. Neben den Allgemeinmedizinern werden signifikante Verbesserungen in den Facharztgruppen 51, 58, 59, 61, 68 und 69[27] erzielt. Diese Facharztgruppen eint die Betreuung psychischer Erkrankungen. Bereits in der Analyse der Diagnosepersistenz ist der überproportionale Zuwachs an psychischen Diagnosen in den Jahren 2009 und 2010 aufgefallen. Die Auswertung der F-Diagnosen mit dem Zusatzkennzeichen G ergab Steigerungsraten von über 17 % gegenüber dem Jahr 2008. Dieser Mengeneffekt betrifft die Facharztgruppen im besonderen Maße. Aus diesem Grund ist die Entwicklung nicht als positiv im Sinne einer Verbesserung der Kodierqualität zu werten. Dennoch stärkt das Ergebnis der Allgemeinmediziner die These einer beratungsinduzierten Verbesserung der Kodierqualität; gegenüber den Internisten und Praktischen Ärzten ist ein Lerneffekt ausweisbar.

---

[27](51) Nervenheilkunde, (58) Psychiatrie und Psychotherapie, (59) Neurologie, (61) Psychotherapeutisch tätiger Arzt, (68) Psychologischer Psychotherapeut, (69) Kinder- und Jugendlichen-Psychotherapeut.

Tab. 28: Entwicklung der durchschnittlichen Kodierqualität in den Facharztgruppen - Dokumentation gesicherter Diagnosen 2010 vs. 2008

Facharzt	Jahr	Obs.	Mean	Std.Err.	[95 % Conf. Interval]		p_value
Allgemein-	2008	2.371	0,9312	0,00089	0,92947	0,93298	0,0050
mediziner***	2010	2.464	0,9345	0,00078	0,93303	0,93610	
Internist	2008	710	0,9294	0,00180	0,92594	0,93303	0,1016
	2010	749	0,9334	0,00163	0,93027	0,93669	
Arzt/Prak-	2008	332	0,9285	0,00259	0,92342	0,93358	0,2773
tischer Arzt	2010	331	0,9323	0,00244	0,92759	0,93716	
Psychol. Psy-	2008	595	0,6922	0,01047	0,67167	0,71272	0,0000
chother.***	2010	657	0,7749	0,00743	0,76033	0,78949	
Psychother.	2008	56	0,6759	0,03624	0,60484	0,74696	0,0009
tät. Arzt***	2010	69	0,8166	0,01850	0,78035	0,85288	
Kinder- u. Ju-	2008	64	0,5320	0,03995	0,45376	0,61040	
gendl.-Psy-	2010	83	0,6830	0,02547	0,63311	0,73298	0,0019
chother.***							
Neurologie**	2008	63	0,8479	0,01854	0,81162	0,88432	0,0148
	2010	63	0,8992	0,00900	0,88155	0,91684	
Augenheil-	2008	346	0,9164	0,00380	0,90901	0,92391	0,0174
kunde**	2010	352	0,9284	0,00327	0,92200	0,93483	
Psychiatrie u.	2008	58	0,9101	0,01145	0,88764	0,93256	0,0446
Psychother.**	2010	64	0,9386	0,00809	0,92275	0,95449	
Nervenheil-	2008	179	0,8983	0,00905	0,88059	0,91607	0,0931
kunde*	2010	171	0,9174	0,00686	0,90401	0,93091	
Gesamt*	2008	8.294	0,8744	0,00168	0,87116	0,87777	0,0000
	2010	8.517	0,8870	0,00144	0,88425	0,88990	

Drei (***) bedeuten Signifikanz auf dem 1 %-Konfidenzniveau, zwei (**) auf dem 5 %-Konfidenzniveau und ein (*) auf dem 10 %-Konfidenzniveau.

3.2.4.5 (Zustand nach) Z-Diagnosen

Die Analyse der Z-Diagnosen soll Aufschluss darüber geben, in welchem Maße die Kodierqualität durch das Nichtbeachten des Grundsatzes der Dokumentation einer *G- vor einer Z-Diagnose* beeinträchtigt wird. In Tab. 29 sind die nach absoluter Häufigkeit ausgewerteten Diagnosen aufgeführt.

Tab. 29: Top 20 Diagnosen mit Zusatzkennzeichen Z

ICD	Bezeichnung	2007	2008	2009	2010
I64.-	Schlaganfall, nicht als Blutung od. Infarkt bezeichnet	107.985	124.182	136.034	142.014
I21.-	Akuter Myokardinfarkt	91.926	109.385	121.575	128.830
C50.-	Bös. Neubildung der Brustdrüse	69.906	79.563	87.532	91.313
I63.-	Hirninfarkt	58.262	69.403	79.015	87.259
Z96.-	Vorhandensein von anderen funktionellen Implantaten	47.864	54.727	60.156	64.298
E04.-	Sons. nichttoxische Struma	47.433	54.342	59.525	62.807
I80.-	Thrombose, Phlebitis u. Thrombophlebitis	37.707	46.281	54.008	59.848
K80.-	Cholelithiasis	40.450	47.555	52.694	55.915
I26.-	Lungenembolie	33.639	41.938	48.791	54.109
H26.-	Sons. Kataraktformen	41.841	46.587	50.720	54.032
S72.-	Fraktur des Femurs	34.398	41.669	46.743	50.823
C44.-	Sons. bös. Neubildungen der Haut	28.978	36.320	43.152	48.433
Z90.-	Verlust von Organen	34.124	42.737	44.657	43.112
G45.-	Zerebrale transitorische Ischämie u. verwandte Syndrome	26.565	31.749	36.286	39.772
M16.-	Koxarthrose	30.827	36.720	39.742	39.541
I25.-	Chr. ischämische Herzkrankheit	30.542	34.971	37.857	38.552
S82.-	Fraktur des Unterschenkels, inkl. des oberen Sprunggelenkes	23.699	28.339	33.391	37.788
Z51.-	Sons. medizinische Behandlung	24.300	30.254	34.290	37.441
M51.-	Sons. Bandscheibenschäden	21.207	27.442	33.167	37.092
I82.-	Sons. venöse Embolie u. Thrombose	24.275	29.986	34.120	36.101

Die Fallzahlen steigen stetig über die letzten vier Jahre, bis auf zwei Ausnahmen. Kritisch zu bewerten ist, dass drei der ersten vier Diagnosen zur Beschreibung eines Folgezustandes der betreffenden Krankheit ein G-Substitut besitzen. Die Diagnose I64.- (Schlaganfall, nicht als Blutung oder Infarkt bezeichnet) wird richtigerweise nicht zur Abrechnung von Folgebehandlungen verwendet, sondern stattdessen die I69.4 (Folgen eines Schlaganfalls, nicht als Blutung oder Infarkt bezeichnet). Gleiches gilt für die Diagnose I63.- (Hirninfarkt). Das zu verwendende Äquivalent für den Folgezustand ist die Diagnose I69.3 (Folgen eines Hirninfarktes). An zweiter Stelle steht die akute Diagnose I21.- (Akuter Myokardinfarkt), bei der das DIMDI für das Zurückliegen des akuten Zustandes länger als 28 Tage statt der Kombination von I21.- und dem Zusatzkennzeichen Z die Diagnose I25.2- (Alter Myokardinfarkt) mit Zusatzkennzeichen G zur Dokumentation anzeigt. Eine weitere Inkonsistenz, die allerdings nicht unter die Prämisse G- vor Z-Diagnosen fällt, weisen die hohen Fallzahlen der Diagnose I25.- in der Kombination mit dem Zusatzkennzeichen Z auf. Die Auswertung auf den Viersteller respektive Fünfsteller ergab, dass sich die hohen Fallzahlen im Wesentlichen auf die Diagnosen I25.9[28] und I25.29[29] verteilen. Die medizinische Aussage der Kodierung I25.9Z ist, dass der Versicherte an einem Zustand nach einer chronischen ischämischen Herzkrankheit leidet. Ebenso inkonsistent ist die Verschlüsselung der Diagnose I25.29Z. Hier wird ausgesagt, dass ein Zustand nach einem alten Myokardinfarkt behandelt wurde. Es ist mit hoher Wahrscheinlich anzunehmen, dass der Versicherte eine akute Symptomatik, wie einen Angina pectoris-Anfall hatte, dann wäre aber die Diagnose I24.- oder I20.- zu kodieren. Da diese Erkrankungen eine KHK als Grundleiden haben, wird oftmals die I25.9 und Z kodiert. Die Implikation dieser Kodierung ist, dass der Arzt die Symptomatik behandelt und therapiert, indem er z. B. den Versicherten anleitet das Gewicht zu verringern, durch Rehamaßnahmen mit gezieltem aeroben Training die Herz- und Skelettmuskulaturarbeit effektiviert und den Blutdruck einstellt. Der Versicherte hat dann zwar keine Beschwerden mehr im Sinne einer Angina pectoris, die Grunderkrankung KHK bleibt jedoch bestehen. Im Folgenden werden vier Diagnosegruppen genauer untersucht.

---

[28]Chronische ischämische Herzkrankheit, nicht näher bezeichnet.
[29]Alter Myokardinfarkt, nicht näher bezeichnet.

Die Konsolidierung der Diagnosen auf den Versicherten und das Diagnosequartal soll weitere Erkenntnisse über Art und Umfang der Fehlkodierung liefern. Abb. 21 stellt in einem Balkendiagramm für die vier selektierten Diagnosedreisteller die Verteilung über die Quartale dar.

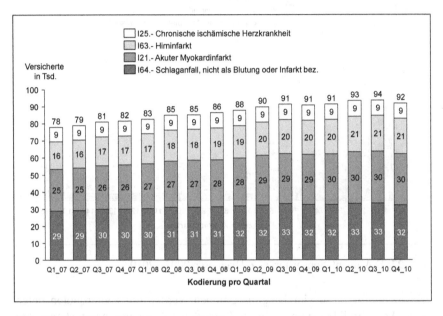

Abb. 21: Anzahl der Versicherten mit Z-Diagnosen - pro Quartal

Im I. Quartal 2007 bekamen 8.625 Versicherte die Diagnose I25.-Z und im IV. Quartal 2010 8.838. Die gleiche Entwicklung ist in den anderen drei Diagnosegruppen zu beobachten. Die Länge der Kodierhistorien veranschaulicht Abb. 22. Es handelt sich demnach um ein schon länger bestehendes Problem in der Kodierqualität. Drei Peaks fallen bei 6, 10 und 16 kontinuierlich dokumentierten Quartalen auf. Unter Beachtung der Letalität der Krankheiten, die mit fortschreitenden Quartalen zu einer natürlichen Reduktion der Diagnosen führt, verweisen diese Zahlen auf die Pflege als Dauerdiagnosen. Ungefähr 14.000 Versicherte haben über den kompletten Auswertungszeitraum mindestens einmal pro Quartal die falsche Diagnose erhalten.

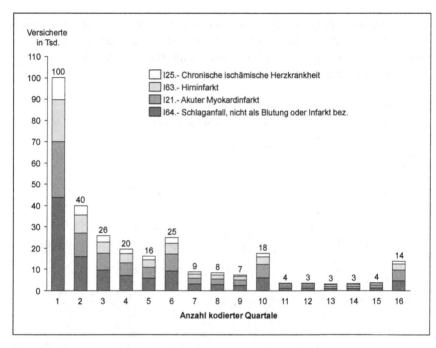

Abb. 22: Dokumentationshistorie - Z-Diagnosen 2007 - 2010

Speziell für diese vier Diagnosegruppen werden die Fehlerquoten untersucht. Vornehmlich, zu ungefähr 75 %, werden die Diagnosen von Hausärzten
verwendet. Der statistische Vergleich der durchschnittlichen Fehlerquoten
wird deshalb ausschließlich für die Allgemeinmediziner, die Praktischen Ärzte
und die Internisten vorgenommen. Zudem wird die Gesamtentwicklung unabhängig von den Arztgruppen auf eine signifikante Verbesserung untersucht.
Die Ergebnisse des t-Tests in Tab. 30/31 bestätigen, dass sich die Kodierqualität von 2008 zu 2010 nicht verbessert hat. Lediglich in der Diagnosegruppe
I21.- ist zum 1 %-Signifikanzniveau eine Gesamtverbesserung ausweisbar,
die im Wesentlichen durch die Gruppe der Allgemeinmediziner induziert ist.
Die Praktischen Ärzte und die Internisten konnten keine statistisch gestützte
Reduktion erreichen. Diese Ergebnisse setzen sich in den anderen Diagnosegruppen fort. Es gibt kaum signifikante Veränderungen. Die Kodierqualität
bleibt unter dem Aspekt der Dokumentation einer G- vor einer Z-Diagnose
auf einem schlechten Niveau. Besonders hoch ist die Fehlerquote mit durchschnittlich 74 % (2010) für die Diagnosen I21.-Z, am niedrigsten mit 8,3 %

(2010) für die Diagnosen I25.-Z. Die Untersuchung der Z-Diagnosen hat ein enormes Informationsdefizit bei den Hausärzten offen gelegt, welches in einer zukünftigen Beratungsmaßnahme angesprochen werden sollte. Ziel sollte es sein, durch die Bereinigung der falschen Codes in den Dauerdiagnosen und das Verschlüsseln von Folgezuständen über eine gesicherte Diagnose die Kodierqualität nachhaltig zu steigern.

Tab. 30: I21/I25 Mittelwertvergleich - Hausärzte 2010 vs. 2008

Facharzt	Jahr	Obs.	Mean	Std.Err.	[95 % Conf. Interval]		p_value
Test für I21.- Z							
Allgemein-	2008	2.074	0,72566	0,00534	0,71519	0,73613	0,0342
mediziner**	2010	2.208	0,70980	0,00525	0,69950	0,72009	
Arzt/Prak-	2008	271	0,74365	0,01512	0,71399	0,77330	0,7880
tischer Arzt	2010	267	0,73785	0,01533	0,70779	0,76790	
Internist	2008	588	0,71614	0,01092	0,69472	0,73755	0,1594
	2010	649	0,69536	0,00991	0,67591	0,71480	
Gesamt***	2008	4.107	0,75620	0,00394	0,74845	0,76393	0,0041
	2010	4.370	0,74038	0,00384	0,73284	0,74792	
Test für I25.- Z							
Allgemein-	2008	1.203	0,04131	0,00166	0,03804	0,04457	0,2099
mediziner	2010	1.316	0,03848	0,00152	0,03549	0,04146	
Arzt/Prak-	2008	147	0,05085	0,00591	0,03925	0,06244	0,3085
tischer Arzt	2010	145	0,04343	0,00422	0,03513	0,05172	
Internist	2008	334	0,04660	0,00408	0,03858	0,05461	0,2255
	2010	383	0,04041	0,00305	0,03442	0,04639	
Gesamt	2008	2.277	0,09027	0,00374	0,08293	0,09760	0,1674
	2010	2.498	0,08336	0,00332	0,07684	0,08986	

Drei (***) bedeuten Signifikanz auf dem 1 %-Konfidenzniveau, zwei (**) auf dem 5 %-Konfidenzniveau und ein (*) auf dem 10 %-Konfidenzniveau.

Tab. 31: I63/I64 Mittelwertvergleich - Hausärzte 2010 vs. 2008

Facharzt	Jahr	Obs.	Mean	Std.Err.	[95 % Conf. Interval]		p_value
Test für I63.- Z							
Allgemein- mediziner**	2008 2010	1.880 2.053	0,58343 0,56534	0,00632 0,00593	0,57102 0,55371	0,59583 0,57697	0,0372
Arzt/Prak- tischer Arzt	2008 2010	230 243	0,62073 0,60997	0,01880 0,01747	0,58386 0,57571	0,65759 0,64422	0,6752
Internist	2008 2010	541 605	0,57836 0,55598	0,01204 0,01073	0,55473 0,53493	0,60197 0,57702	0,1659
Gesamt	2008 2010	3.722 4.102	0,62834 0,61804	0,00481 0,00452	0,61889 0,60916	0,63778 0,62691	0,1194
Test für I64.- Z							
Allgemein- mediziner	2008 2010	2.062 2.160	0,68414 0,68526	0,00571 0,00547	0,67293 0,67452	0,69534 0,69598	0,8880
Arzt/Prak- tischer Arzt	2008 2010	260 261	0,72392 0,73457	0,01645 0,01453	0,69165 0,70608	0,75617 0,76305	0,6278
Internist	2008 2010	583 628	0,67639 0,68298	0,01123 0,01061	0,65436 0,66217	0,69842 0,70378	0,6700
Gesamt	2008 2010	4.706 4.917	0,72947 0,72673	0,00389 0,00377	0,72183 0,71934	0,73711 0,73412	0,6136

Drei (***) bedeuten Signifikanz auf dem 1 %-Konfidenzniveau, zwei (**) auf dem 5 %-Konfidenzniveau und ein (*) auf dem 10 %-Konfidenzniveau.

3.2.4.6 Verdachtsdiagnosen

Aus der Segmentierung der Zusatzkennzeichen in Abb. 18 zeichnet sich ein sinkender Trend für die Dokumentation von Verdachtsdiagnosen ab. Die Analyse der Verdachtsdiagnosen soll dezidiert nachweisen, ob diese Entwicklung auf die Verbesserung der Kodierqualität zurückzuführen ist. Als Analyseobjekt wird die Objektbeziehung Arzt und Versicherter verwendet, um die Kodierqualität arztbezogen zu berücksichtigen.

Zur Auffälligkeit führt die Erfüllung folgender Bedingungen

• eine Verdachtsdiagnose wird über mehr als zwei Quartale dokumentiert,

• im Zeitraum von 2007 bis 2010 liegt keine gesicherte Diagnose und

• keine entsprechende Ausschlussdiagnose vor.

Der Toleranzbereich von zwei Quartalen wird gewählt, um den α-Fehler bei Behandlungsfällen mit Quartalsübergang zu verringern. In Tab. 32 sind die unter den beschriebenen Bedingungen selektierten Diagnosen nach ihrer Häufigkeit aufgelistet.

Tab. 32: Top 20 Verdachtsdiagnosen mit Dokumentation über mehr als zwei Quartale hinweg

Fallzahl	ICD	Bezeichnung
12.281	I25.-	Chronische ischämische Herzkrankheit
7.185	C61	Bösartige Neubildung der Prostata
5.659	N76.-	Sonstige entzündliche Krankheit der Vagina und Vulva
5.561	E11.-	Nicht primär insulinabhängiger Diabetes mellitus
5.381	M81.-	Osteoporose ohne pathologische Fraktur
5.131	J45.-	Asthma bronchiale
4.782	F32.-	Depressive Episode
4.475	I10.-	Essentielle (primäre) Hypertonie
4.300	M06.-	Sonstige chronische Polyarthritis
3.470	M17.-	Gonarthrose [Arthrose des Kniegelenkes]
3.447	M16.-	Koxarthrose [Arthrose des Hüftgelenkes]
3.192	L40.-	Psoriasis
3.074	I73.-	Sonstige periphere Gefäßkrankheiten
3.014	G62.-	Sonstige Polyneuropathien
2.879	H35.-	Sonstige Affektionen der Netzhaut
2.784	G25.-	Sonstige extrapyramidale Krankheiten und Bewegungsstörungen
2.765	F41.-	Andere Angststörungen
2.762	I49.-	Sonstige kardiale Arrhythmien
2.674	G40.-	Epilepsie

An oberster Stelle steht die schon unter der Problematik der Z-Diagnosen untersuchte Diagnosegruppe I25.-. Aufgelöst auf den Endsteller entspricht sie der Diagnose I25.9V. Aus der Aufstellung der häufigsten Verdachtsdiagnosen werden die Diagnosegruppen I25.-, C61, F32.- und I10.- ausgewählt, um eine Auswertung der Kodierhistorien durchzuführen. Auswahlkriterien für die

Diagnosen sind zum einen die Fallzahl der Diagnosegruppe und zum anderen die im Rahmen der Arbeit bereits herausgearbeitete Sonderstellung der F-Diagnosen sowie eine hohe[30] Prävalenz in der Versichertenpopulation. Eine Dokumentation dieser Diagnosen mit dem Zusatzkennzeichen V über mehr als zwei Quartale ist diagnostisch/therapeutisch nicht begründbar. Abb. 23 zeigt die Entwicklung der Fallzahlen für die vier ausgewählten Diagnosegruppen auf.

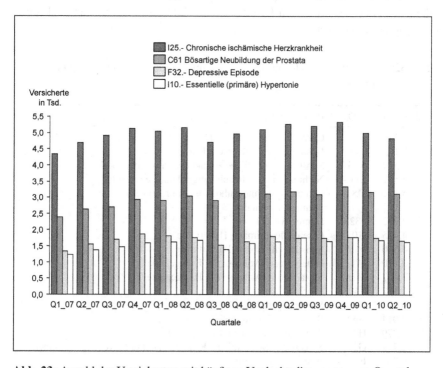

Abb. 23: Anzahl der Versicherten mit häufigen Verdachtsdiagnosen - pro Quartal
Verdachtsdiagnosen, über mehr als zwei Quartale, ohne gesicherte Diagnose und ohne Ausschlussdiagnose im Auswertungszeitraum.

Die Diagnosegruppen F32.- und I10.- beschreiben eine konstante Dokumentationsprävalenz von ungefähr 1.600 Fällen (Arzt-Versicherten-Kombination-

---

[30] 41 % der Versicherten in der AOK PLUS bekamen im Jahr 2010 eine gesicherte Diagnose aus der Diagnosegruppe I10.-.

en), die auch im letzten Auswertungsquartal, dem II. Quartal 2010, zu konstatieren ist. Die beiden häufigsten Diagnosen weisen jedoch statt der erwarteten Senkung wesentliche Steigerungsraten gegenüber dem I. Quartal 2007 auf. Die Diagnose I25.9V stieg um 11 % und die Diagnose C61V sogar um 30 %. Die absoluten Fallzahlen der Verdachtsdiagnosen sind jedoch nicht mit denen der Z-Diagnosen zu vergleichen, sodass eine Beratung zur Problematik der Z-Diagnosen größere Effizienzreserven für die Steigerung der Kodierqualität bietet.

3.2.4.7 Zusammenfassung

Die Analyse der Zusatzkennzeichen unter den einzelnen Aspekten der potentiellen Fehlerquellen hat ein homogenes Ergebnis geliefert. Die bisher durchgeführten Beratungen haben nur einen leichten Spillover-Effekt insbesondere in der Facharztgruppe der Allgemeinmediziner erzielt. Für eine signifikante Verbesserung waren die Beratungen zu wenig auf die Spezifität der Zusatzkennzeichen ausgerichtet. Der Anteil der gesicherten Diagnosen konnte gesteigert werden, ist aber nachweislich auf einen Mengeneffekt zurückzuführen. Signifikante Mittelwertsverbesserungen wurden vornehmlich für die Facharztgruppen identifiziert, die psychische Krankheiten diagnostizieren und therapieren. In der Verbindung mit einer überproportionalen Fallzahlerhöhung der F-Diagnosen ab dem Jahr 2008, wie sie bei der Persistenzmessung bereits aufgefallen ist, und Beachtung der Dauerdiagnosenproblematik, ist die Steigerung der Quote kein Indiz für eine Verbesserung der Kodierqualität. Die Dominanz der gesicherten Diagnose gegenüber einer Z-Diagnose spiegelt sich in der Diagnosedokumentation nicht wider. Die Fallzahlen für chronische Diagnosen mit dem Zusatzkennzeichen Z (z. B. I25.-) und für akute Diagnosen, wie der I21.-, der I63.- oder der I64.- , die einen separaten Code für Folgezustände und -behandlungen besitzen, steigen proportional zur Morbidität. Der t-Test auf die Mittelwerte der Z-Diagnosen-Quote bestätigte bis auf die Diagnose I21.-Z keine signifikante Verbesserung in der ambulanten Dokumentationsroutine. Ferner signalisiert sie Aufklärungsbedarf seitens der Ärzteschaft, um inkonsistente Diagnoseaussagen und dadurch indirekt verursachte Fehlsteuerungen des Morbi-RSA in Zukunft zu vermeiden. Die Analyse der Verdachtskennzeichen bildete mit ungefähr 2,2 Mio. Diagnosen im Ausgangsbestand die kleinste Grundgesamtheit. Dennoch verhalten sich die Ergebnisse konsistent zu denen der gesicherten Diagnosen und der Z-Diagnosen. Die Verdachtdiagnosen werden über den Auswertungszeitraum mit der gleichen Intensität weiter in einem diagnostisch/therapeutisch nicht gerechtfertigten Maß verwendet. Neben der I25.- wird besonders häufig die C61 als Verdachtsdiagnose dokumentiert, ohne dass es eine Anpassung in eine gesicherte Diagnose oder Ausschlussdiagnose gibt.

3.2.5 Ergebnisse der Referenzmessmodelle

Die Konstrukte, die zur Messung der Kodierqualität ausgewählt wurden, erwiesen sich als robust und valide. Die heterogenen Ergebnisse zeigen, dass keine Kolinearität zwischen den einzelnen Konstrukten besteht. In der *Kontinuitätsmessung* der Diagnosedokumentation konnte eine signifikante Verbesserung der Persistenz seit dem Jahr 2008 nachgewiesen werden. Diese Ergebnisse sind mit den abgeleiteten Hypothesen konsistent. Zudem identifizierte die Persistenzmessung ein akutes Handlungsfeld für psychische Erkrankungen. Die Inzidenzen und Prävalenzen in diesem Krankheitsgebiet erfahren seit 2008 enorme Steigerungsraten. Diesen sollte mit einer qualitativen und effizienten Versorgung begegnet werden. Die *Spezifitätsmessung* liefert ambivalente Aussagen zur Kodierqualitätsentwicklung. Während bei den unspezifischen Diagnosen eine Verbesserung nachzuweisen ist, bleibt der Umgang mit den Zusatzkennzeichen unverändert. Durch diese konträren Entwicklungen ist der Beratungseffekt indirekt messbar. Die Problematik der unspezifischen Diagnosen findet sich in fast allen Krankheitsbildern wieder und ist regelmäßig Bestandteil von Beratungen zur Kodierqualität. Um einen signifikanten Effekt für die Verwendung von Zusatzkennzeichen zu bewirken, müsste eine spezifische Beratung zu den betreffenden Diagnosen durchgeführt werden. Dies ist bisher nicht erfolgt. Die Analyse ergab ein besonders hohes Potential für Diagnosen mit Zusatzkennzeichen Z. Insbesondere die I21.-, die I25.-, die I63.- und die I64.- wurden häufig mit Z verschlüsselt, obwohl ein gesichertes Äquivalent existiert.

3.3 Analyse anhand von prädiktiven Erwartungsmodellen

3.3.1 Operationalisierung

Der modelltheoretische Ansatz für die prädiktiven Erwartungsmodelle verfolgt die Intention für ein spezifisches Target Versicherte zu identifizieren, die keine Indikationsdiagnose aufweisen. Operationalisiert wird das Target über Indikatoren, die direkt oder indirekt auf das Vorliegen der Indikation hinweisen. Das Target kann eine Krankheit, ein Wirkstoff oder eine Gemeinsamkeit, die eine Versichertenpopulation klassifiziert, wie z. B. die Teilnahme am DMP sein. In der Analyse werden zwei Targettypen verwendet, um den Gültigkeitsbereich der Ergebnisse so groß wie möglich zu gestalten. Der erste Teil beschäftigt sich mit krankheitsspezifischen Modellen. Die Abgrenzung der jeweiligen Krankheiten erfolgt über das Klassifikationsmodell des Morbi-RSA. Ausgewählt wurden dafür zum einen die Krankheit Rheuma, die unter der HMG 38 zusammengefasst wird, und zum anderen die Krankheit Leberzirrhose, die der HMG 26 zugeordnet wird. Die Ergebnisse der HMG 38 beschreiben den Umgang in der Diagnosedokumentation für Krankheiten mit einer hohen[31] Prävalenz und einer großen Varianz in der Krankheitsausprägung. Dem entgegen steht das Modell der Leberzirrhose, welches vornehmlich über hochspezifische Medikamente das implizite Vorliegen einer Diagnose anzeigt und eine geringe[32] Prävalenz in der Versichertenpopulation aufweist. Zu beiden Krankheiten wurde im II. Quartal 2009 eine Beratung durchgeführt, sodass gemäß der *Forschungshypothese 4* (s. S. 33) im Jahr 2010 eine Verbesserung der Kodierqualität zu beobachten sein sollte. Die Ursache der postulierten Verbesserung könnte aber auch in anderen exogenen Einflüssen liegen. Um diesen Fall auszuschließen, wird das Modell der Krankheit Angina pectoris/alter Myokardinfarkt (HMG 83) analysiert. Die Prävalenzen bewegen sich in einem vergleichbaren Rahmen wie für die Krankheit Rheuma, allerdings mit dem Unterschied, dass die Kodieranforderungen der HMG 83 bisher noch in einer Beratung besprochen wurden. Der zweite Teil der Analyse untersucht die Kodierqualität für DMP-Teilnehmer, ausgenommen dem DMP Brustkrebs. Es wird überprüft, ob eine DMP-relevante Diagnose in der geforderten Persistenz vor-

---

[31] In der AOK PLUS wurden im Jahr 2007 ca. 2,4 % der Versicherten der HMG 38 zugeordnet.
[32] Im Jahr 2007 waren 10.546 AOK PLUS Versicherte von der Krankheit Leberzirrhose betroffen.

liegt; ist dies nicht der Fall, ist eine schlechte Kodierqualität gegeben. Die Beratung zu den Indikationsdiagnosen der Disease Management Programme im I. Quartal 2010 wurde in Sachsen und Thüringen von den Vertragsärzten mit sehr positiver Resonanz aufgenommen. Im Unterschied zu den krankheitsspezifischen Modellen besteht für die richtige Kodierung der DMP-Teilnehmer der direkte monetäre Anreiz nicht nur für die Krankenkassen, sondern auch für die Ärzte. Ein Versicherter ohne Indikationsdiagnose ist aus dem DMP auszuschreiben, wodurch die DMP-Pauschale entfällt. Verbessert sich die Kodierqualität nach der Beratung über das Maß der krankheitsspezifischen Modelle hinaus, impliziert das einen direkten Zusammenhang zwischen der Kodierqualität und der monetär verstärkten Interessensangleichung.

3.3.3.1 Modellfindungsprozess

Das Design von prädiktiven Erwartungsmodellen durchläuft einen iterativen Prozess, bis es produktiv auf dem Datenbestand ausgeführt wird. Am Anfang des Modells steht das Brainstorming einer Expertengruppe aus Medizinern, Pharmazeuten, Hilfsmittel- und DMP-Spezialisten, die Indikatoren neben den spezifischen HMG-Diagnosen suchen. Dieser erste Entwurf wird auf den aktuell vollständigen Leistungsdaten eines Jahres angewendet. Für die vorliegende Analyse werden die Testungen auf Basis der Leistungsdaten des Jahres 2009 durchgeführt. Die Rückspielung der selektierten Versicherten und ihrer Nebenerkrankungen (Diagnosen) ist die Voraussetzung für die Validierung und Konkretisierung des Modells. An dieser Stelle gilt es ggf. Indikatoren zu verwerfen oder über zusätzliche Bedingungen zu spezifizieren. Das Ergebnis ist eine Sammlung von Indikatoren, die auf das Modelltarget verweist.

3.3.3.2 Modelllogik

Jeder evaluierte Indikator identifiziert Versicherte aus der Gesamtpopulation der AOK PLUS (s. Punkt 1 in Abb. 24). Die Versicherten, die die Konjunktion von Indikator und einer HMG-Diagnose aufweisen, sind hinreichend kodiert und werden ausgeschlossen. Es verbleiben die Versicherten im Modell, die dem Indikator nach unzureichend kodiert sind. Das Gesamtmodell repräsentiert die additive Verknüpfung aller für das Modell gefundenen Indikatoren. Grafisch ist die Verknüpfungslogik unter dem Punkt *Zusammenführung der Indikatoren* in der Abb. 24 visualisiert. Ein Indikator kann zusätzlich einen oder mehrere spezifizierende Ausschlussindikatoren besitzen. Das ist besonders dann sinnvoll, wenn z. B. ein Arzneimittel neben dem Target weitere Indikationen aufweist. Das Ergebnis des Gesamtmodells ist die Vereinigungsmenge aller Indikatoren. Eine distinkte Auswertung erlaubt zusätzlich die disjunkte Betrachtung der Versichertenmengen in den einzelnen Indikatorgruppen.

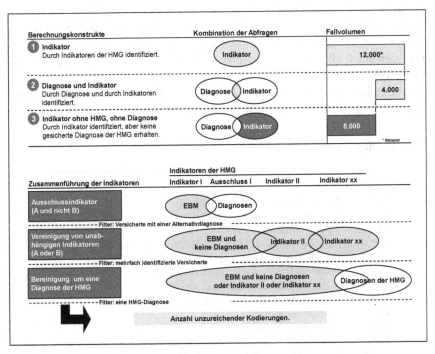

Abb. 24: Allgemeines Modell der prädiktiven Erwartungsmodelle

3.3.2 Rheumatoide Arthritis und andere Bindegewebserkrankungen (HMG 38)

Die HMG 38 beinhaltet Erkrankungen des rheumatischen Formenkreises. Dabei werden vier[33] Hauptgruppen unterschieden: die degenerativen Erkrankungen der Gelenke (z. B. die Arthrose (Osteoarthrose)), die entzündlichen-rheumatischen Erkrankungen (z. B. die Fibromyalgie) und die pararheumatischen Erkrankungen, die durch Stoffwechselstörungen entstehen (z. B. die Osteoporose). Die HMG 38 umfasst jedoch ausschließlich das Krankheitsbild der entzündlichen-rheumatischen Erkrankungen. Darunter werden das klassische Gelenkrheuma, die (progrediente) Chronische Polyarthritis, die Seronegative Spondylarthritis, die Juvenile chronische Arthritis, die Kollagenosen und die Vaskulititis subsumiert (s. Tab. 33).

Tab. 33: Diagnosen der HMG 38

ICD	Bezeichnung
M05.-	Seropositive chronische Polyarthritis
M06.-	Sonstige chronische Polyarthritis
M08.-	Juvenile Arthritis
M09.-	Juvenile Arthritis bei anderenorts klassifizierten Krankheiten
M12.3-	Palindromer Rheumatismus
M30.-	Panarteriitis nodosa und verwandte Zustände
M31.-	Sonstige nekrotisierende Vaskulopathien
M32.-	Systemischer Lupus erythematodes
M33.-	Dermatomyositis-Polymyositis
M34.-	Systemische Sklerose
M35.-[34]	Sonstige Krankheiten mit Systembeteiligung des Bindegewebes
M36.0	Dermatomyositis-Polymyositis bei Neubildungen
M36.8	Systemkrankheiten des Bindegewebes
M45.-	Spondylitis ankylosans
M46.0-	Spinale Enthesopathie
M46.8-	Sonstige näher bezeichnete entzündliche Spondylopathien
M46.9-	Entzündliche Spondylopathie, nicht näher bezeichnet
M49.3-	Spondylopathie bei sonst. anderenorts klassifizierten infektiösen und parasitären Krankheiten
M49.4-	Neuropathische Spondylopathie
M49.8-	Spondylopathie bei sonst. anderenorts klassifizierten Krankheiten

---

[33] Vgl. BERNATECK/PUTSCHKY/ZEIDLER (2009), BRÜCKLE (2011), REINHOLD-KELLER (2011) und FRIEDL (2011).

Gemeinsam ist diesen Erkrankungen eine entzündliche Komponente, deren Ursache meist in einer Auto-Immun-Reaktion liegt. Degenerative Erkrankungen der Gelenke, wie die Koxarthrose (M16.-), die Gonarthrose (M17.-), die Rhizarthrose (M18.-) und die Sonstigen Arthrosen der Hüfte (M19.-5), ausgenommen die Posttraumatische Arthrose (M19.15), werden gesondert in der HMG 40 berücksichtigt, auch wenn diese, entstanden durch Verschleiß, entzündliche Phasen aufweisen können (aktivierte Arthrosen). Das Krankheitsbild der Osteoporose wird ebenfalls gesondert, differenziert nach Männern und Frauen, in der HMG 205 bzw. HMG 204 erfasst. Für die Fibromyalgie gibt es keine Berücksichtigung im Morbi-RSA-Klassifikationsmodell.

Tab. 34 charakterisiert die Versichertenpopulation der HMG 38 hinsichtlich des Alters und des Geschlechts in den 20 häufigsten Behandlungsanlässen. Die mit Abstand häufigsten Behandlungen werden zu dem Sjögren-Syndrom und zur chronischen Polyarthritis durchgeführt. Die Prävalenz unterscheidet sich für Männer und Frauen. Während das Verhältnis von Männern zu Frauen in den Krankheiten Chronische Polyarthritis, Seronegative chronische Polyarthritis, Systemischer Lupus erythematodes, Systemische Sklerose und Krankheiten mit Systembeteiligung des Bindegewebes ungefähr 1:3 ist, ist das Verhältnis für Morbus Bechterew ausgeglichen mit einer leichten Tendenz zu den Männern. Die Varianz des durchschnittlichen Alters in den jeweiligen Behandlungsdiagnosen ist sehr hoch. Am ältesten sind die Versicherten mit einer Diagnose für Polymyalgia rheumatica und am jüngsten mit Morbus Bechterew.

---

[34] Ausgenommen sind die Diagnosen: M35.4- Eosinophile Fasziitis, M35.6- Rezidivierende Pannikulitis [Pfeifer-Weber-Christian-Krankheit] und M35.7- Hypermobilitäts-Syndrom.

Tab. 34: Top 20 Behandlungsanlässe der Rheumatoiden Arthritis und anderer Bindegewebserkrankungen (HMG 38)

ICD	Bezeichnung	2007				2008				2009				2010			
			sex				sex				sex				sex		
		Σ	m	w	Ø age	Σ	m	w	Ø age	Σ	m	w	Ø age	Σ	m	w	Ø age
M35.0	Sicca-Syndr. [Sjögren-Syndr.]	1,29	0,36	0,94	70,3	1,29	0,36	0,93	70,5	1,23	0,34	0,88	70,8	1,16	0,33	0,83	70,8
M06.99	Chr. Polyarthritis, n. n. bez.: N. n. bez. Lokalis.	0,92	0,23	0,69	67,3	0,96	0,24	0,72	67,5	1,03	0,26	0,78	67,5	1,12	0,28	0,84	67,5
M06.90	Chr.e Polyarthritis, n. n. bez.: Mehrere Lokalis.	0,32	0,08	0,24	68,5	0,33	0,08	0,25	68,6	0,37	0,09	0,27	68,3	0,40	0,10	0,30	68,3
M06.9	Chr. Polyarthritis, n. n. bez.	0,27	0,07	0,20	68,6	0,27	0,07	0,20	68,7	0,27	0,07	0,20	68,8	0,27	0,07	0,20	68,7
M45.09	Spondylitis ankylosans: N. n. bez. Lokalisation	0,20	0,13	0,07	58,4	0,20	0,13	0,07	58,5	0,21	0,14	0,07	58,2	0,22	0,14	0,08	58,5
M35.3	Polymyalgia rheumatica	0,13	0,03	0,10	73,8	0,15	0,04	0,11	74,0	0,16	0,04	0,12	74,3	0,18	0,05	0,13	74,5
M05.99	Seropositive chr. Polyarthritis: N. n. bez. Lokalisationen	0,08	0,02	0,06	67,2	0,07	0,02	0,06	67,5	0,08	0,02	0,06	67,6	0,10	0,02	0,07	66,7
M06.00	Seronegative chr. Polyarthritis: Mehr. Lokalisationen	0,08	0,02	0,06	65,0	0,09	0,03	0,07	64,6	0,11	0,03	0,08	64,6	0,12	0,03	0,09	64,7
M35.9	Kht. mit Systembeteiligung des Bindegewebes, n. n. bez.	0,08	0,02	0,06	58,3	0,08	0,02	0,07	58,6	0,09	0,02	0,07	58,8	0,11	0,02	0,09	59,0
M05.80	Sons. seropositive chronische Polyarthritis: Mehrere Lokalis.	0,05	0,01	0,04	65,3	0,05	0,01	0,04	65,3	0,05	0,01	0,04	65,5	0,06	0,01	0,05	65,5
M05.90	Seropositive chr. Polyarthritis, n. n. bez.: Mehrere Lokalis.	0,05	0,01	0,03	66,5	0,05	0,01	0,04	66,3	0,06	0,01	0,04	66,0	0,07	0,02	0,05	65,7
M06.09	Seronegative chr. Polyarthritis: N. n. bez. Lokalis.	0,05	0,01	0,04	67,7	0,05	0,01	0,04	68,1	0,05	0,01	0,04	68,0	0,05	0,01	0,04	67,9
M05.9	Seropositive chr. Polyarthritis, n. n. bez.	0,04	0,01	0,03	67,2	0,04	0,01	0,03	67,0	0,04	0,01	0,03	67,5	0,04	0,01	0,03	67,2
M06.0	Seronegative chr. Polyarthritis	0,04	0,01	0,03	68,8	0,04	0,01	0,03	68,7	0,04	0,01	0,03	68,7	0,04	0,01	0,03	67,9
M34.9	Systemische Sklerose, n. n. bez.	0,04	0,01	0,03	63,3	0,04	0,01	0,03	63,6	0,04	0,01	0,03	63,9	0,04	0,01	0,03	64,1
M45.00	Spondylitis ankylosans: Mehr. Lokalisationen der Wirbelsäule	0,04	0,03	0,01	58,1	0,05	0,03	0,01	58,0	0,05	0,03	0,02	57,8	0,05	0,04	0,02	57,1

(Σ) beschreibt den prozentualen Anteil der Versicherten mit der Diagnose, (sex) den Anteil der Männer (m) und der Frauen (w) mit der Diagnose im Verhältnis zu der Gesamtpopulation in Prozent, (Ø age) das durchschnittliche Alter der Patienten in Jahren.

3.3.2.1 Modellbildung/Indikatorenauswahl

Für die HMG 38 kommen nach einer qualitativen Einschätzung der Mediziner und Pharmazeuten der AOKen Bayern und PLUS 18 hochspezifische Indikatoren in Betracht, die eine Indikationsdiagnose anzeigen. Die Indikatoren stammen aus dem Bereich der abgerechneten EBM-Ziffern, der Arzneimittel und der abgerechneten Diagnosen. Die Arzneimittel werden als Indikator indikationsspezifisch[35] im Modell verwendet. Der Off-Label-Use wird nicht als Selektionskriterium verwendet, weil die Diagnosendokumentation nicht durch die Akzeptanz von Fehlverhalten in einem anderen Sektor unterstützt werden soll. Tab. 35 fasst die ausgewählten Indikatoren zusammen.

Tab. 35: Initiale Indikatoren der HMG 38

Nr.	Art	Wert	Bezeichnung
38_01	EBM	04573	Zusatzpauschale kindernephrologische Betreuung bei einer Apherese bei Rheumatoider Arthritis
38_02	EBM	13621	Zusatzpauschale ärztliche Betreuung bei Apherese bei Rheumatoider Arthritis
38_03	EBM	13700	Zusatzpauschale internistische Rheumatologie
38_04	EBM	13701	Zusatzpauschale rheumatologische Funktionsdiagnostik
38_05	EBM	18700	Zusatzpauschale Behandlung von Rheumatoider Arthritis, seronegativer Spondylarthritis, Kollagenose, Myositis
38_06	EBM	32023	Rheumatoide Arthritis (PCP) einschl. Sonderformen und Kollagenosen unter immunsuppressiver oder immunmodulierender Langzeit-Basistherapie
38_07	ATC	L04AB01	Etanercept
38_08	ATC	L01XC02	Rituximab
38_09	ATC	L04AB02	Infliximab
38_10	ATC	L04AB04	Adalimumab
38_11	ATC	M04AC01	Colchicin
38_12	ATC	P01BA01	Chloroquin
38_13	ATC	P01BA02	Hydroxy-Chloroquin
38_14	ATC	M01CB01	Gold
38_15	ATC	L04AA13	Leflunomid
38_16	ATC	L04AC03	Anakinra
38_17	ATC	L04AA24	Abatacept
38_18	ICD	L40.5	Psoriasis-Arthropathie

---

[35]Vgl. Rote Liste (2012).

a) EBM 04573 (38_01)

Als hochspezifischer Indikator wird der EBM 04573[36] gewählt, weil er eine

> Zusatzpauschale [zur] kindernephrologische[n] Betreuung bei einem Neugeborenen, Säugling, Kleinkind, Kind oder Jugendlichen bei einer Apherese bei Rheumatoider Arthritis gemäß den Richtlinien des Gemeinsamen Bundesausschusses und gemäß der Vereinbarung zu den Blutreinigungsverfahren als extrakorporales Hämotherapieverfahren (§ 135 Abs. 2 SGB V)

verschlüsselt. Zu erwarten ist eine Diagnose aus dem Gebiet der Juvenilen Arthritis (M08.- bis M09.-).

b) EBM 13621 (38_02)

Dieser EBM[37] ist das Äquivalent zur Ziffer 04573 für das Erwachsenenalter und umfasst die

> [...] ärztliche Betreuung bei einer Apherese bei Rheumatoider Arthritis gemäß den Richtlinien des Gemeinsamen Bundesausschusses und gemäß der Vereinbarung zu den Blutreinigungsverfahren als extrakorporales Hämotherapieverfahren (§ 135 Abs. 2 SGB V).

Speziell für die internistische Rheumatologie gibt es zwei Abrechnungsziffern, die das Vorliegen einer Diagnose der HMG 38 obligatorisch fordern. Die Abrechnungsziffern haben jedoch einen Anwendungsbereich, der über die HMG 38 hinausgeht, sodass Nebenbedingungen formuliert werden müssen.

c) EBM 13700 (38_03)

Sie kann abgerechnet werden, wenn der Versicherte eine der folgenden Indikationen hat

- Poly- und Oligoarthritis,
- Seronegative Spondylarthritis,

---

[36]Vgl. EBM (2014).
[37]Vgl. EBM (2014).

- Kollagenose,
- Vaskulitis oder
- Myositis.[38]

In der HMG 38 ist die Myositis nicht enthalten. Eine Kodierung hierfür muss deshalb ausgeschlossen werden. Das betrifft die Infektiöse Myositis[39] und die Traumatische Myositis[40]. Zudem bildet die HMG nur einen Teil der Arthritiden ab, die unter der EBM-Ziffer abgerechnet werden können. Ausgenommen werden die Infektiösen Athropathien (M00.- bis M03.-), die Arthritis psoriatica (M07.-), die Gicht (M10.-), die Jaccoud Arthritis (M12.0-), Monarthritis (M13.1-), die Arthropathien bei sonstigen, anderenorts klassifizierten Krankheiten (M14.8) und das Rheumatische Fieber ohne/mit Herzbeteiligung (I00.- bis I01.-).

d) EBM 13701 (38_04)

Die zweite EBM-Ziffer aus dem internistischen Bereich umfasst eine

> Zusatzpauschale für rheumatologische Funktionsdiagnostik bzw. rheumatologisches Assessment mittels Untersuchungsinventaren.

Verpflichtend muss dafür eine der folgenden Leistungen erbracht worden sein:

- Rheumatologische Untersuchung von Funktions- und Fähigkeitsstörungen mit Quantifizierung der Funktionseinschränkung mittels standardisierter qualitätsgesicherter Fragebögen (FFbH bzw. HAQ bei Rheumatoider Arthritis, BASFI bzw. FFbH bei Seronegativer Spondylarthritis),
- Erhebung des Disease-Activity-Scores (DAS) bei Rheumatoider Arthritis,
- Erhebung des BASDAI bei Morbus Bechterew und/oder Seronegativen Spondylarthritiden,
- Erhebung des SLEDAI und/oder ECLAM bei systemischem Lupus erythematodes oder
- Erhebung des BIVAS bei Vaskulitiden.[41]

---

[38]Vgl. EBM (2014).
[39]Diagnosen: M60.0, M60.1 und M60.3.
[40]Diagnosen: M61.0, M61.1, M61.2 und M61.3.
[41]Vgl. EBM (2014).

Dieser EBM ist hochspezifisch für eine Erkrankung des rheumatologischen Formenkreises. Um die Sensitivität für die Prädiktion zu erhöhen, muss der Indikator im Bereich der Arthrosen ebenfalls eingeschränkt werden. Nicht selektiert werden die Versicherten, die den Indikator auslösen und eine Diagnose der HMG 38 oder eine Diagnose für die Infektiöse Athropathie (M00.- bis M03.-), die Arthritis psoriatica (M07.-), die Monarthritis (M13.1-), die Gicht (M10.-), die Arthropathie bei sonstigen, anderenorts klassifizierten Krankheiten (M14.8), die Jaccoud Arthritis (M12.0-) oder für das Rheumatische Fieber ohne/mit Herzbeteiligung (I00.- bis I01.-) erhalten haben.

e) EBM 18700 (38_05)

Ausschließlich Orthopäden und Unfallchirurgen mit rheumatologischem Schwerpunkt dürfen diese

> Zusatzpauschale [zur] Behandlung von Rheumatoider Arthritis, Seronegativer Spondylarthritis, Kollagenose, Myositis

verwenden, wenn sie eine Leistung zu den folgenden Indikationen erbracht haben:

- Rheumatoide Arthritis,
- Seronegative Spondylarthritis,
- Kollagenose oder
- Myositis.[42]

Gemäß der Ziffernlegende muss für den Indikator die Myositis (M60.0 - M60.3 und M61.0 - M61.3) ausgenommen werden.

f) EBM 32023 (38_06)

Die Laborziffer[43] ist hochspezifisch für

> Rheumatoide Arthritis (PCP) einschl. Sonderformen und Kollagenosen unter immunsuppressiver oder immunmodulierender Langzeit-Basistherapie.

---

[42]Vgl. EBM (2014).
[43]Ebd.

Für den Einsatz als Indikator muss lediglich berücksichtigt werden, dass die Diagnosen der Arthritis psoriatica und Arthriden bei gastrointestinalen Grunderkrankungen (M07.-) zusätzlich zum Abgleich einer Diagnose für die HMG 38 zu prüfen sind. Bei diesen Krankheiten ist die Laborziffer ebenfalls angezeigt und lässt nicht auf eine fehlende Diagnose schließen. Für die Rheumatologen muss eine Ausnahme formuliert werden, denn diese dürfen die Laborziffer auch bei Verdachtsdiagnosen anwenden. In der Therapie der rheumatischen Erkrankungen werden Disease Modifying Antirheumatic Drugs (DMARDs) mit dem Ziel verwendet eine Remission der Krankheit zu erreichen. Dazu werden synthetische und biologische Wirkstoffe eingesetzt. Die folgenden Indikatoren zählen zu den DMARDs.

g) Etanercept-Enbrel® (38_07)

Etanercept gehört zur Gruppe der TNF-α-Inhibitoren und ist ein Biological, welches in der Therapie subkutan einmal pro Woche appliziert wird. Der Zulassungsbereich des Wirkstoffes geht über den der HMG 38 hinaus. So kann er indikationsgerecht angewendet werden für

- Rheumatoide Arthritis,
- Polyartikuläre juvenile chronische Arthritis,
- Morbus Bechterew/Ankylosierende Spondylitis,
- Arthritis psoriatica und
- Plaque-Psoriasis.

Darüber hinaus wird Etanercept im *Off-Label-Use* für

- Morbus Crohn und
- Colitis ulcerosa

eingesetzt. Nur die ersten drei Indikationen des On-Label-Use sind in der HMG 38 enthalten. Die anderen müssen über Nebenbedingungen ausgeschlossen werden. Demnach gelten alle Versicherte als richtig kodiert, wenn sie Etanercept verordnet bekommen haben und eine Diagnose der Arthritis psoriatica und Arthritiden bei gastrointestinalen Grunderkrankungen (M07.-) oder der Psoriasis (L40.-)[44] erhalten haben. Wenn ein Versicherter mit Morbus Crohn

---

[44] Ausgenommen der Diagnose L40.5 (Psoriasis-Arthropathie), denn diese wird bei richtiger Verwendung der Kreuz-Stern-Systematik über die Sterndiagnosen M07.0- bis M07.3- ausgeschlossen.

oder Colitis ulcerosa ausschließlich eine Diagnose K50.- oder K51.- und nicht die entsprechende Sterndiagnose M07.4 (Arthritis bei Crohn-Krankheit) oder M07.3 (Arthritis bei Colitis ulcerosa) erhalten hat, ist von einer Kodierlücke auszugehen. Diese Versicherten werden selektiert.

h) Rituximab-MabThera® (38_08)

Rituximab ist ein Wirkstoff aus der Gruppe der monoklonalen Antikörper und kommt in der Kombination mit Methotrexat zur Anwendung, wenn die klassischen DMARDs versagen. Er wird sowohl im On-Label-Use als auch im Off-Label-Use verwendet. Zugelassen ist er für

* Rheumatoide Arthritis,
* Non-Hodgkin-Lymphom (NHL) und
* Chronische lymphatische Leukämie (CLL).

Erweitert wird er in der Behandlungspraxis im *Off-Label-Use* für die Krankheitsgebiete

* Hämolytische Anämie,
* Multiple Sklerose,
* Morbus Werlhof,
* Arthritis psoriatica,
* Morbus Hodgkin und
* Systemischer Lupus erythematodes (SLE)

verwendet. Bis auf die Rheumatoide Arthritis müssen alle weiteren Anwendungsgebiete über Ausschlussdiagnosen abgebildet werden. Die Krankheiten Non-Hodgkin-Lymphom, Chronische lymphatische Leukämie und Morbus Hodgkin werden über die Diagnosen der HMG 7[45] ausgeschlossen. Versicherte mit einer Hämolytischen Anämie werden über die Diagnosen D55.- bis D59.- als richtig kodiert klassifiziert. Zudem schließt das Modell die Off-Label-Use Anwendungsgebiete über die Diagnosen G35.- bis G37.- (Multiple Sklerose), D69.3 (Morbus Werlhof) und M07.0- bis M07.3- (Arthritis psoriatica) aus. Versicherte mit der Diagnose N08.5 für den Systemischen Lupus erythematodes (SLE) werden bei fehlender M32.1 Kreuzdiagnose selektiert.

---

[45]Diagnosen: C81.- bis C88.-.

i) Infliximab Remicade® (38_09)

Infliximab gehört wie Etanercept zur Gruppe der TNF-α-Inhibitoren. Er ist aber kein löslicher TNF-Rezeptor, sondern ein monoklonarer TNF-Antikörper. Der Indikationsbereich ist ähnlich dem Etanercept, allerdings hat Infliximab die Zulassung für Morbus Crohn und Colitis ulcerosa. Indikationen:

• Rheumatoide Arthritis,
• Morbus Bechterew/Ankylosierende Spondylitis,
• Morbus Crohn,
• Colitis ulcerosa,
• Arthritis psoriatica und
• Plaque-Psoriasis.

Die Ausschlüsse der Krankheiten außerhalb der HMG 38 werden äquivalent zu Etanercept formuliert.

j) Adalimumab Humira® (38_10)

Adalimumab ist ebenfalls eine TNF-α-Inhibitor, aber nicht wie Infliximab ein chimärer, sondern ein humaner Antikörper. Zugelassen ist er für

• Rheumatoide Arthritis (eventuell in Kombination mit Methotrexat),
• Polyartikuläre juvenile idiopathische Arthritis,
• Morbus Bechterew/Ankylosierende Spondylitis,
• Morbus Crohn,
• Arthritis psoriatica und
• Plaque-Psoriasis.

Keine Zulassung hat der Wirkstoff hingegen für die Colitis ulcerosa. Die Anwendungsgebiete außerhalb der HMG 38 unterscheiden sich im On- und Off-Label-Use nicht von denen der Wirkstoffe Etanercept und Infliximab, sodass die gleichen Ausschlussdiagnosen zur Spezifizierung des Indikators verwendet werden.

k) Colchicin (38_11)

Colchicin ist ein Alkaloid aus den Samen der Herbstzeitlose. Zugelassen ist es für die Therapie des akuten Gichtanfalls. Darüber hinaus findet es im *Off-Label-Use*-Anwendung bei

- Morbus Behçet,
- Familiärem Mittelmeerfieber,
- Perikarditis und
- Dressler-Syndrom II.

Ziel des Indikators ist es, Versicherte mit einem Morbus Behçet (M32.2) ohne eine passende Diagnose zu selektieren. Um die Akuttherapie bei einem Gichtanfall auszuschließen, werden neben den Diagnosen der Gicht (M10.-) die verordneten Tagesdosen auf mindestens 75 eingeschränkt. Zudem werden die Diagnosen für die Perikarditiden (I30.- bis I32.-), die Chronische rheumatische Perikarditis (I09.2), das Dressler-Syndrom II (I24.1) und das Familiäre Mittelmeerfieber (E85.0 bis E85.2) ausgeschlossen. Aus der ärztlichen Praxis ist bekannt, dass es in Verbindung mit dem Mittelmeerfieber zu ICD-Code-Verwechslungen kommt. Statt des Mittelmeerfiebers wird oftmals das Maltafieber (A23.-) kodiert. Die Ähnlichkeit der Krankheiten ist in der Nomenklatur begründet, inhaltlich wird unter Maltafieber die Infektionskrankheit Brucellose verstanden. Das Familiäre Mittelmeerfieber hingegen ist eine nicht neuropathische, heredofamiliäre Amyloidose. Um diese Verwechslung zu berücksichtigen werden zusätzlich die Diagnosen A23.- ausgeschlossen.

l) Chloroquin/Hydroxychloroquin (38_12/38_13)

Die beiden Wirkstoffe gehören zur Gruppe der antiparasitären Malariamittel. Indikationen:

- Malaria
- Systemischer Lupus erythematodes
- Chronische Polyarthritis

Im *Off-Label-Use* werden die Wirkstoffe zur Behandlung von

- Porphyria cutanea tarda,
- Lichen ruber und
- Borreliose

verwendet. Zur Spezifizierung der beiden Indikatoren werden jeweils die Diagnosen für Malaria (B50.- bis B54.-), Porphyria cutanea tarda (E80.1), Lichen ruber planus (L43.-) und die Lyme-Krankheit (A69.2) ausgeschlossen.

m) Gold/Leflunomid (38_14/38_15)

Zur Basistherapie bei Rheumatoider Arthritis und Arthritis psoriatica werden Goldsalze und das Immunsuppressivum Leflunomid eingesetzt. Diese Wirkstoffe sind hochspezifisch für die HMG 38 und müssen zusätzlich nur um die Diagnosen eingeschränkt werden, die nicht in der HMG 38 subsumiert werden, aber zum rheumatischen Formenkreis zählen. Als richtig kodiert werden Versicherte mit einer Diagnose der Adulten Arthritis psoriatica (M07.0- bis M07.3-) angesehen. Versicherte, die die Kreuzdiagnose L40.5 erhalten haben, aber nicht die entsprechende Sterndiagnose für die Adulte Arthritis psoriatica, werden als auffällig klassifiziert.

n) Anakinra-Kineret® (38_16)

Der Wirkstoff Anakinra ist hochspezifisch für die Rheumatoide Arthritis, weil er in der second-line-Therapie in Kombination Methotrexat angewendet wird, wenn die Monotherapie unzureichend anspricht. Es müssen keine Ausschlüsse definiert werden.

o) Abatacept-Orencia® (38_17)

Abatacept ist ein selektiver Kostimulationsmodulator zur Hemmung von T-Lymphozyten, der zur Therapie von Rheumatoider Arthritis, von Juveniler (idiopathischer) Arthritis und in Studien zur Arthritis psoriatica eingesetzt wird. Die Arthritis psoriatica ist nicht in der HMG 38 inbegriffen und wird daher zusätzlich über die Diagnosen (M07.0- bis M07.3-) ausgeschlossen.

p) Psoriasis-Arthropathie (38_18)

Die Logik der Kreuz-Stern-Systematik der Diagnose L40.5 wurde bereits für den Wirkstoff Leflunomid verwendet. Der ICD soll Versicherte mit einer fehlenden Sterndiagnose aufgreifen. In der HMG 38 sind aber nur die Sterndiagnosen der Juvenilen Arthritis bei Psoriasis (M09.0-) und nicht die der adulten Form (M07.0- bis M07.3-) enthalten. Deshalb wird die Selektion der Versicherten auf das Höchstalter von 15 Jahren[46] eingeschränkt.

---

[46]Vgl. GIANNINI et al. (1997).

q) Weitere Indikatoren

Für zukünftige Modellanalysen stehen aus dem Bereich der Arzneimittel weitere Indikatoren zur Verfügung, die aufgrund ihres Zulassungsdatums erst für Leistungsdaten ab dem Jahr 2010 verwendet werden können.

Tab. 36: Weitere Indikatoren der HMG 38

Nr.	Art	Wert	Bezeichnung	Handelsname	Ausbietungsdatum
38_19	ATC	L04AB06	Golimumab	Simponi	11/2009
38_20	ATC	L04AC07	Tocilizumab	RoActemra	08/2009
38_21	ATC	L04AB05	Certolizumab	Cimzia	12/2009

Potentielle Fehlerquellen in der Kodierung

Die Kodierqualität wird durch eine nicht ausreichend spezifische oder unvollständige Diagnosedokumentation negativ beeinträchtigt. Das Vorliegen eines Indikators und keiner Diagnose kann folgende Ursachen haben:

• Vergessene Dokumentation
  – keine Diagnose dokumentiert
  – L40.5 - Psoriasis Arthropathie; es fehlt eine Sterndiagnose M09.0-

• Falsche/unspezifische Diagnose
  – M79.0- Rheumatismus, nicht näher bezeichnet
  – M54.- Kreuzschmerz
  – M13.- Sonstige Arthritiden, ausgenommen der M13.1- Monarthritis
  – M15.- bis M19.- Arthrosen
  – R52.1 bis R52.9 - Chronischer Schmerz
  – M25.- Gelenkerkrankungen
  – M70.- bis M79.- Sonstige Krankheiten des Weichteilgewebes
  – Für Morbus Crohn oder Colitis ulcerosa sind die Kodierungen M02.1- (Postenteritische Arthritis), M02.8- (Sonstige, reaktive Arthritiden) oder M02.9- (Reaktive Arthritis, nicht näher bezeichnet) zu unspezifisch. Für die Arthritis bei Morbus Crohn sind die M07.4- (adult) oder die M09.1- (juvenil) und für die Colitis ulcerosa die M07.5- (adult) oder die M09.2- (juvenil) zu dokumentieren.

– Für den Lupus erythematodes ist zu beachten, dass es eine auf das Haut-organ begrenzte Form gibt. Diese ist mit einem Code aus dem Kapitel XII (Krankheiten der Haut und der Unterhaut) der ICD-Klassifikation zu kodieren. Die Kodierung mit L30.- (Dermatitis) ist unzureichend präzise. Die rheumatologische Lupus-Krankheit, der Systemische Lupus erythematodes, ist mit M32.- zu kodieren.

3.3.2.2 Validierung der Indikatoren

Die Übersicht über die Testergebnisse aller Indikatoren und des Gesamtmodells zeigt Tab. 37.

Tab. 37: Übersicht der Indikatorentestung für die HMG 38

Nr.	1 HMG[47]	2 Ind.	3 HMG ohne Ind.	4 (5+6) Ind.	5 Ind. und HMG	6 (7+8) Ind. ohne HMG	7 Ind. ohne HMG mit ICD	8 Ind. ohne HMG ohne ICD
38_01	51.071	0	51.071	0	0	0	0	0
38_02	51.071	0	51.071	0	0	0	0	0
38_03	51.071	18.766	34.514	18.766	12.932	5.834	1.851	3.983
38_04	51.071	11.750	39.951	11.750	8.582	3.168	1.044	2.124
38_05	51.071	1.301	50.260	1.301	811	490	117	373
38_06	51.071	30.971	33.010	30.971	17.577	13.394	2.422	10.972
38_07	51.071	838	50.109	838	799	39	18	21
38_08	51.071	73	50.983	73	71	2	1	1
38_09	51.071	176	50.846	176	171	5	1	4
38_10	51.071	723	50.182	723	684	39	18	21
38_11	51.071	499	50.989	499	25	474	10	464
38_12	51.071	220	50.930	220	134	86	21	65
38_13	51.071	1.028	50.241	1.028	810	218	102	116
38_14	51.071	59	51.015	59	55	4	2	2
38_15	51.071	1.818	49.284	1.818	1.722	96	55	41
38_16	51.071	21	51.054	21	17	4	1	3
38_17	51.071	67	51.003	67	66	1	1	0
38_18	51.071	6	49.609	6	0	6	1	5
Σ		68.316		68.316		23.860	5.665	18.195
Vers.	51.071	40.071	27.213	40.071	22.169	17.902	3.547	14.355

Die Testung der Indikatoren erfolgt auf Basis der Leistungsdaten des Jahres 2009. Spalte 3 wertet die Versicherten aus, die eine HMG ausgelöst haben, aber nicht den Indikator inklusive seiner Ausschlüsse. Spalte 5 hingegen wertet das gleichzeitige Auftreten von HMG und Indikator ohne seine Ausschlüsse aus. Die Mengen sind somit nicht als kongruent zu betrachten.

Für die Validierung der Indikatoren werden insbesondere die Spalten 5 bis 8 herangezogen. In der Spalte 5 wird die Versichertenanzahl ausgewertet, die den Indikator ohne Berücksichtigung seiner selektiven Ausschlüsse und sie HMG 38 auslöst. Je höher der Wert in Relation zu Spalte 2 ist, desto größer ist die Prädiktionsgüte des Indikators. In der Ergebnisübersicht zeigt sich, dass die Indikatoren 38_01 und 38_02 keine Versicherten identifizieren. Diese werden deshalb aus dem Modell ausgeschlossen. Spalte 6 repräsentiert die Gesamtmenge an Versicherten, die den Indikator aufweisen, aber nicht die HMG 38 ausgelöst haben. Differenziert wird diese Menge in den folgenden Spalten nach Versicherten, die das M2Q-Kriterium nicht erfüllt haben (Spalte 7) und Versicherten, die keine Diagnose der HMG erhalten haben (Spalte 8). Letztere sind diejenigen, die als unzureichend kodiert identifiziert werden. Neben der Übersichtstabelle stehen für alle Indikatoren detaillierte Testergebnisse auszugsweise zur Verfügung. Diese ICD-Rückspielung wird anhand der in den Spalten 5 und 8 identifizierten Versicherten gebildet. Im Anhang werden die Testergebnisse für die einzelnen Indikatoren tabellarisch erfasst.

Das Testergebnis für den EBM 13700 (Tab. 63, S. 190) bescheinigt dem Indikator eine hohe Spezifik in Bezug auf die HMG 38. Für fast 70 % der Versicherten mit dieser HMG wurde der EBM 13700 abgerechnet. In der ICD-Rückspielung zu den HMG-Auslösern (linke Tabellenseite) stehen mit den ICD-Codes M06.99 und M06.90 zwei Indikationsdiagnosen im oberen Bereich. Dies ist ein weiteres Indiz für die Güte des Indikators. Für die identifizierten Versicherten ohne HMG und ohne Diagnose (rechte Tabellenseite) liegt ein vermeintlicher Fehler in der Diagnosedokumentation vor. An führender Position stehen für die Spezifik des Indikators unbedeutende Diagnosen wie die I10.90 (Essentielle Hypertonie, nicht näher bez.), eine häufige Komorbidität, die Z12.9, eine Vorsorgediagnose und die Z25.1, eine Diagnose für die Grippeschutzimpfung. Danach folgen die ersten Fehlerquellen. Die Abrechnung der EBM-Ziffer in Kombination mit der Kreuzschmerzdiagnose M54.5 ist nicht zulässig. Wenn eine rheumatische Erkrankung vorliegt, ist diese zu dokumentieren. Die vergleichsweise häufige Verwendung der Diagnosen M17.9 (Gonarthrose) und M15.9 (Polyarthrose) induziert wiederum, dass eine fehlerhafte Anwendung der EBM-Ziffer vorliegt, denn diese ist ausschließlich für Krankheiten des rheumatischen Formenkreises, wie z. B. die Polyarthritis zu verwenden. Die Validierung der Testergebnisse bescheinigt

---

[47]Versichertengrouping durch den Grouper der Versicherungsforen (V3.0) auf Basis der Leistungsdaten des Jahres 2009 nach dem aktuellen Klassifikationsmodell.

dem Indikator eine hohe Prädiktionsgüte für die HMG 38. Er wird in das Modell abschließend aufgenommen.

Dieser Prüfalgorithmus wird für die übrigen Indikatoren der HMG 38 angewendet. Im Ergebnis konnten alle Indikatoren in das Modell aufgenommen werden. Anpassungsbedarf besteht für die Indikatoren 38_11, 38_12 und 38_13. Aufgrund der relativ häufigen Detektion der Hyperurikämie bei den Versicherten ohne HMG ist eine falsche Kodierung der Gicht zu vermuten, welche zum Indikationsbereich des Wirkstoffes Colchicin zählt. Deshalb wird neben den Gichtdiagnosen (M10.-) zusätzlich die Hyperurikämie (E79.0) ausgeschlossen. Die Wirkstoffe Chloroquin (38_12) und Hydroxy-Chloroquin (38_13) können indikationsbezogen neben dem Systemischen Lupus erythematodes (SLE) auch für den Diskoiden Lupus erythematodes (L93.0) therapeutisch eingesetzt werden. Versicherte mit dieser Diagnose werden deshalb für die beiden Indikatoren zusätzlich ausgeschlossen.

3.3.2.3 Modellergebnisse

Die produktive Ausführung des Modells selektiert 12.851 Versicherte 2007, 13.799 Versicherte 2008, 10.059 Versicherte 2009 und 13.696 Versicherte im Jahr 2010 (s. Tab. 38). Den größten Beitrag zur Versichertenselektion leistet die Laborziffer 32023. Während die EBM-Indikatorenauswertung in der Gesamtheit einen zyklischen Verlauf nimmt, ist für die Wirkstoffe ein sinkender Trend zu beobachten. Die über die Diagnose L40.5 identifizierten Versicherten bleiben hingegen konstant. Ein direkter Vergleich der Fallzahlen ist nicht möglich, weil zahlreiche exogene Faktoren auf das Modell wirken, z. B. die Entwicklung der Versichertenzahl oder der Anstieg der Morbidität. Aus diesem Grund werden für eine detaillierte Analyse des Beratungseffektes Fehlerquoten auf der Basis der durch das Modell identifizierten Versicherten gebildet. Die Veränderung der arztspezifischen Fehlerquote wird für die Jahre 2008 (ohne Beratung) und 2010 (mit Beratung) gegenübergestellt. Die Fehlerquote bemisst sich aus den fehlerhaft kodierten Versicherten des Arztes im Verhältnis zu seinen behandelten AOK PLUS-Versicherten, die den Indikator aufweisen.

Auswertung der hochspezifischen EBM-Ziffern
Die Fallzahlentwicklung für die EBM-Ziffern ist sehr heterogen. Während sich für die Ziffern 13700 und 13701 ein positiver Trend abzeichnet, stagniert die Fallzahl für die Ziffer 32023 und steigt für die Ziffer 18700 an. Der Signi-

fikanztest (s. Tab. 39) auf die Veränderung der durchschnittlichen Arztquote
zeigt, dass die sich die Quote für die Ziffer 32023 signifikant verbessert hat.
Zum 10 %-Signifikanzniveau ist nachweisbar, dass die durchschnittliche Fehlkodierung in der Verwendung der Laborziffer von 19 % (2008) auf 17,8 %
(2010) gesunken ist. Zwischen den Jahren 2009 und 2010 ist kein signifi-
kanter Unterschied in den Quoten messbar. Die Verbesserung für den Indikator 38_06 überträgt sich auf den Gesamteffekt, sodass sich für den EBM-
Gruppenindikator eine signifikante Steigerung der Kodierqualität ausweisen
lässt, wobei die durchschnittliche Fehlerquote von 17,6 % erhebliches Verbes-
serungspotential birgt.

Tab. 38: Modellergebnisse der HMG 38

Nr.	Art	Wert	2007	2008	2009	2010
38_03	EBM	13700	3.174	3.917	4.029	3.308
38_04	EBM	13701	1.275	1.852	2.137	1.927
38_05	EBM	18700	92	174	377	513
38_06	EBM	32023	14.471	12.828	7.064	12.198
38_07	ATC	L04AB01	19	40	26	26
38_08	ATC	L01XC02	2	1	2	5
38_09	ATC	L04AB02	8	12	6	7
38_10	ATC	L04AB04	17	39	25	25
38_11	ATC	M04AC01	281	375	267	275
38_12	ATC	P01BA01	54	61	41	35
38_13	ATC	P01BA02	75	123	80	40
38_14	ATC	M01CB01	2	5	2	1
38_15	ATC	L04AA13	65	83	48	38
38_16	ATC	L04AC03	0	0	0	0
38_17	ATC	L04AA24	0	2	1	2
38_18	ICD	L40.5	2	2	1	4
EBM (Vers.)			12.436	13.372	9.673	13.333
ATC (Vers.)			502	550	455	430
Gesamt (Vers.)			**12.851**	**13.799**	**10.059**	**13.696**

Für die Indikatoren wurden die distinkten Versicherten-Arzt-Kombinationen (Fälle) gezählt.
Die Gruppen- bzw. Gesamtauswertung weist die Anzahl der Versicherten aus.

Tab. 39: Entwicklung der durchschnittlichen Kodierqualität - EBM Indikatoren der HMG 38

Nr.	Wert	Jahr	Obs.	Mean	Std.Err.	[95 % Conf. Interval]		p_value
38_06	32023*	2008	3.799	0,1901	0,0046	0,18099	0,19927	0,064
		2010	3.662	0,1781	0,0045	0,16930	0,18699	
38_04	13701	2008	61	0,1462	0,0283	0,09071	0,20183	0,184
		2010	45	0,0995	0,0204	0,05953	0,13958	
38_05	18700	2008	32	0,1996	0,0455	0,11030	0,28894	0,414
		2010	27	0,2518	0,0443	0,16486	0,33891	
38_03	13700	2008	71	0,1210	0,0185	0,08478	0,15737	0,497
		2010	50	0,1037	0,0173	0,06968	0,13789	
Gesamt*		2008	3.963	0,1883	0,0045	0,17943	0,19716	0,067
		2010	3.784	0,1767	0,0043	0,16813	0,18537	

Drei (***) bedeuten Signifikanz auf dem 1 %-Konfidenzniveau, zwei (**) auf dem 5 %-Konfidenzniveau und ein (*) auf dem 10 %-Konfidenzniveau.

Auswertung der hochspezifischen Arzneimittelindikatoren

Die Analyse der Arzneimittelindikatoren zeigt, dass beim Einsatz von hochspezifischen Medikamenten die Kodierfehlerquote nur bei 3,2 % liegt. Im Vergleich zu 2008 konnte ein messbarer Erfolg erzielt werden. Die Quote reduzierte sich um einen Prozentpunkt (s. Tab. 40). Die beste Kodierqualität wird bei der Verordnung von Anakinra erreicht. Es gibt keinen Versicherten, der durch diesen Indikator selektiert. Für alle ist eine Indikationsdiagnose dokumentiert. Ebenfalls positiv zu beurteilen ist die Entwicklung für die Verordnung von Hydroxy-Chloroquin und Colchicin. Für Hydroxy-Chloroquin konnte die durchschnittliche Fehlerquote von 8,4 % (2008) auf 2,8 % (2010) gesenkt werden. Verschlechtert hat sich die Kodierqualität für den Wirkstoff Adalimumab (L04AB04), wobei unter Berücksichtigung des small sample bias keine statistisch belastbare Aussage getroffen werden kann.

Auswertung des Diagnoseindikators

Die Fallzahl der durch den Indikator L40.5 aufgegriffenen Versicherten ist sehr gering. Aus der ICD-Rückspielung wird deutlich, dass von den Kindern, die die HMG 38 auslösen, keines den Indikator aufweist (s. Tab. 78, S. 205). Die Güte des Indikators ist trotzdem sehr hoch, denn durch die Kreuz-Stern-Systematik muss zwingend die Juvenile Psoriasis dokumentiert werden und

jeder selektierte Fall zeugt von schlechter Kodierqualität. Die Zusammensetzung der Versichertenpopulation änderte sich zwischen 2007 und 2008 nicht,
allerdings sind diese Versicherten 2009 und 2010 nicht mehr auffällig gewor-
den. Sie sind nicht über Tod oder Versicherungswechsel aus dem Modell aus-
geschieden. Zudem sind in den Selektionen für das Jahr 2009 und 2010 weder die identifizierten Versicherten noch die Ärzte zu den Vorjahren kongruent. Damit ist der Erfolg der Beratung auch ohne statistische Prüfung objektiv
nachweisbar.

Tab. 40: Entwicklung der durchschnittlichen Kodierqualität - ATC-Indikatoren der
HMG 38

Nr.	Wert	Jahr	Obs.	Mean	Std.Err.	[95 % Conf. Interval]		p_value
38_13	P01BA02***	2008	492	0,08355	0,00654	0,0608041	0,1063003	0,000
		2010	504	0,02817	0,01160	0,0153447	0,040997	
38_16	L04AC03	2008	23	0	0	0	0	0,000
		2010	21	0	0	0	0	
38_10	L04AB04*	2008	225	0,01354	0,00379	0,0061018	0,0209791	0,060
		2010	293	0,03250	0,00939	0,014094	0,0509080	
38_11	M04AC01*	2008	3.633	0,03313	0,00244	0,0283397	0,0379242	0,071
		2010	3.376	0,02720	0,00220	0,0228723	0,0315237	
38_08	L01XC02	2008	87	0,00115	0,00114	-0,0011037	0,0034026	0,120
		2010	123	0,00900	0,00488	-0,0005818	0,0185753	
38_09	L04AB02	2008	104	0,01895	0,00903	0,0012377	0,0366719	0,182
		2010	122	0,00604	0,00331	-0,0004659	0,0125430	
38_14	M01CB01	2008	51	0,05882	0,03327	-0,0064050	0,1240521	0,406
		2010	41	0,02439	0,02439	-0,0234207	0,0722012	
38_15	L04AA13	2008	453	0,05505	0,00964	0,0361442	0,0739507	0,582
		2010	391	0,04741	0,01001	0,0277728	0,0670374	
38_07	L04AB01	2008	239	0,02433	0,00759	0,0094430	0,0392139	0,691
		2010	260	0,02010	0,00746	0,0054719	0,0347327	
38_12	P01BA01	2008	254	0,13059	0,02042	0,0905479	0,1706292	0,692
		2010	192	0,14302	0,02389	0,0961774	0,1898643	
38_17	L04AA24	2008	26	0,03577	0,02554	-0,0143076	0,0858461	0,960
		2010	38	0,03391	0,02719	-0,0193937	0,0872094	
Gesamt***		2008	5.587	0,04196	0,00232	0,0373995	0,0465255	0,001
		2010	5.361	0,03188	0,00203	0,0278857	0,0358693	

Drei (***) bedeuten Signifikanz auf dem 1 %-Konfidenzniveau, zwei (**) auf dem 5 %-Kon-
fidenzniveau und ein (*) auf dem 10 %-Konfidenzniveau.

3.3.2.4 Zusammenfassung

Bedingt lässt sich für das Modell der HMG 38 eine Verbesserung der Kodierqualität nachweisen. Signifikante Veränderungen gibt es insbesondere für die
Indikatoren, die nicht selektiv in speziellen Fachgebieten angewandt werden.
Für die EBM-Ziffer 32023, mit einem Leistungserbringerumfang von 3.662
(2010) Ärzten bzw. 3.799 (2008) Ärzten und für den Wirkstoff Colchicin mit
3.376 Verordnern im Jahr 2010 und 3.633 im Jahr 2008 bestätigt sich die signifikante Verbesserung der Kodierqualität. Im Segment der Abrechnungsziffern verbesserte sich die Qualität um 1,1 und bei den Wirkstoffverordnungen
um 1,0 Prozentpunkte. Das Qualitätsniveau zwischen den Indikatortypen ist
jedoch sehr verschieden. Die Abrechnungsziffern werden zu 17,7 % (2010)
und die Arzneimittelverordnungen zu 3,2 % (2010) ohne Indikationsdiagnose
verwendet.

3.3.3 Leberzirrhose (HMG 26)

Bei der Leberzirrhose handelt es sich um eine diffuse Hepatozytennekrose
mit Zerstörung der Leberparenchymarchitektur und Ausbildung von Regene-
ratknoten sowie portoportaler Bindegewebssepten. In Deutschland beträgt die
Prävalenz zwischen 4 % und 10 %. Jedes Jahr sterben rund 20.000 Menschen
an Leberzirrhose. Die Ursachen können viral, toxisch, autoimmunologisch,
bakteriell, metabolisch oder vaskulär begründet sein, wobei in Europa zwischen 60 % und 70 % der Leberzirrhosen toxisch durch Alkohol verursacht
werden.[48] In der HMG 26 wird von den alkoholischen Leberkrankheiten die
Fibrose und Sklerose (K70.2), die Zirrhose (K70.3) und das Leberversagen
(K70.4) subsumiert. Hinzu kommt die arzneimittelinduzierte Leberzirrhose
(K71.7) und die Diagnosen der Gruppe Fibrose und Zirrhose der Leber (K74).

---

[48]Vgl. GRETEN/RINNINGER/GRETEN (2010, S. 856).

Tab. 41: Diagnosen der HMG 26

ICD	Bezeichnung
K70.2	Alkoholische Fibrose und Sklerose der Leber
K70.3	Alkoholische Leberzirrhose
K70.4	Alkoholisches Leberversagen
K71.7	Toxische Leberkrankheit mit Fibrose und Zirrhose der Leber
K74.0	Leberfibrose
K74.1	Lebersklerose
K74.2	Leberfibrose mit Lebersklerose
K74.3	Primäre biliäre Zirrhose
K74.4	Sekundäre biliäre Zirrhose
K74.5	Biliäre Zirrhose, nicht näher bezeichnet
K74.6	Sonstige und nicht näher bezeichnete Zirrhose der Leber

In der AOK PLUS sind von der Krankheit Leberzirrhose 14.968 Versicherte (2010) betroffen, die nach den Diagnosen der HMG 26 selektiert wurden. Die Letalitätsrate liegt im Jahr 2010 mit 5,65 % leicht über dem Bundesdurchschnitt[49]. Die häufigsten Behandlungsanlässe sind die Sonstige Leberzirrhose (K74.6) und die Alkoholische Leberzirrhose (K70.3) mit einer Prävalenz von 0,34 % respektive 0,17 % (s. Tab. 42). Es sind fast doppelt so viele Männer als Frauen von der Leberzirrhose betroffen. Das durchschnittliche Alter beträgt 63 Jahre, für die alkoholische Leberzirrhose liegt es bei 59,2 Jahren.

---

[49]Vgl. GRETEN/RINNINGER/GRETEN (2010, S. 856).

Tab. 42: Die häufigsten Behandlungsanlässe der HMG 26

ICD	Bezeichnung	2007				2008				2009				2010			
		Σ	sex m	sex w	Ø-age	Σ	sex m	sex w	Ø-age	Σ	sex m	sex w	Ø-age	Σ	sex m	sex w	Ø-age
K74.6	Sonstige und n. n. bez. Zirrhose der Leber	0,34	0,22	0,12	63,5	0,35	0,23	0,12	63,7	0,37	0,24	0,13	64,1	0,37	0,24	0,13	64,3
K70.3	Alkoholische Leberzirrhose	0,17	0,13	0,04	59,2	0,18	0,13	0,04	59,4	0,18	0,14	0,04	59,8	0,20	0,15	0,05	59,9
K74.3	Primäre biliäre Zirrhose	0,01	0	0,01	65,7	0,01	0	0,01	65,9	0,02	0	0,02	66,6	0,02	0	0,02	66,6
K70.2	Alkoholische Fibrose und Sklerose der Leber	0,01	0,01	0	58,0	0,01	0,01	0	58,9	0,01	0,01	0	59,6	0,01	0,01	0	60,5
K74.0	Leberfibrose	0,01	0,01	0	63,2	0,01	0,01	0	62,4	0,01	0,01	0	63,0	0,02	0,01	0,01	63,3
K74.5	Biliäre Zirrhose, n. n. bez.	0,01	0	0,01	67,9	0,01	0	0,01	67,6	0,01	0	0,01	67,2	0,01	0	0,01	67,6
K71.7	Toxische Leberkrankheit mit Fibrose und Zirrhose der Leber	0	0	0	-	0	0	0	-	0,01	0,01	0	62,2	0,01	0,01	0	62,1

(Σ) beschreibt den prozentualen Anteil der Versicherten mit der Diagnose, (sex) den Anteil der Männer (m) und der Frauen (w) mit der Diagnose im Verhältnis zur Gesamtpopulation in Prozent, (Ø-age) das durchschnittliche Alter der Patienten in Jahren.

3.3.3.1 Modellbildung/Indikatorenauswahl

Ausgehend von den Zieldiagnosen der HMG 26 werden zwei Wirkstoffe als Prädiktoren für das Vorliegen einer Leberzirrhose ausgewählt, die zur Absicherung der medizinischen Validität auf den Abrechnungsdaten der AOK PLUS-Versicherten getestet werden. Die beiden Wirkstoffe werden für die hepatische Enzephalopathie eingesetzt, wenn die Leber ihrer Entgiftungsfunktion nicht mehr ausreichend nachkommen kann. Die Ursache ist in aller Regel eine Leberzirrhose (s. Tab. 43).

Tab. 43: Initiale Indikatoren der Leberzirrhose (HMG 26)

Nr.	Art	Wert	Bezeichnung
26_01	ATC	A07AA06	Paromomycin
26_02	ATC	A05BA17	Ornithinaspartat

a) Paromomycin-Humatin® (26_01)

Der Wirkstoff Paromomycin ist ein Antibiotikum aus der Gruppe der Aminoglykoide und wird zur Hemmung der Proteinsynthese von Bakterien eingesetzt. Humatin kann in Form von Hartkapseln oder als Lösung eingenommen werden. Zugelassen ist es für

• die Therapie und Prophylaxe der portosystemischen Enzephalopathie,
• die präoperative Reduktion der Darmflora und
• die Therapie des nichtinvasiven Amöbenbefalls des Darmlumens.[50]

Gemäß des Indikationsbereiches weist der Wirkstoff Paromomycin sowohl auf die hepatische Enzephalopathie als auch auf die Leberzirrhose hin. Mit Hilfe eines Ausschlussindikators wird die Validität auf die Leberzirrhose abgegrenzt. Dafür werden alle Versicherten ausgeschlossen, die eine Verordnung für Paromomycin erhalten haben und keine Diagnose der HMG 26, aber eine der DxG 240[51] (Toxische/nicht näher bezeichnete Enzephalopathie) aufweisen. Gleiches gilt für Versicherte mit der Diagnose O26.6 (Leberkrankheiten während der Schwangerschaft, der Geburt und des Wochenbettes); dies ist die ätiologisch angezeigte Diagnose für Lebererkrankungen in der Schwangerschaft. Die Indikation zur präoperativen Reduktion der Darmflora wird vorerst

---

[50] Vgl. Rote Liste (2012).
[51] Unter der DxG 240 werden die Diagnosen G92, G93.4 und K72.7- subsumiert.

nicht über eine Diagnose ausgeschlossen, weil sie aus dem Anwendungsgebiet des stationären Bereichs stammt und somit nicht in den ambulanten Abrechnungsdaten auftreten dürfte. Für die Amöbiasis werden die Diagnosen der Gruppe A06.- als richtig kodiert aus der Selektion ausgenommen.

b) Ornithinaspartat (26_02)

Ornithinaspartat besteht aus den Aminosäuren Ornithin und Aspartat, die direkt auf den Zellstoffwechsel in der Leber wirken und im Körper aufgespalten werden. Ammoniak wird durch sie gebunden und zum größten Teil in Harnstoff umgewandelt.

Indikation:

- Behandlung von Begleit- und Folgeerkrankungen aufgrund der gestörten Entgiftungsleistung der Leber mit Symptomen der latenten und manifestierten Enzephalopathie.[52]

Ornithinaspartat wird wie Paromomycin ebenfalls in der Therapie der hepatischen Enzephalopathie verwendet. Daher werden äquivalent die Diagnosen der DxG 240 und die Schwangerschaftsdiagnose O26.6 in Verbindung mit der Wirkstoffverordnung als korrekt kodiert eingeordnet.

Potentielle Fehlerquellen

Die Kodierqualität wird beim Vorliegen einer Verordnung von Paromomycin oder Ornithinaspartat in folgenden Fällen als unzureichend gemäß dem DIMDI beurteilt:

- Vergessene Dokumentation
  - Es wurde keine Diagnose der HMG 26 oder der jeweiligen Ausschlussindikatoren dokumentiert.

- Falsche/unspezifische Diagnose
  - K70.0 - Alkoholische Fettleber
  - K70.9 - Alkoholische Leberkrankheit
  - K71.9 - Toxische Leberkrankheit, nicht näher bezeichnet
  - K72.9 - Leberversagen, nicht näher bezeichnet

---

[52]Vgl. Rote Liste (2012).

- K75.9 - Entzündliche Leberkrankheit, nicht näher bezeichnet
- K76.0 - Fettleber [fettige Degeneration]
- K76.8 - Sonstige, nicht näher bezeichnete Krankheiten der Leber
- K76.9 - Lebererkrankung, nicht näher bezeichnet

3.3.3.2 Validierung der Indikatoren

Im ersten Test des Indikators Paromomycin zeigt sich, dass der Wirkstoff neben den indikationsgerechten Anwendungsgebieten zusätzlich für infektiöse und nicht infektiöse Darmkrankheiten verwendet wird. Diese Ungenauigkeit wird über einen zusätzlichen Ausschlussindikator nachjustiert. Zusätzlich ausgenommen werden für den Indikator 26_01 die Diagnosen der Gruppen A07.- (Sonstige Darmkrankheiten durch Protozoen), A08.- (Virusbedingte und sonstige nicht näher bezeichnete Darminfektionen), A09.- (Sonstige und nicht näher bezeichnete Gastroenteritis und Kolitis infektiösen und nicht näher bezeichneten Ursprungs) und die K52.- (Sonstige nichtinfektiöse Gastroenteritis und Kolitis). In der abschließenden Testung unter der neuen Konfiguration (s. Tab. 79, S. 206) werden drei Versicherte ohne eine spezifische Diagnose detektiert. Die Diagnosen K76.9, K70.0, F10.2 und F10.6 unterstützen das Krankheitsbild einer alkoholisch induzierten Leberzirrhose. Die Dokumentation einer Leberkrankheit oder einer Fettleber ist in diesem Kontext unzureichend spezifisch. Zu erwarten ist, äquivalent zu den Fällen, die sowohl den Indikator als auch die HMG ausgelöst haben, eine Diagnosekodierung der Alkoholischen Leberzirrhose (K70.3). Die geringe Fallzahl, die zugleich den Indikator und die HMG aufweisen, ist ein Resultat der hohen Letalität, denn eine HMG löst ein Versicherter nur aus, wenn er nicht im Morbiditätsjahr verstirbt. In der Indikatorentestung werden zudem nur Versicherte selektiert, die nicht verstorben oder aus anderen Gründen nicht mehr in der AOK PLUS versichert sind, um ein möglichst umfangreiches Diagnoseprofil auswerten zu können. Die Initialtestung für Ornithinaspartat liefert ein hinreichend gutes Ergebnis für die medizinische Validität des Indikators. Die identifizierte Versichertenanzahl mit Indikator und HMG (Spalte 5) ist mit 200 Versicherten deutlich höher als für den Wirkstoff Paromomycin (s. Tab. 80, S. 207). Das Diagnoseprofil ist proportional vergleichbar mit dem des Indikators 26_01. Neben der allgemeinen Leberkrankheit (K76.9) und der Fettleber (K70.0) wird häufig die Diagnose Leberversagen (K72.9) dokumentiert. Hierbei handelt es sich um eine Kodierung, die vornehmlich im stationären Bereich angewandt wird. Eine Verordnung von Ornithinaspartat ist nicht mit der Diagnose des Leberversagens begründbar. Einzig die Verwendung als Einweisungsdiagnose ist in einem weiter gefassten Interpretationskontext vertretbar. Die Auswertung der ambulant abgerechneten Diagnose K72.9G (s. Abb. 25) ergab jedoch, dass fast 50 % der Versicherten mit dieser Diagnose über vier Quartale kontinuierlich dokumentiert wurden. In nur 25 % der Fälle kann mit einem erweiterten Interpretationsbereich der Diagnose noch von einer richtigen Kodierung ausgegangen werden.

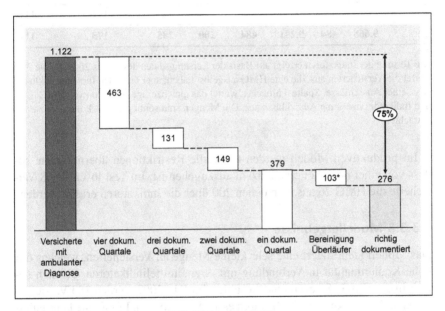

Abb. 25: Ambulante Diagnose K72.9G im Jahr 2009

* Durchschnitt des II. und III. Quartals, annualisiert.

Beide Indikatoren werden mit der abschließend diskutierten Modifikation in das prädiktive Erwartungsmodell der HMG 26 aufgenommen. Eine zeitliche Restriktion ist bei der Verwendung der Indikatoren nicht zu beachten, weil die Wirkstoffe über den Auswertungszeitraum hinweg zugelassen sind. Die Zusammenfassung des Testmodells (s. Tab. 44) sagt für das Jahr 2009 ein Potential von 111 Versicherten mit einer Kodierlücke voraus.

Tab. 44: Übersicht der Indikatorentestung für die HMG 26

Nr.	1 HMG[53]	2 Ind.	3 HMG ohne Ind.	4 =5+6 Ind.	5 Ind. und HMG	6 =7+8 Ind. ohne HMG	7 Ind. ohne HMG mit ICD	8 Ind. ohne HMG ohne ICD
26_01	9.668	12	9.662	12	1	11	8	3
26_02	9.668	474	9.295	474	200	274	166	108
Σ		486		486		285	174	111
Vers.	**9.668**	**484**	**9.291**	**484**	**200**	**285**	**173**	**111**

Die Testung der Indikatoren erfolgt auf Basis der Leistungsdaten des Jahres 2009. Spalte 3 wertet die Versicherten aus, die eine HMG ausgelöst haben, aber nicht den Indikator inklusive seiner Ausschlüsse. Spalte 5 hingegen wertet das gleichzeitige Auftreten von HMG und Indikator ohne seine Ausschlüsse aus. Die Mengen sind somit nicht als kongruent zu betrachten.

Im produktiven Modell werden nicht alle Restriktionen übernommen, sodass von einer noch höheren Anzahl auszugehen ist. Im Test lösen 9.668 Versicherte die HMG 26 aus, von denen 200 über die Indikatoren erklärt werden.

3.3.3.3 Modellergebnisse

Das Modell identifiziert eine sehr kleine Menge an Versicherten, welches die hohe Kodierqualität in Verbindung mit Arzneimittelindikatoren, die sich bereits in der HMG 38 gezeigt hat, bestätigt. Im Jahr 2007 wurden 184 Versicherte unzureichend kodiert, 2010 waren es 130 (s. Tab. 45). Es ist eine kontinuierliche Reduktion der Versichertenzahl zu verzeichnen, welche sich bis auf das Jahr 2008 proportional zur Fallzahl verhält. Begründet ist dies durch den Wechsel der BSNR im III. Quartal 2008 in Thüringen, der nicht vollständig durch die Heuristik abgefangen werden kann. Im Wesentlichen weisen die Fälle eine eineindeutige Beziehung auf; vereinzelt verordnen zusätzlich ermächtigte Ärzte mit der LANR 9999999 die Wirkstoffe.

---

[53] Versichertengrouping durch den Grouper der Versicherungsforen (V3.0) auf Basis der Leistungsdaten des Jahres 2009 nach dem aktuellen Klassifikationsmodell.

Tab. 45: Modellergebnisse der HMG 26

Nr.	Art	Wert	2007	2008	2009	2010
26_01	ATC	A07AA06	21	16	6	10
26_02	ATC	A05BA17	180	236	156	127
Gesamt (Vers.)			**184**	**179**	**151**	**130**

Für die Indikatoren wurden die distinkten Versicherten-Arzt-Kombinationen (Fälle) gezählt.
Die Gesamtauswertung weist die Anzahl der Versicherten aus.

Die Auswertung der arztbezogenen Fehlerquoten mit Hilfe des t-Tests ist aufgrund der geringen Fallzahl nicht sinnvoll. Zum einen sind die Fehlerquoten mit einer geringen Varianz eher binominal- als normalverteilt, wie das Histogramm (Abb. 26) zeigt, zum anderen ist die Grundgesamtheit für die Annahme einer Normalverteilung zu gering. Die statistische Prüfung auf eine signifikante Veränderung seit dem Jahr 2008 wird daher mit dem nichtparametrischen Wilcoxon-Rangsummentest durchgeführt.

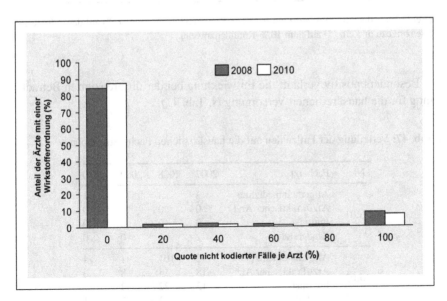

Abb. 26: Arztbezogene Fehlerquotenverteilung im Modell der HMG 26

Die mittlere Fehlerquote verbessert sich für beide Wirkstoffe. Paromomycin wurde 2010 in nur noch 14,1 % der Fälle ohne passende Diagnose verordnet, Ornithinaspartat zu 9,0 % (s. Tab. 46). Statistisch signifikant ist die Verbesserung der Kodierqualität im Vergleich zum Jahr 2008 für den Wirkstoff Ornithinaspartat. Das Gesamtmodell ist ebenfalls, wenn auch schwach, zum 10 %-Konfidenzniveau signifikant. Die Fehlerquote konnte um 1,8 Prozentpunkte auf 9,2 % reduziert werden.

Tab. 46: Entwicklung der durchschnittlichen Kodierqualität - Indikatoren der HMG 26

Nr.	Wert	Jahr	Obs.	Mean	Median	p_value
26_01	A07AA06	2008	34	0,2058	0	0,5064
		2010	52	0,1410	0	
26_02	A05BA17*	2008	861	0,1069	0	0,0982
		2010	915	0,0895	0	
Gesamt*		2008	895	0,1106	0	0,0863
		2010	967	0,0923	0	

Drei (***) bedeuten Signifikanz auf dem 1 %-Konfidenzniveau, zwei (**) auf dem 5 %-Konfidenzniveau und ein (*) auf dem 10 %-Konfidenzniveau.

Besonders positiv verläuft die Entwicklung bei der differenzierten Betrachtung für die hausärztlichen Versorgung (s. Tab. 47).

Tab. 47: Verteilung der Fallzahlen auf die hausärztlichen Facharztgruppen

Nr.	Facharzt	2007	2008	2009	2010
26_01	Allgemeinmediziner	3	3	1	1
	Arzt/Praktischer Arzt	0	0	0	0
	Internist	0	2	0	0
	Kinderarzt	2	1	0	0
26_02	Allgemeinmediziner	92	101	91	74
	Arzt/Praktischer Arzt	18	14	8	6
	Internist	15	22	22	21
	Kinderarzt	2	2	3	1

Paromomycin wird 2010 nur in einem Fall ohne passende Diagnose verordnet. 80 % der falsch kodierten Fälle mit einer Verordnung für Ornithinaspartat werden im Jahr 2010 in der hausärztlichen Versorgung selektiert. Während die Internisten keine wesentliche Verbesserung erzielten, konnten insbesondere die Allgemeinmediziner die Anzahl ihrer falsch kodierten Fälle von 101 im Jahr 2008 auf 74 im Jahr 2010 reduzieren.

3.3.3.4 Zusammenfassung

Die Kodierqualität für die Krankheit Leberzirrhose hat sich im Vergleich zum Jahr 2008 messbar verbessert. 2010 wurden durchschnittlich 9,2 % der Fälle mit einer Wirkstoffverordnung für Paromomycin oder Ornithinaspartat ohne entsprechende Diagnose selektiert, 1,8 Prozentpunkte weniger als noch im Jahr 2008. Im Vergleich mit den Wirkstoffindikatoren der HMG 38 ist eine erheblich höhere Fehlerquote zu verzeichnen. Die Ursachen für die unzureichende Kodierung liegen insbesondere in der Dokumentation der Diagnosen K70.0, K72.9 und K76.9, anstatt der ätiologischen, die der HMG 26 zugrunde liegen. Die Beratungen zur Verbesserung der Kodierqualität wurden in Verbindung mit der HMG 38 im Jahr 2009 und 2010 durchgeführt. Es bestätigen sich vergleichbare Verbesserungen der Kodierqualität, obwohl sich die Prävalenz und die medizinische Robustheit der Indikatoren deutlich unterscheiden. Auf der einen Seite deckt die HMG 38 ein sehr breites Spektrum der Erkrankungen aus dem rheumatischen Formenkreis ab. Ihre Indikatoren verfügen über einen weitreichenden Indikationsbereich, welcher über Ausschlussdiagnosen geschärft werden muss. Im Gegensatz dazu subsumiert die HMG 26 speziell die Diagnosen der Leberzirrhose, die über zwei Wirkstoffe mit einer hohen medizinischen Robustheit, in Bezug auf das Vorliegen einer anderen Krankheit als der Leberzirrhose, eine entsprechende Kodierung erwarten lassen.

3.3.4 Angina pectoris/Zustand nach altem Myokardinfarkt (HMG 83)

Die HMG 83 fasst verschiedene Erkrankungen des Herzens zusammen. Darin inbegriffen sind die Angina pectoris als Symptom einer ischämischen Herzerkrankung, die Komplikationen des akuten Herzinfarktes und der Alte Myokardinfarkt, der länger als 28 Tage zurückliegt (s. Tab. 48). Die Diagnosen für die Komplikationen des Herzinfarktes haben ein obligates Hospitalisierungskriterium. Sie werden im akutstationären Bereich angewendet. Zusammengefasst sind diese Diagnosen in der DxG 362 (Postmyokard-Syndrom).

Tab. 48: Diagnosen der HMG 83

ICD	DxG	Bezeichnung
I20.1		Angina pectoris mit nachgewiesenem Koronarspasmus
I20.8	364	Sonstige Formen der Angina pectoris
I20.9		Angina pectoris, nicht näher bezeichnet
I23.0		Hämoperikard als akute Komplikation nach akut. Myokardinfarkt
I23.1		Vorhofseptumdefekt als akute Komplikation nach akut. Myokardinfarkt
I23.2		Ventrikelseptumdefekt als akute Komplikation nach akut. Myokardinfarkt
I23.3		Ruptur der Herzwand ohne Hämoperikard als
	362	akute Komplikation nach akut. Myokardinfarkt
I23.6		Thrombose des Vorhofes, des Herzohres oder der Kammer als
		akute Komplikation nach akut. Myokardinfarkt
I23.8		Sonstige akute Komplikationen nach akut. Myokardinfarkt
I24.1		Postmyokardinfarkt-Syndrom
I25.20		Alter Myokardinfarkt: 29 Tage bis unter 4 Monate zurückliegend
I25.21	363	Alter Myokardinfarkt: 4 Monate bis unter 1 Jahr zurückliegend
I25.22		Alter Myokardinfarkt: 1 Jahr und länger zurückliegend
I25.29		Alter Myokardinfarkt: nicht näher bezeichnet

Zur Beurteilung der Kodierqualität in der ambulanten Versorgung sind diese Diagnosen nicht geeignet. Die HMG 83 wird deshalb um die Diagnosen der DxG 362 bereinigt und die Prüfung der HMG-Auslösung erfolgt ausschließlich auf Basis der DxG 364 (Angina pectoris) und 363 (Alter Myokardinfarkt). Am häufigsten wurde in Sachsen und Thüringen im Rahmen der HMG 83 zur Diagnose I20.9 (Angina pectoris, nicht näher bezeichnet) beraten und behandelt (s. Tab. 49). Das Verhältnis zwischen Männern und Frauen mit dieser Diagnose ist mit 55 % Frauenanteil fast ausgeglichen. Die Prävalenz liegt bei 1,86 % der AOK PLUS-Versicherten im Jahr 2010, ist aber seit 2007 leicht rückläufig. Das durchschnittliche Alter steigt um 1,3 Jahre auf 73,3 Jahre. Am zweithäufigsten ist die Diagnose des Alten Herzinfarktes, nicht näher bezeichnet (I25.29). Zwei Drittel der Betroffenen sind Männer. Im Gegensatz zur Angina pectoris ist eine steigende Prävalenz in der AOK PLUS-Population zu verzeichnen. Das Verhältnis zwischen Männern und Frauen bleibt konstant, während sich das durchschnittliche Alter von 2007 zu 2010 um 0,8 Jahre auf 73,6 Jahre erhöht.

Tab. 49: Die häufigsten Behandlungsanlässe zu Angina pectoris/Z. n. altem Myokardinfarkt (HMG 83)

ICD	Bezeichnung	2007 Σ	2007 m	2007 w	2007 Ø age	2008 Σ	2008 m	2008 w	2008 Ø age	2009 Σ	2009 m	2009 w	2009 Ø age	2010 Σ	2010 m	2010 w	2010 Ø age
I20.9	Angina pectoris, n. n. bez.	1,91	0,83	1,08	72,0	1,79	0,79	1,00	72,5	1,83	0,81	1,02	72,9	1,86	0,83	1,03	73,3
I25.29	Alter Myokardinfarkt: N. n. bez.	0,58	0,38	0,20	72,8	0,59	0,39	0,20	73,2	0,61	0,40	0,21	73,5	0,64	0,42	0,22	73,7
I20.8	Sons. Formen Angina pectoris	0,51	0,24	0,27	69,1	0,47	0,22	0,25	69,7	0,48	0,23	0,25	70,0	0,48	0,23	0,25	70,6
I25.22	Alter Myokardinfarkt: 1 Jahr und länger zurück	0,26	0,18	0,08	72,5	0,29	0,20	0,09	72,8	0,32	0,22	0,10	73,0	0,37	0,26	0,11	73,3
I25.2	Alter Myokardinfarkt	0,18	0,12	0,06	73,1	0,18	0,12	0,06	73,4	0,17	0,11	0,06	73,6	0,17	0,11	0,06	73,8
I25.1	Angina pectoris mit nachgew. Koronarspasmus	0,05	0,02	0,03	69,8	0,05	0,02	0,03	70,5	0,05	0,02	0,03	70,5	0,06	0,03	0,03	71,4
I25.20	Alter Myokardinfarkt: 29 Tage bis unt. 4 Monate zurück	0,03	0,02	0,01	71,6	0,03	0,02	0,01	71,5	0,03	0,02	0,01	71,5	0,03	0,03	0,01	72,0
I25.21	Alter Myokardinfarkt: 4 Monate bis unt. 1 Jahr zurück	0,03	0,02	0,01	69,7	0,03	0,02	0,01	70,2	0,03	0,02	0,01	70,6	0,04	0,02	0,01	71,0

(Σ) beschreibt den prozentualen Anteil der Versicherten mit der Diagnose, (sex) den Anteil der Männer (m) und der Frauen (w) mit der Diagnose im Verhältnis zu der Gesamtpopulation in Prozent, ($\varnothing$-age) das durchschnittliche Alter der Patienten in Jahren.

3.3.4.1 Modellbildung/Indikatorenauswahl

Die Indikatoren für die HMG 83 werden aus drei Leistungsbereichen gewählt. Die modelleinschließenden Diagnosen basieren dabei auf der Intention, dass sich eine akutstationäre oder eine akutambulante Diagnose nach dem akuten Auftreten des Herzinfarktes in einer Diagnose, die das Zurückliegen des Ereignisses charakterisiert, widerspiegeln muss. Als zweite Indikatorquelle dienen die DMP-Dokumentationen. Im DMP KHK und im DMP DM ist im Dokumentationsbogen ein in der Vergangenheit erlittener Herzinfarkt zu kennzeichnen. Auch hier ist eine Diagnosedokumentation des zurückliegenden Herzinfarktes obligatorisch. Zu diesen Indikatoren konnte auch ein hochspezifisches Medikament als Prädiktor identifiziert werden. Tab. 50 fasst die zu testenden Indikatoren zusammen.

Tab. 50: Initiale Indikatoren der HMG 83

Nr.	Art	Wert	Bezeichnung
83_01	ICD	I21.-Z	„Zustand nach" - Akutem Myokardinfarkt
83_02	ICD	I22.-Z	„Zustand nach" - Rezidivierendem Myokardinfarkt
83_03	ICD	I23.-G	Akute Komplikationen nach akutem Myokardinfarkt
83_04	ICD	I24.1G	Postmyokardinfarkt-Syndrom
83_05	ICD	I25.2-Z	„Zustand nach" - Altem Myokardinfarkt
83_06	DMP	HERZINFARKT	DMP KHK Patient mit Myokardinfarkt
83_07	DMP	HERZINFARKT	DMP DM Patient mit Myokardinfarkt
83_08	ATC	C03DA04	Eplerenon-Inspra®

a) Diagnosen mit Zusatzkennzeichen Z (83_01/02/05)

Die ersten beiden Diagnoseindikatoren unterstützen die Intention, dass ein zurückliegender Myokardinfarkt nicht mit der Akutdiagnose und dem Zusatzkennzeichen Z zu verschlüsseln ist. Das gilt für den akuten *(I21.-)* und den rezidivierenden *(I22.-)* Myokardinfarkt. Im Gegensatz dazu ist ein Diagnoseschlüssel, der einen zurückliegenden Zustand beschreibt, nicht zusätzlich mit dem Zusatzkennzeichen Z zu versehen, sondern mit G. Die Kodierung *I25.2-Z* beschreibt den Behandlungsanlass falsch.

b) Diagnosen mit Zusatzkennzeichen G (83_03/04)

Die Verwendung der akutstationären Diagnosen aus der DxG 362 in der ambulanten Versorgung deutet ebenfalls auf eine Kodierlücke für den Alten Myokardinfarkt hin. Die Diagnosegruppe *I23.*- beinhaltet Komplikationen nach einem akuten Myokardinfarkt. Als akut wird ein Myokardinfarkt gemäß DIMDI bis zu 28 Tage nach dem Ereignis bezeichnet. Ab dem 29. Tag ist statt der Diagnose I23.- der Code I25.2- in Verbindung mit einer Diagnose I31.- (Sonstige Krankheiten des Perikards) oder I51.- (Komplikationen einer Herzkrankheit und ungenau beschriebene Herzkrankheit) zu verwenden. In der ambulanten Kodierung zeigen sich Fälle, wo diese Diagnose über mehrere Quartale abgerechnet wurde (s. Abb. 27). Das Dressler-Syndrom (83_04) ist eine Komplikation, die meist Tage bis Wochen nach einem Myokardinfarkt auftritt. Die Diagnose *I24.1* impliziert einen alten Myokardinfarkt und damit die Diagnose I25.2-. Fehlt diese, ist von einer fehlerhaften Kodierung auszugehen.

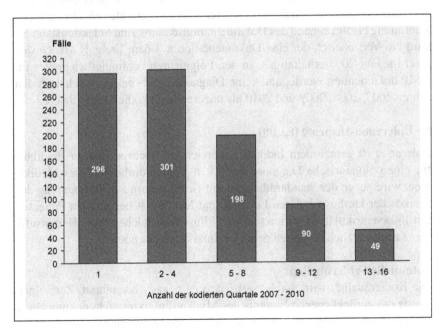

Abb. 27: Kodierung der Diagnose I23.- von 2007 - 2010

c) DMP-Dokumentationen (83_06/07)

In den DMP-Dokumentationen zur Koronaren Herzkrankheit (KHK) und Diabetes mellitus (DM) wird ein Herzinfarkt als relevantes Ereignis vermerkt. Im DMP KHK ist er unter dem Dokumentationsparameter *Akutes Koronarsyndrom* und im DMP DM unter *Relevante Ereignisse* zu erfassen. Zu beachten ist, dass bei der erstmaligen Dokumentation ein zurückliegender Myokardinfarkt zu dokumentieren ist, bei der zweiten und allen folgenden Dokumentationen ist der neu aufgetretene Myokardinfarkt zu erfassen. Die Anzahl der Dokumentationen mit dem Vermerk Myokardinfarkt ist während der DMP-Teilnahme des Versicherten komplementär zu der Anzahl der erlittenen Myokardinfarkte. Die Dokumentation des Ereignisses impliziert nach der akuten Phase eine Diagnose des alten Myokardinfarktes (I25.2-). Dieser Zusammenhang wird über die beiden DMP-Indikatoren abgebildet. Abweichend von den übrigen Indikatoren muss die Zeitachse für die Auslösung des Indikators relativ gewählt werden, um eine Initialdokumentation aus einem Vorjahr zu erfassen, denn auch diese zeigen eine Diagnose des Alten Myokardinfarktes an. Die zeitliche Zuordnung erfolgt anhand des Dokumentationsdatums zum Selektionsjahr. So wird ein Versicherter, der eine Dokumentation mit dem Ereignis *Myokardinfarkt* im Jahr 2007 erhalten hat, in den Folgejahren kontinuierlich weiter im DMP dokumentiert wurde, und keine Diagnose I25.2- bekommen hat, in den Jahren 2007, 2008, 2009 und 2010 als unzureichend kodiert klassifiziert.

d) Eplerenon-Inspra® (83_08)

Eplerenon ist gemäß dem Indikationsbereich ein hochspezifischer Prädiktor für eine obligatorische Diagnose des Alten Myokardinfarktes. Das Medikament wird neben der Standardtherapie mit Betablockern zur Verringerung des Risikos der kardiovaskulären Letalität und Morbidität bei stabilen Patienten mit linksventrikulärer Dysfunktion und klinischen Zeichen einer Herzinsuffizienz nach kürzlich aufgetretenem Herzinfarkt angewendet.[54]

Potentielle Fehlerquellen

Die Kodierqualität wird durch zwei Faktoren negativ beeinflusst. Zum einen wurde das zurückliegende Ereignis des Myokardinfarktes nicht dokumentiert, obwohl dazu beraten und/oder behandelt wurde. Zum anderen wurden Diagnoseschlüssel falsch angewendet und der richtige Code I25.2- wurde nicht dokumentiert.

---

[54]Vgl. Rote Liste (2012).

• Vergessene Dokumentation

  – bei einer Eplerenonverordnung

  – Ereignis Myokardinfarkt im DMP KHK oder DMP KHK dokumentiert

  – I24.1 - Postmyokardinfarkt-Syndrom

• Falsche/unspezifische Dokumentation

  – I25.2-Z - Alter Myokardinfarkt mit Zusatzkennzeichen Z

  – I21.-Z - Akuter Myokardinfarkt mit Zusatzkennzeichen Z

  – I22.-Z - Rezidivierender Myokardinfarkt mit Zusatzkennzeichen Z

  – I23.- Akute Komplikation nach akutem Herzinfarkt

3.3.4.2 Validierung der Indikatoren

Die Testergebnisse für die Indikatoren mit dem Zusatzkennzeichen Z bestätigen die Indikatoren in ihrer medizinischen Validität für die HMG 83 (s. Tab. 81, Tab. 82 und Tab. 85, ab S. 208). Die selektierten Versichertenpopulationen weisen hinsichtlich der Morbidität keine Unterschiede auf. Ferner sind sie durch Komorbiditäten der Krankheiten Hypertonie, KHK und Diabetes mellitus Typ 2 charakterisiert. Es ist nicht nötig die Indikatoren weiter einzugrenzen. Die Diagnosen der DxG 362 bestätigen in der Testung ebenfalls die Intention, dass sie ohne zusätzliche Ausschlussdiagnosen hinreichend spezifisch sind. Die Diagnose einer Komplikation nach einem akuten Myokardinfarkt impliziert einen Myokardinfarkt, der kodiert werden muss. Der überwiegende Anteil der Versicherten mit einer solchen Komplikation ist ohne passende Diagnose. Für die I23.- sind es fast 74 % (s. Tab. 83 und Tab. 84, S. 210-211). Für die DMP-Indikatoren gilt die gleiche Spezifität wie für die Diagnoseindikatoren. Ein dokumentierter Myokardinfarkt bedingt eine Diagnose I25.2-. Der akute Myokardinfarkt wurde im DMP KHK bei 14 % der Versicherten ohne Diagnose (Spalte 8) dokumentiert (s. Tab. 86 und Tab. 87, S. 213-214). Dies ist aber keine Ungenauigkeit des Indikators, denn die Versicherten mit passender Diagnose und Indikator (Spalte 5) haben zu 16 % einen akuten Myokardinfarkt kodiert bekommen. Ähnliche Dimensionen sind für den Indikator DMP DM zu beobachten. In der Testübersicht für das Medikament Eplerenon lässt sich der Indikationsbereich anhand der Diagnosen ablesen. Sowohl die Versichertenpopulation mit Diagnose (Spalte 5) als auch die ohne passende Diagnose (Spalte 8) der HMG 83 leiden an einer Herzinsuffizienz, die durch einen Myokardinfarkt induziert wurde. Als Komorbidität ist neben den kardiovaskulären Erkrankungen bei einigen Versicherten eine COPD aufgetreten (s. Tab. 88, S.215). Aufgrund der identischen Morbiditätsstruktur ist Eplerenon ohne weitere Ausschlüsse als Prädiktor verwendbar. Die Indikatoren zeichnen sich nach den Tests durch eine hohe medizinische Validität aus und werden unverändert in das produktive Modell übernommen. Das Testmodell selektiert folgende Ergebnisse:

Tab. 51: Übersicht der Indikatorentestung für die HMG 83

Nr.	1 DxG[55]	2 Ind.	3 DxG ohne Ind.	4 =5+6 Ind.	5 Ind. und DxG	6 =7+8 Ind. ohne DxG	7 Ind. ohne DxG mit ICD	8 Ind. ohne DxG ohne ICD
83_01	85.343	32.894	7.0343	32.894	15.000	17.894	189	17.705
83_02	85.343	461	85.109	461	234	227	3	224
83_03	85.343	378	85.244	378	99	279	4	275
83_04	85.343	418	85.148	418	195	223	0	223
83_05	85.343	8.485	81.033	8.485	4.310	4.175	54	4.121
83_06	85.343	3.320	83.567	3.320	1.776	1.544	20	1.524
83_07	85.343	1.516	84.564	1.516	779	737	4	733
83_08	85.343	2.144	84.545	2.144	798	1.346	3	1.343
Σ		49.616		49.616		26.425	277	26.148
Vers.	**85.343**	**42.879**	**65.998**	**42.879**	**19.345**	**23.534**	**251**	**23.283**

Die Testung der Indikatoren erfolgt auf Basis der Leistungsdaten des Jahres 2009.

Der Erklärungsgehalt der HMG 83 durch das Modell ist sehr hoch. Von den 85.343 Versicherten, die die DxG auslösen, werden 19.345 durch die Indikatoren beschrieben. Das entspricht einem Anteil von 23 % und liegt zwischen der HMG 26 mit einem Erklärungsgehalt von 2 % und der HMG 38 mit über 43 %. Das Modell identifiziert 251 Versicherte (2009), die zwar die Diagnose für die HMG 83 bekommen haben, aber das Arzneimittelkriterium von mindestens 183 DDD nicht erfüllen. Insgesamt wird für 23.283 Versicherte eine obligatorische Diagnose der HMG 83 vorhergesagt. Das entspricht einem Anteil von rund 27 % unzureichend dokumentierten Versicherten.

---

[55] Auswertung der Auslösung DxG 363 und 364 gemäß den Leistungsdaten des Jahres 2009 nach dem Klassifikationsmodell 2011.

3.3.4.3 Modellergebnisse

Der produktive Regeldurchlauf des Modells identifiziert, vergleichbar zu den Testergebnissen, eine Versichertenpopulation von 33.149 Versicherten im Jahr 2010. Die Verteilung auf die einzelnen Indikatoren ist erwartungstreu, wobei die Ausprägungen gegenüber den Testergebnissen leicht erhöht sind (s. Tab. 52).

Tab. 52: Modellergebnisse der HMG 83

Nr.	Art	Wert	2007	2008	2009	2010
83_01	ICD	I21.-Z	23.934	25.154	25.505	25.611
83_02	ICD	I22.-Z	348	311	284	258
83_03	ICD	I23.-G	298	301	303	322
83_04	ICD	I24.1G	327	324	285	269
83_05	ICD	I25.2-Z	5.407	5.343	5.322	5.030
83_06	DMP	KHK	3.882	6.091	7.168	8.101
83_07	DMP	DM	1.988	3.272	3.719	4.039
83_08	ATC	C03DA04	1.319	1.673	2.013	2.219
	ICD (Vers.)		24.475	25.312	25.684	25.437
	DMP (Vers.)		5.476	8.588	9.900	10.983
	ATC (Vers.)		1.082	1.404	1.674	1.852
	Gesamt (Vers.)		**28.326**	**30.883**	**32.650**	**33.149**

Für die Indikatoren wurden die distinkten Versicherten-Arzt-Kombinationen (Fälle) gezählt. Die Gesamtauswertung weist die Anzahl der Versicherten aus.

In der Testung werden Versicherte ausgeschlossen, die verstorben sind oder die Krankenkasse gewechselt haben, um für die Validierung eine Ganzjahresabbildung der Komorbiditäten zu erhalten. Am häufigsten wird der Diagnoseschlüssel I21.-Z falsch verwendet. In den absoluten Fallzahlen (distinkte Arzt-Versicherten-Kombinationen) ist von 2007 zu 2010 ein Anstieg von 7 % zu verzeichnen. Durch die ICD-Indikatoren werden 2010 25.437 Versicherte als auffällig klassifiziert. In Relation zu den Einzelergebnissen bedeutet das, dass 24 % der Versicherten bei mehreren Ärzten und/oder durch mehrere Indikatoren auffällig sind. Dies verstärkt die Prädiktion der Krankheit für den Versicherten. Die durch eine DMP-Dokumentation ermittelte Versichertenanzahl erhöht sich gemäß dem kumulativen Selektionsalgorithmus von Jahr zu

Jahr. Im Jahr 2010 wurden 10.983 aktiv am DMP teilnehmende Versicherte nicht mit der entsprechenden Diagnose I25.2- dokumentiert. Die fehlenden Kodierungen in der Verbindung mit einer Eplerenonverordnung steigen von 2007 zu 2010 proportional zur Verordnungsmenge des Wirkstoffes, sodass für diesen Indikator anhand der absoluten Ergebnisse keine Verbesserung erkennbar ist.

Auswertung der hochspezifischen Diagnoseindikatoren
In der Auswertung der arztbezogenen Kodierquoten (s. Tab. 53) für die Diagnoseindikatoren werden für zwei Indikatoren höchst signifikante Unterschiede zwischen den Vergleichsjahren gemessen.

Tab. 53: Entwicklung der durchschnittlichen Kodierqualität - ICD Indikatoren der HMG 83

Nr.	Wert	Jahr	Obs.	Mean	Std.Err.	[95 % Conf. Interval]		p_value
83_01	I21.-Z	2008	4.930	0,55220	0,00476	0,54285	0,56153	0,4588
		2010	4.626	0,55713	0,00464	0,54802	0,56622	
83_02	I22.-Z***	2008	358	0,39507	0,02389	0,34822	0,44190	0,0008
		2010	277	0,51905	0,02794	0,46427	0,57383	
83_03	I23.-G**	2008	181	0,55386	0,03379	0,48761	0,62011	0,0456
		2010	155	0,65117	0,03478	0,58297	0,71936	
83_04	I24.1G*	2008	188	0,52880	0,03190	0,46625	0,59134	0,0776
		2010	159	0,61003	0,03298	0,54537	0,67468	
83_05	I25.2-Z***	2008	2.179	0,48634	0,00869	0,46930	0,50337	0,0008
		2010	1.937	0,52817	0,00899	0,51052	0,54580	
Gesamt*		2008	7.835	0,52625	0,00417	0,51806	0,53442	0,0000
		2010	7.154	0,55102	0,00415	0,54287	0,55917	

Drei (***) bedeuten Signifikanz auf dem 1 %-Konfidenzniveau, zwei (**) auf dem 5 %-Konfidenzniveau und ein (*) auf dem 10 %-Konfidenzniveau.

Beide konstatieren eine negative Entwicklung der Mittelwerte. Die Kodierung eines rezidivierenden Myokardinfarktes mit dem Zusatzkennzeichen Z hat sich im Verhältnis zu den gesamten I22.- Diagnosen von 39,5 % (2008) auf 51 % (2010) verschlechtert. Ein ähnlich schlechtes Ergebnis ist für die Diagnose des Alten Myokardinfarktes mit Zusatzkennzeichen Z zu messen. Im Vergleich zum Gesamtdiagnoseaufkommen werden im Jahr 2008 48,6 % und 2010 52,8 % aller Fälle falsch kodiert. Die Hälfte aller I25.2- Kodierungen ist falsch, denn unter der Prämisse, dass die I25.2-Z keine medizinische Indikation beschreibt, ist eine Quote von großer Null mit schlechter Kodierqualität zu erklären. In den restlichen ICD-Indikatoren ist ebenfalls keine positive Veränderung zu erkennen, sodass das Gesamtergebnis, welches zum höchsten Signifikanzniveau bestätigt werden kann, folgerichtig ist. Im Jahr 2010 wird jede zweite Diagnose der Indikatoren fälschlicherweise für die Verschlüsselung eines alten Myokardinfarktes verwendet. Die Aggregation der arztbezogenen Fehlerquoten in den jeweiligen Indikatoren auf die Ebene der Facharztgruppen bestätigt ausschließlich für die Facharztgruppe der Allgemeinmediziner einen positiven Effekt. Abb. 28 zeigt die Entwicklung für die sechs am häufigsten in den Indikatoren vertretenen Facharztgruppen. Im Vergleich zum Jahr 2008 konnten leichte Verbesserungen erzielt werden, die aber für die Allgemeinmediziner nicht signifikant sind. Die Quoten der Hausärzte, welche absolut die meisten Fälle dokumentieren, liegen geschlossen über dem Durchschnitt. Dieses Ergebnis unterstützt die Intention der granularen Auswertung. Es ist keine Veränderung der Kodierqualität für die ICD-Indikatoren messbar.

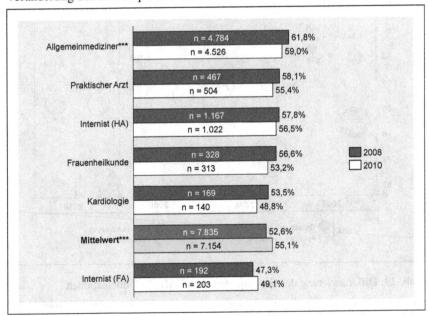

Abb. 28: Veränderung in den häufigsten Facharztgruppen

Drei (***) bedeuten Signifikanz auf dem 1 %-Konfidenzniveau, zwei (**) auf dem 5 %-Konfidenzniveau und ein (*) auf dem 10 %-Konfidenzniveau.

Auswertung der hochspezifischen DMP-Dokumentationsindikatoren
Absolut steigt die Anzahl der Versicherten, die im DMP Koronare Herzkrankheit oder Diabetes mellitus mit der Prävalenz eines alten Myokardinfarkt betreut werden und nicht die Indikationsdiagnose erhalten haben. Für die Beurteilung der Kodierqualität sowie die ggf. unterschiedliche Verfahrensweise bei der Erfassung von Ereignissen in der Erst- und Folgedokumention wurden jahresspezifische Fehlerquoten je DMP und Dokumentationsart ermittelt. Abb. 29 zeigt, dass sich die Fehlerquoten über die Jahre homogen verbessert haben.

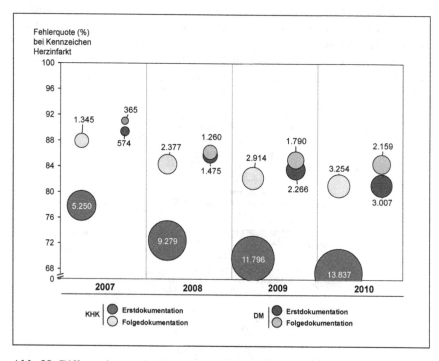

Abb. 29: Differenzierung der Fehlerquoten nach DMP-Dokumentationen
Die Größe der Blasen spiegelt das Volumen der subsumierten Dokumentationsfallzahl (Arzt-Versicherter) je DMP und Jahr wider.

Die Erstdokumentationen und das DMP KHK werden besser kodiert als die Folgedokumentationen und das DMP DM. Der Peak der Fehlerquoten liegt bei ca. 91 % im Jahr 2007 für die Folgedokumentation des Diabetes mellitus.

Die größte Versichertenmenge wird über das DMP KHK selektiert. Im Jahr 2010 ist vom betreuenden Arzt in 13.837 Fällen, für die in einer Erstdokumentation im Zeitraum 2007 bis 2010 die Prävalenz eines Alten Myokardinfarktes angezeigt wurde, nicht die obligatorische Diagnose I25.2-G kodiert worden. Die statistische Prüfung (s. Tab. 54) der ermittelten Fehlerquoten auf eine Veränderung bestätigt eine positive Entwicklung zum höchsten Signifikanzniveau. Jedoch kann bei einer durchschnittlichen Fehlerquote von 70,7 % (2010) nicht von Erfolg gesprochen werden, sondern von erheblichem Handlungs- und Aufklärungsbedarf.

Tab. 54: Entwicklung der durchschnittlichen Kodierqualität - DMP Indikatoren der HMG 83

Nr.	Wert	Jahr	Obs.	Mean	Std.Err.	[95 % Conf. Interval]		p_value
83_06	KHK***	2008	2.260	0,707	0,0061	0,69568	0,71980	0,000
		2010	2.417	0,655	0,0059	0,64355	0,66680	
83_07	DM***	2008	2.162	0,796	0,0056	0,78548	0,80778	0,000
		2010	2.417	0,759	0,0056	0,74813	0,77010	
Gesamt*		2008	4.422	0,751	0,0042	0,74287	0,75953	0,000
		2010	4.834	0,707	0,0041	0,69902	0,71527	

Drei (***) bedeuten Signifikanz auf dem 1 %-Konfidenzniveau, zwei (**) auf dem 5 %-Konfidenzniveau und ein (*) auf dem 10 %-Konfidenzniveau.

Auswertung des hochspezifischen Arzneimittelindikators
Die Modellergebnisse für Eplerenon zeigen einen stetigen Anstieg. 2007 wurde bei 1.082 Versicherten die Herzinsuffizienz nach einem Herzinfarkt zusätzlich mit diesem Wirkstoff therapiert, ohne dass eine Diagnose des alten Myokardinfarktes gestellt wurde, 2010 waren es 1.852 Versicherte. Eplerenon wird vorwiegend in der hausärztlichen Praxis verordnet. Im Jahr 2010 gab es in der AOK PLUS 42.046 Verordnungen (s. Tab. 55).

Tab. 55: Verordnungen des Wirkstoffes Eplerenon 2007 - 2010

Verordnungen	2007	2008	2009	2010
Gesamt	26.706	36.212	40.826	42.046
...davon Hausärzte	k. A.	15.620*	32.232	33.837

(*) Auswertung nur für III. und IV. Quartal 2008.

Die Fehlerquoten liegen für Arzneimittelverordnungen nach den bisherigen Modellen eher unüblich[56] hoch. Im Durchschnitt weisen 70,3 % der Versicherten mit einer Verordnung von Eplerenon keine Diagnose für den Alten Myokardinfarkt auf. Statistisch ist weder für die Gruppe der Hausärzte noch für die Gesamtpopulation der verordnenden Ärzte eine Veränderung der Fehlerquoten nachweisbar (s. Tab. 56).

Tab. 56: Entwicklung der durchschnittlichen Kodierqualität der Hausärzte - ATC Indikator der HMG 83

Facharzt	Jahr	Obs.	Mean	Std.Err.	[95 Conf. Interval]		p_value
Allgemein-	2008	822	0,71953	0,01472	0,69067	0,74839	0,3520
mediziner	2010	972	0,70101	0,01338	0,67477	0,72724	
Praktischer	2008	100	0,67686	0,04513	0,58838	0,76534	0,6533
Arzt	2010	128	0,70323	0,03740	0,62991	0,77654	
Internist	2008	251	0,69099	0,02703	0,63798	0,74399	0,9106
	2010	298	0,68689	0,02453	0,63879	0,73498	
Gesamt	2008	1.408	0,70321	0,01131	0,68103	0,72539	0,9995
	2010	1.636	0,70320	0,01023	0,68314	0,72326	

Drei (***) bedeuten Signifikanz auf dem 1 %-Konfidenzniveau, zwei (**) auf dem 5 %-Konfidenzniveau und ein (*) auf dem 10 %-Konfidenzniveau.

Eine Ursache dafür könnte in der Off-Label-Use-Anwendung liegen. In der Therapie der Herzinsuffizienz wird vornehmlich der Wirkstoff Spironolacton eingesetzt. Zugelassen ist er zur Behandlung von Ödemen infolge einer Herzinsuffizienz. Dem muss ein Myokardinfarkt nicht vorausgegangen sein. Spironolacton kann im Gegensatz zu Eplerenon erhebliche Nebenwirkungen hervorrufen, wie z. B. Gynäkomastie. In diesen Fällen ist ein Ausweichen auf Eplerenon denkbar. Diese Substitution ist durch das Modell nicht abbildbar, sodass der Indikator mit einer erheblich geringeren medizinischen Robustheit eine obligatorische Diagnose des Alten Myokardinfarktes vorhersagt.

---

[56]Vgl. ATC-Fehlerquoten der HMG 38 (s. S. 118) und der HMG 26 (s. S. 128).

3.3.4.4 Zusammenfassung

Der Erfolgsfaktor für eine gute Kodierqualität der HMG 83 liegt in der Dokumentation der Diagnose I25.2-G. Über die Diagnoseindikatoren werden falsche Verschlüsselungsformen und Koinzidenzen des Alten Myokardinfarktes erfasst. In diesem Bereich zeigt sich keine Verbesserung der Kodierqualität im Vergleich der Jahre 2008 und 2010. Im Gegenteil, die Verwendung der falschen Codes wie z. B. I25.2-Z nimmt zu. Die Indikatoren der DMP-Dokumentationen erfassen das Nicht-Vorliegen der Diagnose I25.2-. Über den Auswertungszeitraum zeigt sich eine kontinuierliche Verbesserung, die nicht auf ein kausales Ereignis schließen lässt. Die Kodierqualität ist mit einer Fehlerquote von 70 % sehr schlecht. Kein hinreichend spezifisches Ergebnis ergab die Auswertung des Wirkstoffes Eplerenon. Die Kodierqualität hat sich nicht verändert, wobei der Anteil der Versicherten, die den Wirkstoff in Verbindung mit einem vorausgegangenen Myokardinfarkt erhalten haben, nicht eindeutig zu messen ist. Bisher war die HMG 83 nicht Bestandteil einer Beratungskampagne. Die Ergebnisse bestätigen diesen Umstand, denn der in den beiden zuvor analysierten Modellen (HMG 38 und HMG 26) identifizierte Verbesserungseffekt konnte in der HMG 83 nicht nachgewiesen werden.

3.3.5 Strukturierte Behandlungsprogramme (DMP)

Vor zehn Jahren wurden die DMP-Verträge in Deutschland eingeführt. Das DMP Diabetes mellitus Typ 2 wurde 2003 als erster Vertrag sowohl in Sachsen als auch in Thüringen geschlossen. Seit dem Jahr 2008 sind alle Programme in der vertragsärztlichen Versorgung implementiert (s. Tab. 57). Den Abschluss bildeten die beiden Programme Asthma und COPD.

Tab. 57: Beginn der DMP-Modelle in der AOK PLUS

Bundesland	DM II	KHK	Brustkrebs	DM I	Asthma	COPD
Sachsen	01.03.2003	01.01.2005	01.07.2006	01.01.2007	01.07.2008	01.07.2008
Thüringen	01.04.2003	01.07.2004	16.11.2004	01.07.2006	01.01.2007	01.01.2007

In der Analyse soll die Kodierqualität für die DMP-Versicherten überprüft werden. Die Grundannahme, anhand der die Kodierqualität beurteilt wird, ist, dass ein DMP-Teilnehmer bei einer aktiven Teilnahme neben einer DMP-Dokumentation die entsprechende Diagnose erhalten haben muss. Eingeschränkt werden muss diese Implikation für das DMP Brustkrebs, weil im Falle einer Rezidivfreiheit die Betreuung bis zu fünf Jahre weiter erfolgt und eine Krebsdiagnose nicht angezeigt ist. Das DMP Brustkrebs wird aus diesem Grund nicht unter dem Aspekt der Kodierqualität untersucht. Die beiden Diabetes mellitus-Programme werden für die Auswertung zu einem zusammengefasst, weil die Therapieziele sowie die betreuenden Facharztgruppen identisch sind und die Unterscheidung zwischen Diabetes mellitus Typ 1 und Typ 2 in den strukturierten Behandlungsprogrammen anhand der Anamnese, des klinischen Bildes und der Laborparameter getroffen wird.[57]

Seit dem Jahr 2010 sind über 400.000 AOK PLUS-Versicherte in ein DMP eingeschrieben. Das entspricht einem Anteil von 15 %. Davon sind über die Hälfte im Diabetes mellitus Typ 2 eingeschrieben. Der größte Anstieg der Einschreibezahlen ist mit über 45.000 Neueinschreibungen im Jahr 2008 zu verzeichnen (s. Tab. 58), was auf die Einführung der Programme Asthma und COPD in Sachsen zurückzuführen ist. In den Veränderungsraten spiegelt sich die spätere Einführung ebenfalls wider. Von 2009 zu 2010 wächst die Teilnehmerzahl über 20 % in beiden Programmen, während die anderen Programme Steigerungsraten zwischen 5 % und 10 % aufweisen. Die älteste Versichertenpopulation ist mit durchschnittlich 73,2 Jahren im DMP KHK vertreten, die jüngste im DMP Asthma mit durchschnittlich 50 Jahren. Differenziert nach dem Geschlecht zeigt sich, dass Frauen zum größeren Teil im DMP Diabetes mellitus Typ 2 und im DMP Asthma eingeschrieben sind, Männer hingegen überwiegend in die DMP KHK, Diabetes mellitus Typ 1 und COPD. In das DMP Brustkrebs dürfen ausschließlich Frauen eingeschrieben werden.[58]

3.3.5.1 Modellbildung/Indikatorenauswahl

Die Modelle für die jeweiligen DMP-Verträge beruhen auf einem Einschlussindikator, der mit Hilfe von Ausschlussdiagnosen Versicherte selektiert, die im DMP eingeschrieben sind, aber keine Indikationsdiagnose erhalten haben. Als Ausschlussdiagnosen werden die für die Einschreibung obligatorischen Indikationsdiagnosen aus der ambulanten Versorgung verwendet. Diese müssen das Zusatzkennzeichen G tragen. Das Vorliegen einer Erst- oder Folgedokumentation im Selektionsjahr ist das modelleinschließende Kriterium.

---

[57]Vgl. Anl. 1 und Anl. 7 RSAV.
[58]Vgl. G-BA (2005).

Tab. 58: DMP-Population der AOK PLUS in Sachsen und Thüringen

Programm	2007 Teilnehmer	2007 sex m	2007 sex w	2007 Ø_age	2008 Teilnehmer	2008 sex m	2008 sex w	2008 Ø_age	2009 Teilnehmer	2009 sex m	2009 sex w	2009 Ø_age	2010 Teilnehmer	2010 sex m	2010 sex w	2010 Ø_age
Asthma	4.491	37,0	63,0	50,6	14.188	36,0	64,0	50,5	22.110	37,3	62,7	49,4	27.032	36,9	63,1	50,0
Brustkrebs	1.865	0	100	64,4	2.829	0	100	65,0	3.366	0	100	65,1	3.600	0	100	65,3
COPD	4.239	59,4	40,6	68,2	12.779	60,0	40,0	69,2	1.986	58,4	41,6	69,7	23.940	58,4	41,6	69,9
DM I	4.763	55,5	44,5	47,0	5.363	55,8	44,2	46,9	5.683	55,8	44,2	47,4	6.084	56,0	44,0	47,5
DM II	209.094	44,5	55,5	69,9	222.385	44,7	55,3	70,2	232.183	44,9	55,1	70,4	244.052	45,2	54,8	70,7
KHK	68.854	57,0	43,0	72,1	81.308	56,1	43,9	72,5	87.977	55,7	44,3	72,9	97.102	55,6	44,4	73,2
GESAMT	293.306	50,0	49,1	69,7	338.852	52,0	48,0	69,5	371.155	52,9	47,1	69,3	401.810	53,6	46,4	69,5

(sex) beschreibt den Anteil der am DMP teilnehmenden Männer (m) und Frauen (w) in Prozent und (Ø_age) das durchschnittliche Alter der Teilnehmer in Jahren.

a) DMP Koronare Herzkrankheit

Als indikationsgerecht für das DMP KHK hat die KV Sachsen die Diagnosen

- I20.- Angina pectoris,
- I21.- Akuter Myokardinfarkt,
- I22.- Rezidivierender Myokardinfarkt,
- I23.- Bestimmte akute Komplikationen nach akutem Myokardinfarkt,
- I24.- Sonstige akute ischämische Herzkrankheit und
- I25.- Chronische ischämische Herzkrankheit

klassifiziert.[59] Abweichend von der KV werden aber die Diagnosen Z95.1 (Vorhandensein eines aortokoronaren Bypasses) und Z95.5 (Vorhandensein eines Implantates oder Transplantates nach koronarer Gefäßplastik) nicht mit aufgenommen, weil eine Z-Diagnose gemäß DIMDI *näher beschreibende Zustände oder Probleme* verschlüsselt. Es handelt sich somit nicht um eine Primärdiagnose. Die Überprüfung dieser Annahme zeigt, dass es keinen Versicherten gibt, der ausschließlich auf der Basis einer Z95.1 oder Z95.5 im DMP betreut wird.

b) DMP Diabetes mellitus

Für das Modell Diabetes mellitus werden als einschreibende Kriterien die Erst- oder Folgedokumentationen der Diabetes mellitus Typ 1 oder Typ 2 erfasst. Versicherte mit diesem Merkmal werden im Sinne des Programms als richtig kodiert bezeichnet, wenn sie eine gesicherte Diagnose des

- E10.- Primär insulinabhängiger Diabetes mellitus,
- E11.- Nicht primär insulinabhängiger Diabetes mellitus,
- E12.- Diabetes mellitus in Verbindung mit Fehl- oder Mangelernährung,
- E13.- Sonstiger näher bezeichneter Diabetes mellitus oder
- E14.- Nicht näher bezeichneter Diabetes mellitus

erhalten haben.

---

[59]Vgl. KVS (2010).

c) DMP Asthma

Das DMP Asthma und das DMP COPD werden oftmals synonym verwendet. Die Indikationsbereiche sind jedoch sehr heterogen. In der RSAV wird trennscharf zwischen Asthma und COPD differenziert. Unter Asthma werden ausschließlich die Diagnosen

• J45.- Asthma bronchiale und
• J46 - Status asthmaticus

subsumiert.

d) DMP Chronisch obstruktive Lungenerkankung

Ebenso wenig wie für das DMP Asthma nicht die COPD-Indikationsdiagnosen einschreibefähig sind, sind die Asthmadiagnosen für das DMP COPD relevant. Im Sinne der COPD ist ausschließlich eine Diagnose der Chronischen obstruktiven Lungenkrankheit (J44.-) anzuerkennen.

Die Spezifikationen für den Test und die Validierung der DMP-Modelle sind in Tab. 59 abschließend zusammengefasst.

Tab. 59: Ausschlussdiagnosen der DMP-Modelle

	KHK	DM	Asthma	COPD
obligatorische Diagnosen	I20.- bis I25.-	E10.- bis E14.-	J45.-, J46	J44.-
Zusatzkennzeichen	G	G	G	G

3.3.5.2 Validierung der Indikatoren

Die Gesamtübersicht des Tests zeigt Unterschiede in der Penetration auf. Während im DMP DM fast 52,0 % der Versicherten mit einer Indikationsdiagnose eingeschrieben sind, sind es im DMP KHK 21,3 %, im DMP Asthma 15,0 % und im DMP COPD nur 13,4 %. Insgesamt liegt die DMP-Abdeckung bei Vorliegen einer Indikationsdiagnose bei 32,0 % (s. Tab. 60). Die Ursachen dafür liegen in einem Zusammenspiel der Faktoren Laufzeit und Vermarktung der jeweiligen Programme. Der Test zeigt, dass 9.035 Versicherte (2009) nicht ausreichend kodiert wurden. 86 % davon werden im DMP KHK identifiziert.

Tab. 60: Übersicht der Indikatorentestung DMP

DMP	1 ICD[60]	2 DMP mit ICD	3 ICD ohne DMP	4 =5+6 Ind.	5 Ind. mit stat. ICD	6 =7+8 Ind. ohne ICD	7 Ind. mit ICD	8 Ind. ohne amb. ICD
KHK	360.812	77.110	283.702	7.775	591	7.184	0	7.184
DM	438.370	227.130	211.240	427	23	404	0	404
Asthma	139.243	20.770	118.473	343	0	343	0	343
COPD	135.400	18.207	117.193	490	45	445	0	445
Vers.	**1.073.825**	**343.217**	**730.608**	**9.035**	**659**	**8.376**	**0**	**8.376**

Die Testung der Indikatoren erfolgt auf Basis der Leistungsdaten des Jahres 2009.

Für 90 % der im DMP KHK eingeschriebenen Versicherten wird das Vorliegen einer Indikationsdiagnose bestätigt. Die Morbidität der Versichertenpopulation ist unabhängig vom Vorliegen der Indikationsdiagnose homogen strukturiert. Etwa 75 % der Versicherten leiden an einem Hypertonus (s. Tab. 89, S. 216). Des Weiteren treten als komplementäre Morbiditäten die Hyperlipidämie, insbesondere des Cholesterins, die Hyperurikämie und mit einer hohen Prävalenz von fast 40 % der Diabetes mellitus Typ 2 auf. Diese Diagnosen zählen zu den Risikofaktoren[61] für die Ausbildung einer KHK. Aus den Diabetes mellitus-Programmen werden unter 1 % der Versicherten ohne eine Diabetes-Diagnose identifiziert. Diese zeigen in ihren Behandlungen die gleiche Morbidität wie die richtig kodierten Versicherten. Die häufigste Diagnose ist die Hypertonie. Die Prävalenz ist vergleichbar mit der der KHK-Teilnehmer. Fast 30 % der Diabetes mellitus-Teilnehmer leiden gleichzeitig an einer KHK. Das bestätigt die wechselseitige Beziehung zwischen den Krankheiten Diabetes mellitus und KHK. Die klassischen Risikofaktoren[62] Hyperlipidämie (40 %), Hyperurikämie (19 %) und Adipositas (17 %) finden sich unter den 20 häufigsten Behandlungsanlässen (s. Tab. 90, S. 217). Auch im DMP Asthma werden nur etwa 1,0 % der Teilnehmer ohne Diagnose identifiziert. Unterschieden werden folgende Asthmaformen: allergisches Asthma (38,0 %), nicht allergisches Asthma (23,7 %) und eine Mischform (25,0 %). Risikofaktoren[63] für das allergische Asthma sind u. a. eine Pollenallergie (25,4 %) oder

---

[60]ICD bilden die Indikationsdiagnosen entsprechend der Tab. 59 ab.
[61]Vgl. MICHELS/SCHNEIDER (2010).
[62]Vgl. SCHÄCHINGER/BRITTEN/ZEIHER (2006).
[63]Vgl. BEEH/BUHL (2001).

Atopische Ekzeme (14,8 %). Die spezifischen Komorbiditäten für nicht allergische Auslöser des Asthma bronchiale sind mit der F32.9 (Depression) und
der I10.90 (Hypertonie) unter den häufigsten Behandlungsanlässen vertreten
(s. Tab. 91, S. 218). Die Teilnehmer des DMP COPD zeichnen sich, wie auch
schon die Teilnehmer des DMP DM, durch eine hohe Korrelation zur KHK
aus. Neben der Indikationsdiagnose J44.99 (65,6 %) leiden die Versicherten zu
einem erheblichen Anteil an Hypertonie (68,0 %) und Chronisch ischämischer
Herzkrankheit (33,5 %). Zusätzlich zur DMP-Teilnahme verstärkt die hohe
Prävalenz der Chronischen Bronchitis (J42) und des Emphysems (J43) die
Forderung nach einer COPD-Diagnose (s. Tab. 92, S. 219).

3.3.5.3 Modellergebnisse

Die Ergebnisse des Modelldurchlaufs (s. Abb. 30) beschreiben einen wel-
lenförmigen Verlauf mit einem Peak im Jahr 2008.

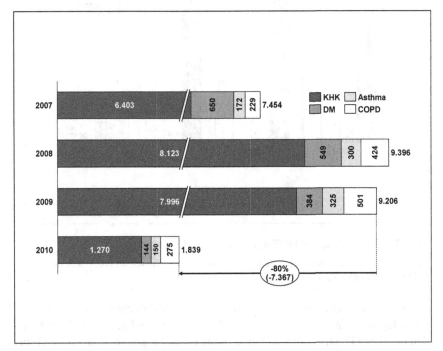

Abb. 30: Ergebnisse des DMP-Modells

Abgebildet ist die absolute Versichertenzahl je Auswertungsjahr differenziert nach DMP.

Zu Beginn, im Jahr 2007, fallen 7.454 Versicherte ohne Indikationsdiagnose auf. Im Folgejahr steigt die Zahl um fast 2.000 Versicherte auf 9.396 an. Die Ursache hierfür könnte in den proportional ansteigenden DMP-Einschreibungen liegen. Entgegen diesem Trend verhalten sich die Ergebnisse im Jahr 2010. Die Anzahl der Versicherten ohne Indikationsdiagnose konnte im Vergleich zum Vorjahr um 80 % reduziert werden. Nachweisbar ist dieser Effekt in allen Programmen, insbesondere für das DMP KHK.

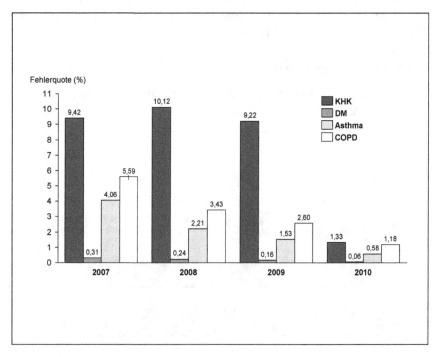

Abb. 31: Entwicklung der DMP-spezifischen Fehlerquoten

Die Fehlerquote ermittelt sich aus dem Verhältnis von Versicherten im Programm ohne Indikationsdiagnose zu den Versicherten im Programm.

Die Fehlerquote (Versicherte ohne Diagnose/Versicherte im DMP) des KHK lag vor dem Jahr 2010 bei ca. 10 % und konnte auf 1,33 % reduziert werden (s. Abb. 31). Die geringste Fehlerquote ist im Programm Diabetes mellitus zu messen. Sie ist seit dem Jahr 2007 monoton fallend und lag 2010 bei 0,06 %. Die signifikante Verbesserung der Kodierqualität im Jahr 2010 ist durch ein exogenes Ereignis zu begründen. Die AOK PLUS hat im I. Quartal 2010 eine umfangreiche Beratungskampagne für über 1.800 Ärzte mit 19.318 angesprochenen Versichertenfällen durchgeführt, um die bestehenden Kodierlücken perspektivisch zu vermeiden. Die Intention der Kampagne lag auf der Sensibilisierung für die komplementäre Abrechnung von DMP-Dokumentation und Indikationsdiagnose.

Die hohe Prädiktionsgüte des Selektionsmodells bestätigt die Auswertung der Teilnahmestati in Tab. 61. Von den im Jahr 2009 ohne Indikationsdiagnose erfassten Versicherten wurden im DMP KHK 77 % mit einer Indikationsdiagnose weiter betreut. Eine vergleichbare Quote ist im DMP DM zu messen, wo das Fehlerpotential erheblich geringer war. Demzufolge hat es keine überhöhten Ausschreibungen gegeben, sondern die Dokumentation einer zuvor fehlenden Indikationsdiagnose.

Tab. 61: Teilnahmeverlauf der im Jahr 2009 identifizierten Versicherten

	KHK	DM	Asthma	COPD
aktive Teilnahme in 2010	5.603	261	159	205
... in %	76,99	76,09	59,77	67,75
häufige Austrittsgründe 2009*				
... Krankenkassenwechsel	55	83	13	12
... Zwangsausschluss -keine Folgedoku-	463	23	31	20
... Tod des Versicherten	397	10	3	18

(*)Alle im Jahr 2009 ausgeschriebenen Versicherten werden 2010 aufgrund der fehlenden Dokumentation nicht mehr aufgegriffen. Auswertungszeitraum: 01.01.2009 - 31.12.2009

Aufschluss über die Diagnosen, die nach der Beratung für die Versicherten dokumentiert wurden, gibt die Auswertung in Tab. 62. Im DMP KHK ist die mit Abstand häufigste Diagnose die I25.9 (Chronisch ischämische Herzkrankheit), im DMP DM die E11.9 (Nicht primär insulinabhängiger Diabetes mellitus), im DMP Asthma die J45.9 (Asthma bronchiale) und im DMP COPD die J44.99 (Chronische obstruktive Lungenkrankheit).

Tab. 62: Top 3 Diagnosen der im Jahr 2010 schließlich richtig kodierten
Versicherten

	KHK		DM		Asthma		COPD	
	ICD	HMG	ICD	HMG	ICD	HMG	ICD	HMG
1.	I25.9 (84 %)	84	E11.90 (80 %)	19	J45.9 (88 %)	109	J44.99 (69 %)	109/110
2.	I20.9 (15 %)	83	E14.90 (23 %)	19	J45.0 (17 %)	109	J44.89 (14 %)	109/110
3.	I25.19 (11 %)	84	E11.9 (12 %)	19	J45.8 (14 %)	109	J44.90 (11 %)	109/110

In Klammern ist der prozentuale Anteil im Vergleich zu den dokumentierten Diagnosen der
Versichertenpopulation angegeben.

Bei diesen Diagnosen handelt es sich um Indikatoren, die im Morbi-
RSA berücksichtigt werden und auf deren Basis der Finanzausgleich morbiditätsgerecht gestaltet wird. Für die Versicherten, die im Jahr 2009 selektiert
wurden und die im Jahr 2010 die Indikationsdiagnose erhalten haben, wurden
im Jahr 2009 die Kosten der Behandlungen nicht in der morbiditätsgerechten
Allokation der Beitragsgelder berücksichtigt. Die Versicherten wurden nicht
der entsprechenden HMG zugeordnet und die Krankenkasse hat dafür keinen
Kostenausgleich erhalten. Bei einer Wertigkeit von 738,32 EUR für die HMG
84 und bis zu 1.001,11 EUR für die HMG 109 verursacht dies finanzielle
Fehlallokation in einer erheblichen Dimension.

3.3.5.4 Zusammenfassung

Die Forderung an die Dokumentation der dem jeweiligen DMP zugrunde liegenden Erkrankung ist ein guter Maßstab, um die Kodierqualität zu beurteilen. Die in den Jahren 2007 bis 2009 große Anzahl an Versicherten ohne spezifische Diagnose verifiziert die Ergebnisse aus dem Jahr 2010, denn unter
konstanten Modellkriterien konnte die Falschdokumentation durch eine Beratungskampagne um 80 % reduziert werden. Eine deutliche Besserung hat sich
im DMP KHK gezeigt, wo die Fehlerquote von über 10 % auf nunmehr 1,33 %
gesenkt werden konnte. Die obligatorische Diagnose war zu 84 % die I25.9.

Der Verbesserungseffekt im DMP-Modell übertrifft alle vorher gemessenen Effekte für die prädiktiven Erwartungsmodelle.

3.3.6 Ergebnisse der prädiktiven Erwartungsmodelle

Die Analyse der Kodierqualität anhand der prädiktiven Erwartungsmodelle sollte der Frage nachgehen, ob sich nach einer gezielten Beratung für nachweislich schlecht kodierte Krankheiten eine Verbesserung einstellt. Untersucht wurde die Kodierqualität

- mit Beratung und mit hoher Prävalenz (HMG 38),
- mit Beratung und mit geringer Prävalenz (HMG 26),
- ohne Beratung und mit hoher Prävalenz (HMG 83) und
- mit Beratung und mit unmittelbarem Involvement des Arztes (DMP).

Die Ergebnisse der HMG 38 und der HMG 26 fügen sich zu einem konsistenten Bild. In beiden HMG ist der Beratungseffekt nachweisbar. Die statistische Auswertung der HMG 26 stößt aufgrund der geringen Fallzahlen an ihre Grenzen. Die Normalverteilungsannahme kann nicht getroffen werden und die Fehlerquoten zeichnen sich durch eine geringe Varianz aus. Trotzdem bestätigen sowohl die absoluten Zahlen als auch der nicht-parametrische Rangsummentest, dass es eine positive Entwicklung der Kodierqualität gibt.
Die Kodierqualität ist unabhängig von den Prävalenzen einer Krankheit.

Die HMG 38 und die HMG 83 subsumieren beide Krankheiten, die in der Bevölkerung sehr häufig auftreten und vornehmlich von Hausärzten therapiert werden. Die HMG 83 war im Gegensatz zur HMG 38 nicht Bestandteil einer Beratung. Die Analyseergebnisse bestätigen dies. Die Verwendung der falschen Diagnoseschlüssel weitet sich von Jahr zu Jahr äquivalent zur Morbiditätsentwicklung aus. Eine leichte Verbesserung ist für die DMP-Indikatoren zu beobachten. In diesem Zusammenhang ist jedoch ein Spillover-Effekt aus der DMP-Beratung denkbar. Indifferent entwickelt sich zudem die Kodierqualität im Zusammenhang mit einer Verordnung des Wirkstoffes Eplerenon.
Für die Verbesserung der Kodierqualität ist die Beratungskampagne ein zentraler Erfolgsfaktor.

Die Kommunikation der Kampagnen stützt sich ausschließlich auf eine beratende Intention mit dem Ziel, die Diagnosedokumentation zu verbessern.

Für den Arzt ist mit der spezifischen Diagnosedokumentation kein unmittelbarer Nutzen verbunden. Mittelbar wird in den Beratungen auf das morbiditätsorientierte Gesamtbudget hingewiesen. Anderes verhält es sich bei der DMP-Beratung. Das persönliche Involvement des Arztes ist um einiges höher, weil er unmittelbar mit den Folgen der schlechten Kodierqualität konfrontiert wird. Ein Versicherter, der ohne Indikationsdiagnose in ein DMP eingeschrieben ist, ist auszuschreiben. Eine schlechte Diagnosedokumentation führt direkt zum Verlust der DMP-Pauschale. Die Ergebnisse der DMP-Beratung übertrifft die der bisherigen prädiktiven Erwartungsmodelle deutlich. Die Fallzahl konnte durch die Beratung von 2009 zu 2010 um 80 % reduziert werden.

Je höher das persönliche Involvement, desto besser ist der Lernerfolg durch die Beratungskampagnen.

4 Ergebnisdiskussion

Höchste Weisheiten sind belanglose Daten,
wenn man sie nicht zur Grundlage von
Handlungen und Verhaltensweisen macht.

PETER F. DRUCKER

In diesem Kapitel werden die Analyseergebnisse im Modellkontext der asymmetrischen Information, insbesondere dem Prinzipal-Agenten-Modell, diskutiert. Hierfür werden im Abschnitt 4.1 die modelltheoretischen Grundlagen vorgestellt, die Beziehung zwischen Krankenkasse und Vertragsarzt charakterisiert, die Kontraktprobleme identifiziert und die modelltheoretischen Lösungsansätze vorgestellt. Der Abschnitt 4.2 definiert die Nebenbedingungen, unter denen die Ergebnisse dieser Arbeit gelten, und zeigt Kritikpunkte der Methoden auf.

4.1 Diskussion im Kontext der asymmetrischen Information

Die neoklassische Theorie geht davon aus, dass die Informationsverteilung vollkommen ist. Von dieser Annahme wendet sich die neue Institutionsökonomik ab und ersetzt sie durch die Annahme der begrenzten Rationalität. RICHTER/FURUBOTN (2003) definierten die begrenzte Rationalität als

> [...] die Unfähigkeit von Entscheidungssubjekten, Informationen augenblicklich und kostenlos zu erlangen und zu verarbeiten.

In seinem Aufsatz *The Use of Knowledge in Society* erklärte VON HAYEK (1945), das Grundproblem der Koordination wirtschaftlicher Aktivitäten läge gerade darin, dass niemand über alle Informationen in ihrer Gesamtheit verfüge. In der Wirtschaft spielt die asymmetrische Information eine große Rolle. AKERLOF (1970) beschrieb in seinem Artikel *The Market for Lemons: Quality, Uncertainty, and the Market Mechanism*, welchen Einfluss unterschiedliche Information über die Qualität der Güter auf den Markt hat. Sie kann zu Fehlallokationen und Verschiebungen des Marktgleichgewichtes (Wohlfahrtsverlusten) führen.

ASYMMETRISCHE INFORMATION: Von zwei kooperierenden Partnern ist der eine vergleichbar besser informiert als der andere.[1]

4.1.1 Prinzipal-Agenten-Theorie

Die Prinzipal-Agenten-Theorie konzentriert sich mit ihren Erklärungsansätzen auf die Informationsasymmetrie und die Verhaltensunsicherheit zwischen Akteuren, die in einer Kontraktbeziehung stehen.

VERHALTEN: Fähigkeit, Kompetenz, Fleiß, Anstrengung, Sorgfalt, Fairness, Offenheit, Ehrlichkeit, Entgegenkommen und Kulanz.[2]

Sie leitet zur strukturierten Problemerfassung und -lösung an. Das Ziel der Theorie besteht darin, die Beziehung zwischen Auftraggeber und Auftragnehmer so zu organisieren, dass der resultierende Wohlfahrtsverlust minimal ist.[3] Den Begriff Prinzipal-Agenten-Theorie prägte erstmals ROSS (1973). Die ersten wichtigen Erkenntnisse und Anwendungen der Prinzipal-Agenten-Theorie gehen auf MIRRLEES (1979), HOLMSTRÖM (1979) sowie HARRIS/RAVIV (1979) zurück. Dass die Theorie weit über die Grenzen der Institutionenökonomik anwendbar ist, bestärkten PRATT/ZECKHAUSER (1985) mit ihrer Definition.

---

[1]Vgl. SPREMANN (1990, S. 562).
[2]Ebd.
[3]Vgl. PRATT/ZECKHAUSER (1985, S. 3).

PRINCIPAL-AGENT-THEORIE: Whenever one individual depends on an action of another, an agency relationship arises. The individual taking the action is called agent. The affected party is the principal.[4]

Es werden drei Grundtypen der asymmetrischen Information unterschieden

- Qualitätsunsicherheit (STIGLER (1961)),
- Moral hazard (ARROW (1980)),
- Holdup (GOLDBERG (1976)).

Das Problem der Qualitätsunsicherheit bzw. der hidden characteristics entsteht vor Vertragsabschluss. Das Verhalten des Agenten ist exogen determiniert und der Prinzipal wird ex ante mit der Verhaltensunsicherheit konfrontiert. Diese Unsicherheit kann der Prinzipal durch die Beschaffung von Informationen abbauen. Über signaling[5]/screening[6] (z. B. Zertifikate, Rankings) kann die Qualität des Agenten beurteilt werden. In einem Markt mit asymmetrischer Information werden Agenten mit höherer Qualität versuchen, ihre wahre Qualität zu kommunizieren, um sich so von den Agenten mit schlechterer Qualität zu differenzieren. WOLINSKY (1993) stellte für die Arzt-Patienten-Beziehung ein Modell auf, wonach das opportunistische Verhalten des Arztes durch das Marktverhalten (Arztsuche) der Patienten, die auf einem Wettbewerbsmarkt denjenigen Arzt auswählen werden, der ihren Präferenzen am besten entspricht, und einen Reputationseffekt begrenzt werden kann. Eine andere Möglichkeit ist das gezielte Setzen von Anreizen, sodass der Prinzipal eine bestimmte Zielgruppe von Agenten anspricht. Dieses Selbstwahlschema[7], auch als *cream skimming* bezeichnet, wird z. B. in der GKV mit Hilfe von Bonus- bzw. Malus-Klauseln für Zusatzverträge (Selbstbehalttarife, Bonustarife oder Auslandskrankenversicherung) angewendet. Von moral hazard oder hidden information spricht man, wenn nach Vertragsabschluss das Verhalten des Agenten für den Prinzipal nicht zu beobachten und zu beurteilen ist. ARROW (1985) beschrieb die Situation als „Beurteilungsmängel trotz Beobachtbarkeit". Dem Agenten stehen diskretionäre Handlungsspielräume zur Verfügung, die er nach seinem Willen nutzen kann. Abhängig ist der

---

[4]Vgl. PRATT/ZECKHAUSER (1985, S. 2).
[5]Vgl. SPENCE (1973).
[6]Vgl. STIGLITZ (1975).
[7]Vgl. ARROW (1986).

Spielraum von der Ressourcenplastizität[8]. Je höher sie ist, desto größer sind die Handlungsspielräume. STIGLITZ/WEISS (1981, S. 68) führen folgenden Lösungsansatz der moral hazard-Problematik an: „Der Agent reagiert auf Bedingungen, die der Prinzipal setzt. Folglich wird der Prinzipal versuchen, jene Bedingungen zu schaffen, die den Agenten aus Eigeninteresse zu dem Verhalten induzieren, das sich der Prinzipal wünscht." Es kommt zu einer Interessensangleichung, die darauf abzielt, die Nutzenfunktionen der beiden Akteure kompatibel zu gestalten. Die zweite strategische Maßnahme gegen das moral hazard-Problem ist das Monitoring[9]. Hierbei handelt es sich um ein Kontrollinstrument, welches die diskretionären Handlungsspielräume des Agenten einschränkt. Ein klassisches Kontrollinstrument ist der Markt. Dabei spielt es keine Rolle, ob es sich um einen fiktiven, internen Markt oder einen realen, externen Markt handelt. Die Konkurrenz führt dazu, dass alle verfügbaren Informationen offen gelegt werden, wodurch der Handlungsspielraum des Agenten minimiert wird.[10] Das Problem des holdup's oder der hidden intention entsteht, wenn dem Prinzipal ex post ersichtlich wird, wie sich der Agent verhalten hat. Der Agent hat die Möglichkeit, Verhandlungsspielräume nach Vertragsabschluss opportunistisch zu nutzen.[11] Der Prinzipal investiert in die Beziehung irreversibel und steht in einem Abhängigkeitsverhältnis. ALCHIAN/WOODWARD (1988) untersuchten das holdup-Problem im Besonderen. Im Gegensatz zum moral hazard ist beim holdup dem Prinzipal das opportunistische Verhalten des Agenten bekannt, er kann es jedoch nicht verhindern. Der Prinzipal kann den Agenten weder juristisch noch physisch zu einer Gegenleistung zwingen, die er als gerecht betrachten würde. SPREMANN (1990) führt folgende Gründe an, warum der Agent den Verhaltensspielraum ausnutzt:

• **Bewusster Opportunismus**
  KLEIN/CRAWFORD/ALCHIAN (1978) betonen, wie der Prinzipal durch sunk costs ein Erfolgspotential aufbaut, dessen Ausschöpfung ein opportunistischer Agent bedrohen kann, um Sondervorteile zu erlangen.

---

[8]Vgl. ALCHIAN/WOODWARD (1988).
[9]Vgl. PICOT/REICHWALD/WIEGAND (2003, S. 538 ff.).
[10]Vgl. AMELUNG (2007).
[11]Vgl. GOLDBERG (1976).

- **Risikoabwälzung**
  Das Vermögen oder Einkommen des Agenten könnte von exogenen Risiken abhängen. Der Agent macht seine Gegenleistung davon abhängig, welcher Umweltzustand eintritt. Hat der Agent Pech, nutzt er seinen Freiraum gegenüber dem Prinzipal aus und nimmt eventuelle Zusagen zurück.

- **Ohne Bedacht, ohne bösen Willen in einem kommunikationsarmen Ambiente**
  Der Agent ist sich gar nicht bewusst, wie stark er durch sein Verhalten dem Prinzipal schadet.

Das bewusst opportunistische Verhalten könnte der Prinzipal vertraglich regulieren, indem er den Agenten dazu verpflichtet entsprechend der Anweisungen des Prinzipals zu handeln. Es wird eine Hierarchie definiert. Die Risikoabwälzung untersuchten CORNELL/SHAPIRO (1987) als Stakeholder-Ansatz aus der finanztheoretischen Sicht. Sie dient als Paradigma für das holdup-Problem. Der letzte Punkt beschreibt den der Arbeit zugrunde liegenden Kontext, der die Kodierqualität im vertragsärztlichen Bereich beeinflusst. Dem Arzt ist nicht bewusst, welche Folgen eine schlechte Kodierqualität für den Prinzipal, die Krankenkasse hat.

4.1.2 Arzt-Krankenkassen-Beziehung

Die Gesundheitsökonomik ist eine noch junge Disziplin innerhalb der Volkswirtschaftslehre, die sich parallel zur neuen Institutionenökonomik herausbildete. Wie eng diese beiden Zweige verknüpft sind, verdeutlicht ARROW (1963), der zur Argumentation der Prinzipal-Agenten-Theorie in seinem Aufsatz *Uncertainty and the Welfare Economics of Medical Care* das Gesundheitswesen heranzog. Arrow zeigte anhand der Theorie, dass ein Krankenversicherungssystem Vorteile bringt und eine Vollversicherung nicht zielführend ist. Fünf Jahre später veröffentlichte PAULY (1968) den Artikel *Efficiency in Public Provision of Medical Care*, in dem er die Bedingungen einer optimalen medizinischen Versorgung von Kranken untersuchte. Beide bestritten 1968 die bekannte Kontroverse im American Economic Review über die moralische Komponente des moral hazards. Im Gesundheitswesen existiert eine Vielzahl möglicher Kontraktbildungen, aber im Wesentlichen konzentriert es sich auf die Konstellationen Krankenkasse und Versicherter, Krankenkasse und Arzt und Versicherter und Arzt (s. Abb. 32). Dieses Beziehungsgeflecht nimmt Ein-

fluss auf den medizinischen Leistungserstellungsprozess und dessen Finanzie-
rung. In den einzelnen Kontraktbeziehungen bilden sich Inderdepenzenden,
die sich auf das gesamte Gefüge auswirken.[12]

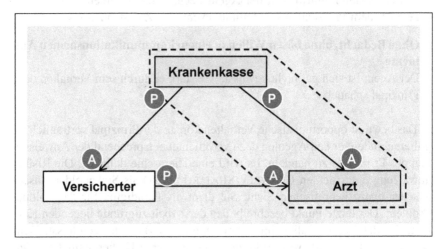

Abb. 32: Prinzipal-Agenten-Beziehung im Gesundheitswesen

Allgemeines Modell der Kontraktbeziehung im Gesundheitswesen. Der Krankenkasse
kommt die Rolle eines doppelten Prinzipals (P) und dem Arzt die eines doppelten Agenten
(A) zu.

Es zeigt sich, dass ein und dieselbe Person sowohl Prinzipal als auch Agent
sein kann.[13] Zudem besitzt der Arzt eine Sonderrolle als doppelter Agent[14]
und die Krankenkasse als doppelter Prinzipal. Aus der Prinzipal-Agenten-
Theorie leitet sich ab, dass Prinzipal und Agent divergierende Ziele verfolgen
- die individuelle Nutzenmaximierung kann zu opportunistischem Verhalten
führen. Neben den divergierenden Zielen unterscheiden sich Prinzipal und
Agent auch hinsichtlich ihrer Risikoneigung. So geht das Grundmodell davon
aus, dass sich der Agent risikoavers und der Prinzipal risikoneutral verhält.[15]

---

[12]Vgl. SCHNEIDER (1998).

[13]Vgl. PICOT/DIETL/FRANCK (1997).

[14]Vgl. BLOMQVIST (1991, S. 412).

[15]Risikoavers ist eine Person, wenn sie den sicheren Nutzenwert (X) einem mit Unsicherheit
behafteten erwarteten Nutzenwert (E(X)) immer vorzieht. Risikoneutral dagegen, wenn sie
indifferent zwischen dem sicheren Nutzenwert und dem erwarteten risikobehafteten Nutzenwert ist (s. VARIAN/BUCHECKER (2003)).

Die Forschung der letzten Jahre konzentriert sich auf die Beziehung zwischen Arzt und Patient/Versicherten respektive die ärztliche Leistungserstellung und die Frage, wie der Arzt die Nachfrage beeinflusst bzw. steuert.[16] Die Hypothese der angebotsinduzierten Nachfrage für medizinische Leistungen kam in den 70er Jahren auf.[17] In der Forschung herrscht Einigkeit darüber, dass es eine angebotsinduzierte Nachfrage gibt, aber die Kausalität ist nicht eindeutig zu bestimmen. In dieser Arbeit richtet sich der Fokus nicht auf den originären Leistungserstellungsprozess, sondern auf dessen Dokumentation. Dafür wird die Grundannahme getroffen, dass der Arzt die Leistungen für den Versicherten gemäß den Behandlungsanforderungen erbringt und keinen opportunistischen Einfluss auf die Diagnostik oder Therapie von Krankheiten nimmt. Die Rolle der Krankenkasse im Beziehungsdreieck Arzt-Versicherter-Krankenkasse wird von ZWEIFEL (1994) als *ergänzender Sachwalter* beschrieben. Sie soll das Marktversagen zwischen Arzt und Versichertem verhindern. ZWEIFEL (1994) ordnet der Krankenkasse zwei Aufgabenbereiche zu: Die Funktion der Informationsvermittlung folgt aus dem Mangel des Patienten an Detailwissen über den medizinischen Behandlungsprozess und seine Auswirkungen auf den Gesundheitszustand. Der ergänzende Sachwalter soll hierbei dem Patienten die fehlenden Informationen zur Verfügung stellen, sodass sich dessen Entscheidungen auf eine breitere Grundlage und genauere Informationen stützen können. Dieser Funktion kommt die Krankenkasse z. B. in Form von Präventions- und Gesundheitsförderung nach, aber auch durch die Bereitstellung von Patientenquittungen, die es den Versicherten ermöglichen die abgerechneten Leistungen ihres Arztbesuches einzusehen. Die zweite Aufgabe der Krankenkasse ist das Aushandeln und der Abschluss von Verträgen, dies wäre für den Patienten selbst mit erheblichem Aufwand verbunden. In einer Situation ohne Versicherung und mit einer Krankheit, in der ein Vertragsabschluss einer gewissen Dringlichkeit unterliegen kann, gestaltet es sich für den Patienten äußerst schwierig, einen adäquaten Vertrag mit dem Arzt zu schließen. Dies betrifft insbesondere die Vergütung der erbrachten Leistungen, weil für den Patienten mit zunehmender Ernsthaftigkeit der Erkrankung von einer höheren Zahlungsbereitschaft für medizinische Behandlung auszugehen ist. Beispielhaft für diese Funktion seien die Aushandlung

---

[16]Vgl. GERALD et al. (1987), CHASSIN et al. (1987), MOONEY/RYAN (1993) oder MCGUIRE (2000).

[17]Vgl. Studien zur angebotsinduzierten Nachfrage von Gesundheitsleistungen: EVANS (1974), HILLMAN et al. (1992) oder DANZON (2000).

des morbiditätsorientierten Gesamtbudgets und die Verhandlung von Versorgungsverträgen genannt. Die Krankenkasse übernimmt zudem eine dritte Funktion, die sich mit der Einführung des Morbi-RSA implizit herausgebildet hat. Sie muss die Abrechnungsdaten validieren und für eine konsistente, qualitätsgesicherte Datenbasis sorgen. Die Grundlagen für dieses Mandat liegen im § 106a SGB V, in der RSAV und in der Verfügbarkeit aller leistungsbezogenen Daten für die Versicherten. Auf diese Weise baut der ergänzende Sachwalter bestehende Informationsasymmetrien sowohl beim Versicherten als auch beim Arzt ab. Der Leistungsprozess wird transparent und der Versorgungsforschung stehen valide Daten zur Verfügung. Die Durchführung von Arztberatungskampagnen zur Verbesserung der Kodierqualität stützt diese Intention.

4.1.2.1 Das holdup-Problem

Die Untersuchung der Kodierqualität im vertragsärztlichen Bereich wird durch die Beziehung zwischen Krankenkasse (Prinzipal) und Arzt (Agenten) beeinflusst. Abb. 33 zeigt anhand der klassischen Einordnungskriterien, um welches Problem der asymmetrischen Information es sich handelt.

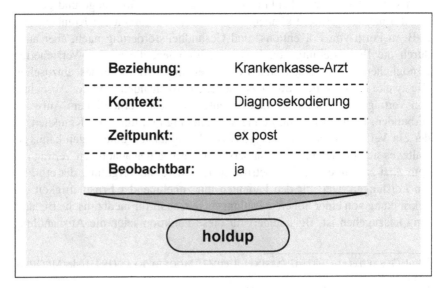

Abb. 33: Klassifikation der Kodierqualität nach der Prinzipal-Agenten-Theorie

Die asymmetrische Informationsverteilung entsteht ex post, denn die Krankenkasse steht über die Kassenzulassung in einem Vertragsverhältnis mit dem Arzt. Zur Unterscheidung, ob ein moral hazard- oder holdup-Problem vorliegt, ist die Beobachtbarkeit des Verhaltens relevant. Die Kodierqualität ist für die Krankenkasse direkt beobachtbar, wodurch die Kriterien des holdup erfüllt sind. Wie bereits zuvor beschrieben, sind nach SPREMANN (1990) drei Gründe denkbar, warum die Kodierqualität unzureichend sein kann. Auszuschließen ist der Grund der Risikoabwälzung, denn mit der Diagnosedokumentation kann der Arzt keine persönlichen Risiken kompensieren. Nicht vollständig ausgeschlossen werden kann, dass der Arzt bewusst opportunistisch handelt. Er kann zwar keinen monetären, dafür aber einen zeitlichen Nutzen aus einer schlechteren Kodierqualität ziehen. Das Bereinigen von Dauerdiagnosen, das Differenzieren der Krankheitszustände nach der ICD-10-Klassifikation und das Berücksichtigen der stetigen Veränderungen der floatenden Systeme, wie z.B. EBM- und ICD-Katalog, beansprucht ein hohes Maß an zeitlichen Ressourcen. Der Hauptgrund für die schlechte Kodierqualität liegt jedoch darin, dass der Arzt ohne bösen Willen in einem kommunikationsarmen Ambiente agiert. Die Diagnosen werden als flankierendes Abrechnungselement betrachtet, deren Intention und Weiterverwendung unklar sind.

4.1.2.2 Lösungsstrategien des holdup-Problems

Folgende Frage gilt es zur Verbesserung der Kodierqualität im vertragsärztlichen Bereich zu beantworten:

FRAGE: Wie erreicht man eine Homogenisierung der Interessen bzw. wie bekommt man die Vertragsärzte dazu, eine möglichst hohe Kodierqualität anzustreben?

LÖSUNG 1: Der Prinzipal löst das kommunikationsarme Ambiente auf, indem er den Agenten über die Folgen seines Handels aufklärt.

Dieser Ansatz wird mit den themenspezifischen Beratungskampagnen verfolgt, sei es zur Problematik der Persistenz, des spezifischen Kodierens, der Zusatzkennzeichen oder der krankheitsspezifischen Besonderheiten. Die nachgewiesene Verbesserung (s. Abschn. 3.2) der Kodierqualität ex post der Beratungen bestätigt die Kausalität, dass die Informationsasymmetrie die Kodierqualität negativ beeinflusst. Die Verbesserung hängt jedoch allein vom freien Willen des Arztes ab. Er muss intrinsisch motiviert sein, die Kodierqualität zu erhöhen oder der Leidensdruck wieder auffällig zu werden muss so hoch sein, dass er an seiner Dokumentation etwas ändert. Die Bestätigung der Forschungshypothesen 1 bis 4 haben gezeigt, dass die Informationsasymmetrie durch die Beratungskampagnen zwischen den Vertragsärzten und der Krankenkasse vermindert werden konnte und sich in der Folge die Kodierqualität verbessert hat.

Beratungen zur Kodierqualität bauen Informationsasymmetrien ab und verbessern die Kodierqualität.

LÖSUNG 2: Der Prinzipal löst das kommunikationsarme Ambiente auf, indem er den Agenten über die Folgen seines Handels aufklärt und als willensverstärkendes Element mit Anreizen argumentiert.

Durch Anreize kann die Motivation des Agenten für eine Interessenangleichung gefördert werden. Ein monetärer Anreiz besteht z. B. originär für die Kodierqualität in den DMP, denn ein Versicherter ohne Indikationsdiagnose ist nicht teilnahmefähig. Eine schlechte Kodierqualität geht direkt mit einem finanziellen Schaden einher, denn sie führt zur Ausschreibung der Versicherten. Dieser Effekt konnte anhand des prädiktiven Erwartungsmodells für DMP-Teilnehmer nachgewiesen werden. Die Kodierqualität der obligatorischen Indikationsdiagnosen verbesserte sich sprunghaft nach der Beratung. Die Verbesserung übertrifft den Effekt der Beratungen zu den HMG 26 und 38 deutlich.

Beratungen mit einem monetären Anreiz wirken stärker als die, die ausschließlich an die intrinsische Motivation des Arztes appellieren.

LÖSUNG 3: Durch einen vollständigen Vertrag kann das Interesse an einer hohen Kodierqualität zwischen Arzt und Krankenkasse homogenisiert werden.[18]

Es gibt zwei Möglichkeiten zur Kontraktbildung (s. Abb. 34). Zum einen ist es dem Gesetzgeber über das SGB V möglich die Vertragsbeziehung neu zu gestalten, zum anderen haben die Krankenkassen die Möglichkeit über individuelle Verträge die Intentionen der Diagnosedokumentation zu verankern. Während die Krankenkassen selektiv auf die Ärzte zugehen, kann der Gesetzgeber über den Gültigkeitsbereich die kollektive Ärzteschaft binden. Für die vertragsärztliche Vergütung sind die §§ 87a und b des SGB V maßgebend. Diese wurden mit dem *GKV-Wettbewerbsstärkungsgesetz* (GKV-WSG)[19] eingeführt. Im § 87a SGB V werden insbesondere die Vereinbarungen zu regionalen Punktwerten und der morbiditätsorientierten Gesamtvergütung geregelt. Durch die aktuelle Gesundheitsreform (*GKV-Versorgungsstrukturgesetz* (GKV-VStG))[20] wurden die §§ 87 ff. SGB V überarbeitet. Das morbiditätsorientierte Gesamtbudget richtet sich nach dem Behandlungsbedarf in der vertragsärztlichen Versorgung. Dieser wird u. a. entsprechend § 87a Abs. 4 Nr. 2 SGB V um die Morbiditätsveränderung angepasst. Die Veränderung ermittelt das Institut des Bewertungsausschusses für jeden KV-Bezirk individuell. In einer Rate wird die Veränderung der Behandlungsdiagnosen gemäß § 295 Abs. 1 S. 2 SGB V, in einer zweiten die der demografischen Faktoren (Alter und Geschlecht) subsumiert. Die Datengrundlage bilden die von den Krankenkassen und den Kassenärztlichen Vereinigungen übermittelten Abrechnungsdaten, deren Übermittlung (Art und Umfang) bis zum 31.03.2012 zu definieren ist. Die arztbezogene Vergütung ist wiederum im § 87b SGB V geregelt. Hier gab es durch das GKV-VStG wesentliche Änderungen, der Paragraf wurde vollständig neu gefasst. Der Gesetzgeber hat die Gestaltung der Honorarverteilung in die Hände der Kassenärztlichen Vereinigungen und der Krankenkassen gelegt, welche sich auf einen entsprechenden Maßstab zu verständigen haben. Der Morbiditätsbegriff ist gänzlich aus den gesetzlichen Bestimmungen heraus definiert worden. Die Verteilung der Honorare sollte

---

[18] HART/HOLMSTRÖM (1987) definieren einen Vertrag als vollständig, wenn die Verpflichtungen jeder Partei in jeder denkmöglichen Kontingenz spezifiziert, und nicht einen Vertrag, der voll kontingent im Sinne von Arrow und Debreu ist.

[19] Vgl. vom 26.07.2007, BGBl. I S. 378.

[20] Vgl. vom 22.12.2011, BGBl. I S. 2983.

jedoch zwingend ein Morbiditätskriterium enthalten, damit sich die Qualität der Diagnosedokumentation verbessert. Durch die aktuelle Regelung besteht das Problem, dass weder die Krankenkassen noch die Kassenärztlichen Vereinigungen in der Lage sind, die Morbidität arztspezifisch zu messen. Die Auswertung müsste an einen Dritten übertragen werden, der die Daten zusammenführt und eine Patientenklassifikation auf der Basis der nach § 295 Abs. 1 S. 2 SGB V übermittelten Diagnosen je LANR bzw. BSNR durchführt. Diese Aufgabe könnte jedoch auch das Institut des Bewertungsausschusses übernehmen, welches perspektivisch die Daten zur Berechnung der Gesamtmorbidität vorliegen haben wird. Auf diese Weise ist eine arztbezogene Ermittlung der Morbidität möglich, die über Zu- und Abschläge auf den Punktwert wirkt. An einer hohen Kodierqualität ist demnach nicht nur der Krankenkasse gelegen, sondern auch den Vertragsärzten. Beide eint der monetäre Anreiz, wobei die ärztliche Vergütung über das Gesamtbudget und die Zuweisungen über das Volumen des Gesundheitsfonds begrenzt sind. Es handelt sich somit ausschließlich um eine Ressourcenallokation.

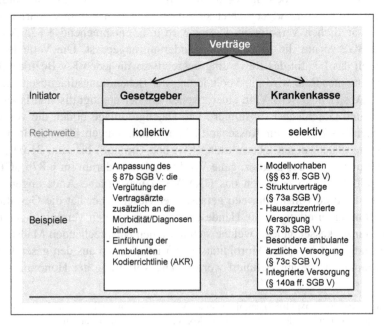

Abb. 34: Wege der vertraglichen Regulierung

Mit der Einführung des GKV-WSG im Jahr 2007 wurde im § 295 Abs. 3 S. 2 SGB V die Einführung einer ambulanten Kodierrichtlinie für die Dokumentation der Diagnoseschlüssel verpflichtend festgeschrieben. Der Bewertungsausschuss, bestehend aus Vertretern der KBV und des GKV-Spitzenverbandes, vereinbarte am 24.03.2010 die Ambulante Kodierrichtlinie, die zum 01.01.2011 in Kraft treten sollte. Die Einführung wurde um sechs Monate auf den 01.07.2011 verschoben und schließlich ganz ausgesetzt. Im GKV-VStG wurde die Verpflichtung zur Einführung der Ambulanten Kodierrichtlinie abgeschafft und der § 295 Abs. 3 S. 2 SGB V aufgehoben. Im stationären Bereich wird die Deutsche Kodierrichtlinie (DKR)[21] bereits seit 2003 erfolgreich angewendet. Im jährlichen Rhythmus wird sie zwischen der Deutsche Krankenhausgesellschaft (DKG), dem GKV-Spitzenverband, dem Verband der privaten Krankenversicherung (PKV) und dem Institut für das Entgeltsystem im Krankenhaus (InEK GmbH) vereinbart. Dieses Instrument würde sich auch im Bereich der ambulanten Versorgung bewähren. In der stationären Versorgung hat sich die Kodierqualität nach Einführung der DKR, der Diagnoseprüfung durch den Medizinischen Dienst der Krankenkassen und durch geschultes Kodierpersonal in den Kliniken verbessert,[22] so dass die DRG-Klassifikation auf einer validen Datengrundlage erfolgen kann. Die Aufhebung der gesetzlichen Verpflichtung zur Einführung der AKR trägt nicht zur Verbesserung der Kodierqualität bei.

Eine kollektivvertragliche Regelung könnte eine homogene Verbesserung der Kodierqualität bewirken.

Die Krankenkassen haben neben der Vertragsarztbeziehung die Möglichkeit mit den Leistungserbringern individuelle Zusatzverträge zu schließen, sogenannte Selektivverträge. Die beiden ältesten Normen, die das selektive Kontrahieren zwischen Krankenkasse und Leistungserbringer ermöglichen, sind die Modellvorhaben nach § 63 ff. SGB V und die Strukturverträge nach § 73a SGB V, die durch das *2. GKV-Neurodnungsgesetz* (2. GKV-NOG)[23] implementiert wurden. Die Intention der Modellvorhaben ist die Vermeidung von unwirtschaftlichem Verhalten, wie z. B. Doppeluntersu-

---

[21] Vgl. InEK (2012).
[22] Vgl. GERSTE/GÜNSTER (2011).
[23] Vgl. vom 23.6.1997, BGBl. I S. 1520.

chungen. Im Zuge dessen erlaubt der § 63 Abs. 1 SGB V[24] eine inhaltliche Berücksichtigung der Kodieranforderungen zur Verbesserung der Kodierqualität respektive der morbiditätsgerechten Allokation von Versichertenbeiträgen. In den Strukturverträgen können je nach Versorgungsziel für die arbeitsteilige Kooperation u. a. als Strukturelemente gemäß § 73 Abs. 1 S. 2 SGB V genauere Regelungen über Behandlungs-, Präsenz-, Qualitätssicherungs- und Dokumentationspflichten vertraglich fixiert werden.[25] Die Strukturverträge sind jedoch kaum noch Gegenstand der gesundheitspolitischen bzw. rechtlichen Diskussion. Sie wurden durch die §§ 73b und c sowie §§ 140 ff. SGB V abgelöst.[26] Die Hausarztzentrierte Versorgung (§ 73b SGB V) und die Besondere ambulante ärztliche Versorgung (§ 73c SGB V) wurden mit dem *GKV-Modernisierungsgesetz* (GMG)[27] in das SGB V aufgenommen. § 73b Abs. 2 SGB V stellt insbesondere inhaltliche Anforderungen zur Verbesserung der Qualität in der hausärztlichen Versorgung, die in Abs. 5 S. 1 zu vereinbaren sind. Unter dieser Prämisse kann die Vereinbarung von Kodierrichtlinien selektiv geschlossen werden. Gleiches gilt für die Verträge gemäß § 73c SGB V. Die Ausgestaltung der Qualitätsanforderungen erfolgt gemäß Abs. 4 S. 1. Hierbei können über die genannten Mindestvoraussetzungen hinausgehende Qualitätsanforderungen (z. B. die Verwendung einer Kodierrichtlinie) vereinbart werden. Die Integrierte Versorgung ist schon seit dem Jahr 2000 fester Bestandteil des SGB V. Eingeführt wurde sie mit dem *GKV-Gesundheitsreformgesetz 2000* (GKV-GRG 2000)[28] und im Verlauf weiterer Reformen[29] stetig angepasst. In den Vereinbarungen zur Integrierten Versorgung sollen ergänzende Morbiditätskriterien berücksichtigt werden (§ 140c Abs. 2 S. 3 SGB V). Diese Vorschrift zwingt die Vertragsparteien, im Regelfall ergänzende Kriterien (z. B. Einschlussdiagnosen) zu berücksichtigen und nur in begründeten Ausnahmefällen hierauf zu verzichten.[30] Dieser Ansatz

---

[24]Die Krankenkassen und ihre Verbände können im Rahmen ihrer gesetzlichen Aufgabenstellung zur Verbesserung der Qualität und der Wirtschaftlichkeit der Versorgung Modellvorhaben zur Weiterentwicklung der Verfahrens-, Organisations-, Finanzierungs- und Vergütungsformen der Leistungserbringung durchführen oder nach § 64 SGB V vereinbaren.

[25]Vgl. SCHIRMER (1997) und RIEGER (1998).

[26]Vgl. HAUCK/NOFTZ (2011b).

[27]Vgl. vom 14.11.2003, BGBl. I S. 2190.

[28]Vgl. vom 22.12.1999, BGBl. I S. 2626.

[29]GKV-GMG (vom 14.11.2003, BGBl. I S. 2190) und GKV-WSG (vom 26.3.2007, BGBl. I S. 378).

[30]Vgl. HAUCK/NOFTZ (2011a).

ist äquivalent zu den Disease Management Programmen. Die Vertragsärzte sind verpflichtet die Indikationsdiagnosen zu dokumentieren, da sonst die Teilnahmevoraussetzung nicht mehr erfüllt ist.

Die Kriterien eines vollständigen Vertrages sind über den einschließenden Charakter des selektiven Kontrahierens unzureichend erfüllt.

4.1.3 Zusammenfassung

Die Kodierqualität im ambulanten Vertragsarztbereich ist durch das holdup-Problem, welches durch Informationsasymmetrie verursacht wird, determiniert. Die Krankenkasse hat die Möglichkeit, dem Problem durch Beratungen der Ärzte oder aber durch vertragliche Bindung an definierte Kodieralgorithmen zu begegnen. Beide Wege sind ad hoc zu implementieren, schließen aber nur einen Teil der Ärzteschaft ein. Die durchgeführten Beratungskampagnen haben sich als wirkungsvolles Instrument beweisen können, implizieren aber für einen nachhaltigen Effekt stetige Wiederholungen. Aktuell finden spezielle Kodieralgorithmen in den zu verhandelnden Selektivverträgen Berücksichtigung, wie z. B. im HzV Sachsen. Ein Effekt auf die Kodierqualität lässt sich aber frühestens zwei Jahre nach der Implementierung untersuchen. Der Gesetzgeber hat bisher von Maßnahmen zur kollektiven Regelung der Kodierqualität abgesehen. Dabei könnte durch die Berücksichtigung der Morbidität in der vertragsärztlichen Einzelvergütung oder durch die Einführung der AKR langfristig eine Verbesserung erzielt werden, sodass valide Gesundheitsdaten zur Verfügung stehen, auf deren Basis Klassifikationssysteme, Evaluationskonzepte und die Versorgungsforschung aufsetzen könnten.

4.2 Kritik der Messmethodik

Die Messmodelle sind von externen und internen Einflussfaktoren determiniert, die auf die Ergebnisse und deren Interpretation wirken. Es gilt diese aufzuzeigen und den Umgang mit ihnen zu beschreiben, damit der Geltungsbereich der getroffenen Aussagen im Rahmen der Arbeit eindeutig abgegrenzt werden kann.

4.2.1 Exogene Faktoren

Auf die Modelle wirken zahlreiche Umfeldfaktoren, die nur in begrenztem Maße beeinflussbar sind. Daraus ergeben sich Chancen, aber auch Risiken. Die größte Chance der Modelle liegt in der breiten Datenbasis, die die AOK PLUS mit einem Marktanteil von über 48 % in Sachsen und Thüringen bietet. Jeder Vertragsarzt im PLUS-Gebiet erfährt auf diese Weise eine annähernd realitätsgetreue Abbildung seiner Abrechnungsdaten. Die Ergebnisse können generalisiert für beide Bundesländer interpretiert werden. Zudem ermöglichen die Auswertungen auf LANR-Basis eine fachgruppenspezifische Einschätzung. Der Überlagerungseffekt durch den hohen Anteil an Hausärzten wird damit vermieden. Eine weitere Chance, die sich insbesondere durch die Referenzmessmodelle bietet, liegt in der krankheitsunspezifischen Ausrichtung. Auf diese Weise werden Faktoren und Ursache-Wirkungsketten identifiziert, die die Kodierqualität beeinflussen. Die Auswertung der Leistungsdaten stellt hohe Anforderungen an die Datenqualität. Ist sie unzureichend, impliziert dies ein hohes Risiko in Bezug auf die Verwertbarkeit der Ergebnisse. Eine Schwachstelle ist insbesondere die Übermittlung der Abrechnungsdaten mit BSNR-Referenz. Ab dem III. Quartal 2008 hat sich dies geändert und ein eindeutiger Bezug zum Leistungserbringer ist gewährleistet. Um dem Qualitätsmangel der Daten vor dem III. Quartal 2008 zu begegnen, wurde eine Heuristik verwendet, die den führenden Arzt mit seiner LANR für die entsprechende BSNR bestimmt. Dies hat zur Folge, dass Praxisgemeinschaften oder Medizinische Versorgungszentren nur unter einer Facharztgruppe auftreten; im Regelfall wird als führender Arzt in diesen Einrichtungen ein Hausarzt angenommen. Die Stabilität der Ergebnisse über die vier Auswertungsjahre hinweg signalisieren, dass mit der Heuristik ein gute Näherungslösung gefunden wurde. Ein immanentes Risiko bei der Interpretation der Ergebnisse besteht in der Annahme, dass die Informationen über den Patienten unter allen behandelnden Ärzten homogen verteilt sind. Diese Annahme wird z. B. durch das Phänomen des „Ärztehoppings" konterkariert. Die valide Messung der Kodierqualität hängt in besonderem Maße von der Abrechnungssoftware der Ärzte ab. Hierbei kann die sogenannte „passive" schlechte Kodierqualität entstehen, indem das System die als Dauerdiagnosen deklarierten Leistungen auch bei Behandlungen, die nicht mit der Dauerdiagnose in Verbindung stehen, abrechnet. Zudem ist in den Abrechnungsdaten die Anomalie zu beobachten, dass die Beziehung zwischen Namen und KV-Nr. nicht eindeutig ist. Eine KV-Nr. subsumiert Leistungen zu unterschiedlichen Namen. Über einen Algorithmus werden diese Fälle identifiziert und manuell von der Krankenkasse bereinigt. Die Analysen umfassen Leistungsdaten aus vier Jahren. Diese sind zeitlich determiniert durch die Einführung des Morbi-RSA mit dem GKV-WSG im Jahre 2007 und dem Timelag der aktuell verfügbaren Leistungsdaten. Im Nachgang der Arbeit sollte zur Validierung der Ergebnisse die Auswertung der Leistungsdaten des Jahres 2011 erfolgen, denn diese implizieren für die Ärzte ein Jahr mehr Erfahrung mit dem Morbi-RSA und ein weiteres Jahr Beratungen der Krankenkasse zu Themen der Kodierqualität. Die Kodierqualität sollte dadurch weiter positiv beeinflusst werden.

4.2.2 Endogene Faktoren

Neben den modellunabhängigen, exogenen Faktoren weisen aber auch die modelltheoretischen Konstruktionen Stärken und zugleich Schwächen für die qualifizierte Messung der Kodierqualität auf.

4.2.2.1 Referenzmessmodelle

Im Zentrum der Qualitätsmessung steht eine vom Leistungserbringer, dem Arzt, dokumentierte Diagnose für einen Patienten, anhand derer verschiedene Prüfalgorithmen durchgeführt werden. Die Basis der Kodierqualitätsmessung ist damit ein eineindeutiger Bezug zwischen Arzt, Patient und Diagnose. Die Prüfalgorithmen orientieren sich an den Kriterien des Morbi-RSA, wodurch eine transparente und gesetzlich gestützte Beurteilung der Kodierqualität gewährleistet ist. Die Modellspezifik erlaubt sowohl eine Analyse auf höchster Aggregation (z. B. eine Krankheit), als auch auf kleinster granularer Ebene (z. B. einer Einzeldiagnose). Für eine ganzheitliche Analyseperspektive ist es obligatorisch zwischen den Objekten (Leistungserbringer und Versicherter) zu wechseln. Hier liegt die besondere Stärke des Modells. Zudem ist es möglich weitere Informationsquellen einzubinden. So können u. a. Daten aus dem Versichertengrouping und den Krankenhausabrechnungen für die Ursachenforschung und die Validierung der Ergebnisinterpretation herangezogen werden. Ein Schwachpunkt, der die Persistenzmessung im Besonderen trifft, ist die Unsicherheit bei der Prädiktion von Krankheiten und Krankheitsverläufen. Auch wenn der Schwerpunkt der Analyse auf den chronischen

Krankheiten liegt, können verschiedene Um- und Zustände dazu führen, dass der α-Fehler der Prädiktion sich erhöht. Über risikoadjustierte Abschläge wird versucht einen einheitlichen Maßstab für die Beurteilung der Diagnosepersistenz zu definieren.

4.2.2.2 Prädiktive Erwartungsmodelle

Das Ziel der prädiktiven Erwartungsmodelle ist die Prädiktion einer Diagnose auf der Basis von Indikatoren. Der Grad der Verbindlichkeit für das Vorliegen einer Diagnose ist um eine Vielfaches höher als in der Persistenzmessung. Die Stärke der Modelle liegt in der Vielfalt der zur Verfügung stehenden Indikatoren. Sie können aus dem Krankenhausbereich, den Arzneimittelverordnungen oder den Versorgungsverträgen gewonnen werden. Das Vorliegen der Krankheit wird intersektoral geprüft. Liegt ein Indikator und keine spezifische Diagnose vor, stellt dies einen Implikationszusammenhang dar, der als medizinische Robustheit bezeichnet wird. Neben der Vielzahl an Indikatoren zeichnen sich die Modelle durch eine hohe Flexibilität bei der Wahl des Analysetargets aus. Es ist möglich Krankheiten oder Kontraktkonditionen zu operationalisieren. Als Schwachpunkt hat sich in den Beratungskampagnen die Qualität der Arzneimittelindikatoren erwiesen. Die technische Qualität wird durch die Belegleser determiniert. Typische Lesefehler entstehen beim Scannen der BSNR, der LANR, der PZN oder der KV-Nr. Zudem kann es vorkommen, dass die gedruckten PZN nicht zu den Anweisungen des Arztes auf den Rezepten passen. In diesem Fall kann eine falsche Reihenfolge beim Bedrucken der Rezepte in der Apotheke die Ursache sein. Die Fehlerquote der Rezeptdaten ist gering, aber die Modelllogik identifiziert unplausible Fälle, was die Wahrscheinlichkeit, auf einen technischen Fehler zu stoßen, erhöht. Für die Modelle bedeutet dies, dass zwischen technischer und inhaltlicher Kodierqualität nicht unterschieden werden kann.

5 Fazit und Ausblick

Mehr als die Vergangenheit interessiert mich die Zukunft,
denn in ihr gedenke ich zu leben.

ALBERT EINSTEIN

5.1 Einordnung der Ergebnisse

Im Rahmen der Arbeit sollte die Kodierqualität im ambulanten Vertragsarztbereich untersucht werden. In der Analyse der Kodierqualität unterscheidet
HOFFMANN et al. (2008) zwischen primärarztbasierten Datenbanken, wie
z. B. General Practice Research Database (GPRD), und administrativen Datenbanken. Letztere ist Grundlage der vorliegenden Arbeit. Die Analyse wurde auf Basis der ambulanten Abrechnungsdaten der AOK PLUS aus den
Jahren 2007 bis 2010 durchgeführt. Diese subsumieren ca. 2,7 Mio. Versicherte und ca. 11.000 Vertragsärzte. Gemessen an der GKV-Gesamtpopulation
entspricht dies einem Versichertenanteil von ca. 4 %. Die Stärke dieser Sekundärdatenanalyse liegt in der intersektoralen Herangehensweise zur Bestimmung der Kodierqualität. Während die Referenzmessmodelle sich auf Diagnosen stützen, werden für die prädiktiven Erwartungsmodelle Indikatoren
aus anderen Leistungsbereichen herangezogen. Die Überprüfung, Validierung
und ggf. Anpassung der Modellalgorithmen erfolgt mittels Arzt-Patienten-
Listen in den Arztpraxen. Die interne Validierung wird mit einer externen,
die als Goldstandard[1] bezeichnet wird, kombiniert. In Deutschland sind zwei

---

[1]Vgl. HOFFMANN et al. (2008).

Arbeiten bekannt, in denen Diagnosen aus hausärztlichen Praxen extern validiert wurden (ERLER et al. (2009), WOCKENFUSS et al. (2009)). Unter interner Validität wird in dieser Arbeit nicht die Frage danach verstanden, ob die abgerechnete Diagnose die vorliegende Krankheit beschreibt, sondern ob die Krankheit durch eine entsprechende Diagnose dokumentiert wurde. Diese Implikation ist eine Grundanforderung für das Klassifikationssystem des Morbi-RSA, denn eine Unterkodierung wirkt sich negativ auf die Allokationsfunktion aus. Operationalisiert wird die Unterkodierung durch die Messmodelle der Persistenz, der Spezifität und durch die prädiktiven Erwartungsmodelle. Aus der Sicht der Versorgungsforschung galt es zudem zu prüfen, inwiefern den abgerechneten Diagnosen als Krankheitsreferenz vertraut werden kann. Diesem Aspekt kommt die Arbeit mit der Auswertung der Zusatzkennzeichen nach. Es zeigt sich, dass sowohl Verdachtsdiagnosen als auch Z-Diagnosen in der Praxissoftware als Dauerdiagnosen deklariert werden. Zudem kann für ausgewählte Z-Diagnosen aufgezeigt werden, dass sie nicht auf ein medizinisches Krankheitsbild verweisen und somit nicht valide sind.

5.2 Ausblick

Mit dem morbiditätsorientierten Gesamtbudget wurde ein erster Schritt zur Systemangleichung der Vergütungssysteme unternommen. Aufgrund des mangelnden Vertrauens in die Validität der ambulanten Diagnosen hat man bisher ausschließlich pauschal das Budget von Jahr zu Jahr erhöht. Schließlich wurde die Morbidität als zwingendes Messkriterium für das Gesamtbudget aus dem Gesetz gestrichen. Diese Kausalstruktur lässt sich nur durchbrechen, wenn eine valide Datengrundlage geschaffen wird, auf der die Allokationssysteme aufsetzen können. Der Schritt, auf die Ambulante Kodierrichtlinie zu verzichten, ist somit falsch. Bereits im stationären Bereich hat sich gezeigt, dass die Einführung einer Kodierrichtlinie die Datengrundlage verbessert. Der Einführungsprozess impliziert eine geschätzte Lernzeit von 4 bis 6 Jahren,[2] aber danach sollten valide Diagnosedaten zur Verfügung stehen. Anwendungsgebiete für valide Diagnosedaten:

- Klassifikationssysteme (z. B. IGES/LAUTERBACH/WASEM (2004))
- Versorgungsforschung (z. B. SCHUBERT et al. (2008b))

---

[2]METZGER/KÖNINGER (2002).

- Prädiktionsmodellierung (z. B. SCHUNK et al. (2011))
- Krankheitskostenanalysen (z. B. MARSCHALL/ARNOLD/HÄUSER (2011))
- Bedarfsplanung (z. B. MAAZ et al. (2005))
- Evaluation von Versorgungsprogrammen (z. B. REIS et al. (2006))
- Pharmakoepidemiologie und -vigilanz (z. B. ANDERSOHN/GARBE (2008))
- u.v.a.m.

Die in dieser Arbeit vorgestellten Algorithmen zur Erfassung der Kodier-qualität können in einem Monitoring Anwendung finden. Mit dem Vorlie-gen der Abrechnungsdaten für das Jahr 2011 (voraussichtlich ab Juni 2012) sollte die Analyse erneut durchgeführt und die Entwicklung fortgeschrie-ben werden. Die prädiktiven Erwartungsmodelle bieten Entwicklungs- und Ergänzungspotential in der Erschließung neuer Indikatoren (z. B. Arzneimit-tel), neuer Indikatorentypen (z. B. sonstige Leistungsdaten (SOLE)) und neuer Modelltargets.

Literaturverzeichnis

[AKERLOF 1970] AKERLOF G (1970) The Market for Lemons: Qualitative Uncertainty and the Market Mechanism. QJE 84:488–500

[ALCHIAN/WOODWARD 1988] ALCHIAN AA, WOODWARD S (1988) The Firm is Dead; Long Live the Firm. JEL 26:65–79

[AMELUNG 2007] AMELUNG VE (2007) Managed Care. 4., aktualis. und überarb. Aufl. Gabler, Wiesbaden

[ANDERSOHN/GARBE 2008] ANDERSOHN F, GARBE E (2008) Pharmakoepidemiologische Forschung mit Routinedaten des Gesundheitswesens. Bundesgesundheitsbl - Gesundheitsforsch - Gesundheitsschutz 51:1135–1144

[ARROW 1963] ARROW KJ (1963) Uncertain and the Welfare Economics of Medical Care. AER 53:941–973

[ARROW 1980] ARROW KJ (1980) Wo Organisation endet. Gabler, Wiesbaden

[ARROW 1985] ARROW KJ (1985) The Economics of Agency. In: PRATT JW (Hrsg.), ZECKHAUSER R (Hrsg.): Principals and Agents. Harvard Business School Press, Boston, S. 37–51

[ARROW 1986] ARROW KJ (1986) Agency and the Market. In: ARROW KJ (Hrsg.), INTRILIGATOR MD (Hrsg.): Handbook of Mathematical Economics (3). North-Holland, Amsterdam, S. 1183–1195

[BADURA et al. 2011] BADURA B et al. (2011) Fehlzeiten-Report 2011: Schwerpunktthema: Führung und Gesundheit. Springer, Berlin

[BEEH/BUHL 2001] BEEH KM, BUHL R (2001) Pathogenese des Asthma bronchiale - Eröffnung neuer therapeutischer Perspektiven. Med Klin 96:15–25

Literaturverzeichnis

[BERNATECK/PUTSCHKY/ZEIDLER 2009] BERNATECK M, PUTSCHKY N, ZEIDLER H (2009) Entzündlich-rheumatische Erkrankungen. In: WIRTH C (Hrsg.), MUTSCHLER W (Hrsg.): Praxis der Orthopädie und Unfallchirurgie. Thieme, Stuttgart, S. 222–234

[BITZER et al. 2010] BITZER EM et al. (2010) Barmer GEK Report Krankenhaus. Asgard, Sankt Augustin

[BLOMQVIST 1991] BLOMQVIST A (1991) The Doctor as Double Agent: Information Asymmetry, Health Insurance, and Medical Care. J Health Econ 10:411–432

[BPtK 2011] BPtK-Studie zur Arbeitsunfähigkeit: Psychische Erkrankungen - Keine Frage des Alters. Bundespsychotherapeutenkammer. Aktualisiert im: 06/2011, Aufruf am: 01.04.2014. http://www.bptk.de/uploads/me
dia/2011_BPtK-Studie_Arbeitsunf%C3%A4higkeit-2010.pdf

[BRÜCKLE 2011] BRÜCKLE W (2011) Deutsche Rheuma-Liga: Was ist Rheuma? Aktualisiert: 8. Aufl., 2011, Aufruf am: 01.04.2014. https://www.rheuma-liga.de/fileadmin/user_upload/Doku
mente/Mediencenter/Publikationen/Merkblaetter/1.1_Was_
ist_Rheuma.pdf

[BT-Drs. 17/3040 2010] Fraktionsentwurf GKV-FinG BT-Drs. 17/3040. Deutscher Bundestag. Aktualisiert im: 09/2010, Aufruf am: 01.04.2014. http:
//dipbt.bundestag.de/dip21/btd/17/030/1703040.pdf

[BVA 2011] Festlegung der Morbiditätsgruppen, des Zuordnungsalgorithmus, des Regressions- sowie des Berechnungsverfahrens. Bundesversicherungsamt, Aufruf am: 01.04.2014. http:
//www.bundesversicherungsamt.de/file_admin/redaktion
/Risikostrukturausgleich/Festlegungen/AJ_2011/Festlegu
ng_Klassifikationssystem_2011.zip

[CHASSIN et al. 1987] CHASSIN MR et al. (1987) Does Inappropriate Use Explain Geographic Variations in the Use of Health Care Services? A Study of three Procedures. JAMA 258:2533–2537

[CORNELL/SHAPIRO 1987] CORNELL B, SHAPIRO AC (1987) Corporate Stakeholders and Corporate Finance. FM 16:5–14

[DAK 2012] DAK-Gesundheitsreport. Deutsche Angestelltenkrankenkasse. Aktualisiert im: 02/2012, Aufruf am: 01.04.2014. http://www.dak.de /dak/download/Gesundheitsreport_2012-1117042.pdf

[DANZON 2000] DANZON PM (2000) Liability for Medical Malpractice. In: CULYER AJ (Hrsg.), NEWHOUSE JP (Hrsg.): Handbook of Health Economics Bd. 1B. North-Holland, Amsterdam, S. 1341–1404

[DIMDI 2010] Basiswissen Kodieren. Deutsches Institut für Medizinische Dokumentation und Information. Aktualisiert im: 08/2010, Aufruf am: 01.04.2014. http://www.dimdi.de/dynamic/de/klassi/dow nloadcenter/icd-10-gm/basiswissenkodieren/basiswisse-kodieren-2010.pdf

[DIMDI 2012a] Anatomisch-therapeutisch-chemische Klassifikation mit Tagesdosen. Deutsches Institut für Medizinische Dokumentation und Information. Aktualisiert im: 01/2012, Aufruf am: 01.04.2014. http://www.dimdi.de/dynamic/de/klassi/downloadcenter/at cddd/vorgaenger/atc-ddd-amtlich-2012.pdf

[DIMDI 2012b] Anleitung zur Verschlüsselung. Deutsches Institut für Medizinische Dokumentation und Information. Aktualisiert im: 01/2012, Aufruf am: 01.04.2014. http://www.dimdi.de/static/de/klassi/icd-10-gm/kodesuche/onlinefassungen/htmlgm2012/zusatz-anleitung-zur-verschluesselung.htm

[DIMDI 2012c] ICD-10-GM Version 2012. Deutsches Institut für Medizinische Dokumentation und Information. Aktualisiert im: 01/2012, Aufruf am: 01.04.2014. http://www.dimdi.de/static/de/klassi/icd-10-gm/kodesuche/onlinefassungen/htmlgm2012/index.htm

[EBM 2014] Einheitlicher Bewertungsmatab. Kassenärztliche Bundesvereinigung. Aktualisiert im: 01/2014, Aufruf am: 01.04.2014. http://www.kb v.de/media/sp/EBM_Gesamt___Stand_2._Quartal_2014.pdf

[ERLER et al. 2009] ERLER A et al. (2009) Garbage in - Garbage out? Validität von Abrechnungsdiagnosen in hausärztlichen Praxen. Gesundheitswes 71:823–831

[EVANS 1974] EVANS R (1974) Supplier-induced demand: some empirical evidence and implications. In: PERLMAN M (Hrsg.): The Economics of Health and Medical Care. Wiley, New York, S. 162–173

[FERSTL/SINZ 2001] FERSTL OK, SINZ EJ (2001) Grundlagen der Wirtschaftsinformatik. 4. Aufl. Oldenbourg, München, Wien

[Freistaat Thüringen 2008] Demographischer Wandel und Soziale Infrastruktur, Dokumentation einer Tagung vom 20. November 2008 in Erfurt. Freistaat Thüringen, Ministerium für Soziales, Familie und Gesundheit. Aktualisiert im: 11/2008, Aufruf am: 01.04.2014. http://www.thueringen.de/de/publikationen/pic/pubdownload1022.pdf

[FRIEDL 2011] FRIEDL A (2011) Deutsche Rheuma-Liga: Fakten über Rheuma. Aktualisiert: 2. Aufl., 2011, Aufruf am: 01.04.2014. https://www.rheuma-liga.de/fileadmin/user_upload/Dokumente/Mediencenter/Publikationen/Merkblaetter/6.7_Fakten_ueber_Rheuma.pdf

[G-BA 2005] Beschluss des G-BA: Begründung zu den Anforderungen an strukturierte Behandlungsprogramme für Brustkrebs. Gemeinsamer Bundesausschuss. Aktualisiert im: 06/2005, Aufruf am: 01.04.2014. http://www.g-ba.de/downloads/40-268-40/2005-06-21-dmp-Brustkrebs-begruend.pdf

[GERALD et al. 1987] GERALD GB et al. (1987) Physician Reimbursement by Salary or Fee-for-Service: Effect on Physician Practice Behavior in a Randomized Prospective Study. Pediatrics 80:744–750

[GERSTE/GÜNSTER 2011] GERSTE B, GÜNSTER C (2011) Erkrankungshäufigkeiten und Inanspruchnahme von Gesundheitsleistungen. In: GÜNSTER C (Hrsg.), KLOSE J (Hrsg.), SCHMACKE N (Hrsg.): Versorgungs-Report 2011. Schattauer, Stuttgart, S. 255–324

[GERSTE/GUTSCHMID 2006] GERSTE B, GUTSCHMID S Qualität von Diagnosedaten niedergelassener Ärzte am Beispiel Diabetes. Deutsche Gesellschaft für Medizinische Informatik, Biometrie und Epidemiologie e. V. (gmds) vom 10. - 14.09.2006. Aktualisiert im: 09/2006, Aufruf am: 01.04.2014. http://www.egms.de/static/en/meetings/gmds2006/06gmds135.shtml

[GIANNINI et al. 1997] GIANNINI EH et al. (1997) Preliminary definition of improvement in juvenile arthritis. Arthritis Rheum 40:1202–1209

[GIERSIEPEN et al. 2007] GIERSIEPEN K et al. (2007)   Die ICD-Kodierqualität für Diagnosen in der ambulanten Versorgung. Bundesgesundheitsbl - Gesundheitsforsch - Gesundheitsschutz 50:1028–1038

[GKV-FinG 2011] GKV-Fianzierungsgesetz.   Bundesministerium für Gesundheit, Aufruf am: 01.04.2014.   http://www.bgbl.de/Xaver/st art.xav?startbk=Bundesanzeiger_BGBl&bk=Bundesanzeiger _BGBl&start=//*[@attr_id=%27bgbl110s2309.pdf%27]

[GKV-VStG 2012] GKV-Versorgungsstrukturgesetz. Bundesministerium für Gesundheit, Aufruf am: 01.04.2014. http://www.bgbl.de/banzxave r/bgbl/start.xav?startbk=Bundesanzeiger_BGBl&bk=Bundes anzeiger_BGBl&start=//*%255B@attr_id='bgbl111s2983.pdf' %255D#__bgbl__%2F%2F*%5B%40attr_id%3D'bgbl111s2983.pdf' %5D__1397851848274

[GKV-WSG 2007] GKV-Wettbewerbsstärkungsgesetz.   Bundesministerium für Gesundheit.   Aktualisiert im: 04/2007, Aufruf am: 01.04.2014. http://www.bgbl.de/banzxaver/bgbl/start.xav?s tartbk=Bundesanzeiger_BGBl&jumpTo=bgbl107s0378.pdf

[GOLDBERG 1976] GOLDBERG VP (1976)   Regulation and Administered Contracts. BJoE 7:426–448

[GRETEN/RINNINGER/GRETEN 2010] GRETEN H, RINNINGER F, GRETEN T (2010) Innere Medizin. 13., aktualis. und überarb. Aufl. Thieme, Stuttgart

[GÜNSTER/KLOSE/SCHMACKE 2011] GÜNSTER C, KLOSE J, SCHMACKE N (2011) Versorgungs-Report 2011. Schwerpunkt: Chronische Erkrankungen. Schattauer, Stuttgart

[GÜNSTER/KLOSE/SCHMACKE 2012] GÜNSTER C, KLOSE J, SCHMACKE N (2012) Versorgungs-Report 2012. Schwerpunkt: Gesundheit im Alter. Schattauer, Stuttgart

[HARRIS/RAVIV 1979] HARRIS M, RAVIV A (1979) Optimal incentive contracts with imperfect information. JET 20:231–259

[HART/HOLMSTRÖM 1987] HART OD, HOLMSTRÖM BR (1987) The Theory of Contracts. In: BEWELY TF (Hrsg.): Advances in Economic Theory: Fifth World Congress. Cambridge University Press, Cambridge, S. 71–155

[HAUCK/NOFTZ 2011a] HAUCK K, NOFTZ W (2011) Kommentar zu 140c SGB V Vergütung. Erich Schmidt, Berlin

[HAUCK/NOFTZ 2011b] HAUCK K, NOFTZ W (2011) Kommentar zu 73a SGB V Strukturverträge. Erich Schmidt, Berlin

[VON HAYEK 1945] HAYEKvon FH (1945) The Use of Knowledge in Society. AER 35:519–530

[HILLMAN et al. 1992] HILLMAN BJ et al. (1992) Physicians' Utilization and Charges for Outpatient Diagnostic Imaging in a Medicare Population. JAMA 268:2050-2054

[HOFFMANN et al. 2008] HOFFMANN F et al. (2008) Validierung von Sekundärdaten. Bundesgesundheitsbl - Gesundheitsforsch - Gesundheitsschutz 51:1118-1126

[HOLMSTRÖM 1979] HOLMSTRÖM B (1979) Moral Hazard and observability. BJoE 10:74-91

[HOMBURG/KROHMER 2006] HOMBURG C, KROHMER H (2006) Marketingmanagement. Strategie - Instrumente - Umsetzung - Unternehmensführung. 2., überarb. und erw. Aufl. Gabler, Wiesbaden

[IGES/LAUTERBACH/WASEM 2004] IGES, LAUTERBACH KW, WASEM J Untersuchung: Klassifikationsmodelle für Versicherte im Risikostrukturausgleich. Bundesversicherungsamt. Aktualisiert im: 11/2004, Aufruf am: 01.04.2014. http://www.bundesversicherungsamt.de/fileadmi
n/redaktion/Risikostrukturausgleich/Weiterentwicklung/
Klassifikationsmodelle_RSA_IGES-Lauterbach-Wasem.pdf

[InEK 2012] Deutsche Kodierrichtlinie. Institut für das Entgeltsystem im Krankenhaus. Aktualisiert im: 01/2012, Aufruf am: 01.04.2014. http://www.aok-gesundheitspartner.de/imperia/md/gpp/b
und/krankenhaus/drg_system/klassifikation/deutsche_kod
ierrichtlinien_version_2012.pdf

[JENSEN/MECKLING 1976] JENSEN MC, MECKLING WH (1976) Theory of the Firm: Managerial Behavior, Agency Costs and Ownership Structure. JFE 3:305–360

[KLAUBER et al. 2012] KLAUBER J et al. (2012) Krankenhaus-Report 2012. Regionalität. Schattauer, Stuttgart

[KLEIN/CRAWFORD/ALCHIAN 1978] KLEIN B, CRAWFORD RG, ALCHIAN AA (1978) Vertical Integration, Appropriable Rents, and the Competitive Contracting Process. JLE 22:297–326

[KVS 2010] DMP KHK - falsche Diagnoseangaben. Kassenärztliche Vereinigung Sachsen - Mitteilungen. Aktualisiert im: 02/2010, Aufruf am: 01.04.2014. http://www.kvs-sachsen.de/uploads/media/dmp_16.pdf

[MAAZ et al. 2005] MAAZ A et al. (2005) Versorgung bei chronischer Erkrankung im Alter aus Patientensicht: Erste Ergebnisse einer Versichertenbefragung. Gesundheitswes 67:518

[MARSCHALL/ARNOLD/HÄUSER 2011] MARSCHALL U, ARNOLD B, HÄUSER W (2011) Behandlung und Krankheitskosten des Fibromyalgiesyndroms in Deutschland. Schmerz 25:402–410

[MCGUIRE 2000] MCGUIRE TG (2000) Physician Agency. In: CULYER AJ (Hrsg.), NEWHOUSE JP (Hrsg.): Handbook of Health Economics Bd. 1A. North-Holland, Amsterdam, S. 461–536

[METZGER/KÖNINGER 2002] METZGER F, KÖNINGER H (2002) Bedeutung der Umsetzung und Evaluation der Deutschen Kodierrichtlinien (DKR). Gesundheitswes 12:1005–1008

[MICHELS/SCHNEIDER 2010] MICHELS G, SCHNEIDER T (2010) Koronare Herzkrankheit (KHK). In: Klinikmanual Innere Medizin. Springer, Berlin, S. 25–34

[MIRRLEES 1979] MIRRLEES JA (1979) The optimal structure of incentives and authority within an organization. BJoE 7:105–131

[MOONEY/RYAN 1993] MOONEY G, RYAN M (1993) Agency in health care: getting beyond first principles. J Health Econ 12:125–135

[MOSLER/SCHMID 2004] MOSLER K, SCHMID F (2004) Wahrscheinlichkeitsrechnung und schliende Statistik. Springer, Berlin

[MOSLER/SCHMID 2005] MOSLER K, SCHMID F (2005) Beschreibende Statistik und Wirtschaftsstatistik. 2., verb. Aufl. Springer, Berlin

[NEUHAUSER 2011] NEUHAUSER T (2011)   Petition: Ärzte - Stopp der Ambulanten Kodierrichtlinien.   Aktualisiert im: 11/2011, Aufruf am: 01.04.2014. https://www.openpetition.de/petition/onlin e/aerzte-stopp-der-ambulanten-kodierrichtlinien

[PAULY 1968] PAULY MV (1968) The Economics of Moral Hazard: Comment. AER 58:531–537

[PFAFF et al. 2003] PFAFF H et al. (2003) Gesundheitsversorgung und Disease Management: Grundlagen und Anwendungen der Versorgungsforschung. Huber, Bern

[PFAFF et al. 2010] PFAFF H et al. (2010) Lehrbuch der Versorgungsforschung: Systematik - Methodik - Anwendung. Schattauer, Stuttgart

[PICOT/DIETL/FRANCK 1997] PICOT A, DIETL H, FRANCK E (1997) Organisation. Eine ökonomische Perspektive. Schäfer-Poeschel, Stuttgart

[PICOT/REICHWALD/WIEGAND 2003] PICOT A, REICHWALD R, WIEGAND R (2003) Die grenzenlose Unternehumung. Gabler, Wiesbaden

[PRATT/ZECKHAUSER 1985] PRATT JW, ZECKHAUSER RJ (1985) Principals and Agents: The Structure of Business. Havard Business School Press, Boston

[REINHOLD-KELLER 2011] REINHOLD-KELLER E (2011)   Deutsche Rheuma-Liga: Vaskulitiden.   Aktualisiert: 4. Aufl., 2011, Aufruf am: 01.04.2014. http://www.rheuma-liga.de/fileadmin/user_upl oad/Dokumente/Mediencenter/Publikationen/Merkblaetter /3.5_Vaskulitiden.pdf

[REIS et al. 2006] REIS A et al. (2006) Cost of illness of malignant lymphoma in Germany. Eur J Can Care 15:379–385

[RICHTER/FURUBOTN 2003] RICHTER R, FURUBOTN EG (2003) Neue Institutionenökonomik. 2., durchges. und erg. Aufl. Mohr Siebeck, Tübingen

[RIEGER 1998] RIEGER HJ (1998) Vernetzte Praxen. MedR 16:75–81

[ROSS 1973] ROSS SA (1973) The Economic Theory of Agency: The Principal's Problem. AER 63:134–139

[Rote Liste 2012] Arzneimittelverzeichnis.   Rote Liste Service GmbH. Aktualisiert im: 01/2012, Aufruf am: 01.04.2014. `https://www.rote-liste.de/Online/`

[RSAV 2012] Verordnung über das Verfahren zum Risikostrukturausgleich in der gesetzlichen Krankenversicherung. Bundesministerium für Gesundheit. Aktualisiert im: 01/2012, Aufruf am: 01.04.2014. `http://www.gesetze-im-internet.de/bundesrecht/rsav/gesamt.pdf`

[SCHÄCHINGER/BRITTEN/ZEIHER 2006] SCHÄCHINGER V, BRITTEN MB, ZEIHER AM (2006) Diabetes mellitus und koronare Herzkrankheit - eine Risikokombination. Clin Res Cardiol 95:18-26

[SCHIRMER 1997] SCHIRMER HD (1997) Das Kassenarztrecht im 2. GKV Neuordnungsgesetz. MedR 15:431–456

[SCHNEIDER 1998] SCHNEIDER U (1998) Der Arzt als Agent des Patienten - Zur Übertragbarkeit der Principal-Agent-Theorie auf die Arzt-Patient-Beziehung / Ernst-Moritz-Arndt-Universität Greifswald, Rechts- und Staatswissenschaftliche Fakultät (2).

[SCHUBERT et al. 2008a] SCHUBERT I et al. (2008) Versorgungsforschung mit GKV-Routinedaten. Bundesgesundheitsbl - Gesundheitsforsch - Gesundheitsschutz 51:1095-1105

[SCHUBERT et al. 2008b] SCHUBERT I et al. (2008) Versorgungsforschung mit GKV-Routinedaten. Bundesgesundheitsbl - Gesundheitsforsch - Gesundheitsschutz 51:1095–1105

[SCHUBERT/IHLE/KÖSTER 2010] SCHUBERT I, IHLE P, KÖSTER I (2010) Interne Validierung von Diagnosen in GKV-Routinedaten: Konzeption mit Beispielen und Falldefinition. Gesundheitswes 72:316–322

[SCHUBERT/IHLE/KÖSTER 2008] SCHUBERT I, IHLE P, KÖSTER I (2008) Versorgungsmonitoring mit Routinedaten: Versichertenstichprobe AOK Hessen/KV Hessen. In: FUCHS C (Hrsg.), KURTH B (Hrsg.), SCRIBA PC

(Hrsg.): Report Versorgungsforschung Bd. 1. Deutscher Ärzteverlag, Köln, S. 9–19

[SCHULENBURG/GREINER 2007] SCHULENBURG JM, GREINER W (2007) Gesundheitsökonomik. Mohr Siebeck, Tübingen

[SCHUNK et al. 2011] SCHUNK M et al. (2011) Verbesserungen in der Versorgung von Patienten mit Typ-2-Diabetes? Bundesgesundheitsbl - Gesundheitsforsch - Gesundheitsschutz 54:1187–1196

[SEITZ 2004] SEITZ H Demographischer Wandel in Sachsen: Teilprojekt: Analyse der Auswirkungen des Bevölkerungsrückgangs auf die Ausgaben und Einnahmen des Freistaates Sachsen und seiner Kommunen. Bertelsmann Stiftung. Aktualisiert im: 03/2004, Aufruf am: 01.04.2014. http://www.bertelsmann-stiftung.de/cps/rde/xbcr/SID-C8759855-907D4602/bst/12_endberichtfinanzenseitz.pdf

[SGB 2011] SGB (2011) Sozialgesetzbuch. CW Haarfeld, Köln

[SPENCE 1973] SPENCE M (1973) Job Market Signaling. QJE 87:355–374

[SPREMANN 1990] SPREMANN K (1990) Asymmetrische Information. ZFB 60:561–586

[STIGLER 1961] STIGLER G (1961) The Economics of Information. JPolE 69:213–225

[STIGLITZ 1975] STIGLITZ JE (1975) The Theory of Screening, Education, and the Distribution of Income. AER 65:283–300

[STIGLITZ/WEISS 1981] STIGLITZ JE, WEISS A (1981) Credit Rationing in Markets with Imperfect Information. AER 71:393–410

[SWART/IHLE 2005] SWART E, IHLE P (2005) Routinedaten im Gesundheitswesen. Handbuch Sekundärdatenanalyse: Grundlagen, Methoden und Perspektiven. Huber, Bern

[TK 2011] Gesundheitsreport : Gesundheit von jungen Erwerbspersonen und Studierenden. Techniker Krankenkasse. Aktualisiert im: 06/2011, Aufruf am: 01.04.2014. http://www.tk.de/centaurus/servlet/cont entblob/281898/Datei/61603/Gesundheitsreport-2011.pdf

[VARIAN/BUCHECKER 2003] VARIAN HR, BUCHECKER R (2003) Grundzüge der Mikroökonomik. 6. Aufl. Oldenburg, München

[WALKER/BUCHWALD 2011] WALKER J, BUCHWALD V (2011) Plausibilität der Diagnosekodierung in der ambulanten Versorgung. Analyse auf Basis eines Ärztepanels. In: Gesundheitswesen aktuell. Barmer GEK, S. 128–151

[WASEM 2007] WASEM J (2007) Die Weiterentwicklung des Risikostrukturausgleichs ab dem Jahr 2009. GuG 7:15–22

[WIdO 2012] Arzneimittel-Klassifikationsdaten für den morbiditätsorientierten Risikostrukturausgleich. Wissenschaftliches Institut der AOK, 2012

[WILLIAMSON 1985] WILLIAMSON OE (1985) The Economic Institutions of Capitalism: Firms, Markets, Relational Contracting. The Free Press, London

[WOCKENFUSS et al. 2009] WOCKENFUSS R et al. (2009) Three and fourdigit ICD10 is not a reliable classification system in primary care. Scand J Prim Health Care 27:131–136

[WOLINSKY 1993] WOLINSKY A (1993) Competition in a Market for Informed Experts' Services. Rand J Econ 24:380–398

[ZWEIFEL 1994] ZWEIFEL P (1994) Eine Charakterisierung von Gesundheitssystemen: Welche sind von Vorteil bei welchen Herausforderungen? In: OBERENDER P (Hrsg.): Probleme der Transformation im Gesundheitswesen. Gesundheitsökonomische Beiträge Bd. 20. Nomos, Baden-Baden, S. 9–43

A Indikatorentestung

Tab. 63: EBM 13700 (38_03)

5) HMG und zugleich Indikator (Gesamt: 12.932 Versicherte)

ICD	Bezeichnung	Anz. Vers.	HMG
M06.99	Chronische Polyarthritis, n. n. bez.	7.880	38
I10.90	Essentielle Hypertonie, n. n. bez.	7.250	91
Z25.1	Notwendigkeit der Impfung gegen Grippe [Influenza]	5.658	
Z12.9	Spezielle Verfahren zur Untersuchung auf Neubildung	4.036	
M79.09	Rheumatismus, n. n. bez.	3.569	
H52.4	Presbyopie	2.925	
M81.99	Osteoporose, n. n. bez.: Nicht näher bezeichnete	2.880	41
H52.2	Astigmatismus	2.869	
M17.9	Gonarthrose, n. n. bez.	2.782	40
M06.90	Chronische Polyarthritis, n. n. bez.	2.670	38
E11.90	Nicht primär insulinabhängiger DM 2	2.574	19
Z00.0	Ärztliche Allgemeinuntersuchung	2.388	
H52.0	Hypermetropie	2.194	
I25.9	Chronische ischämische Herzkrankheit, n. n. bez.	2.148	84
M54.5	Kreuzschmerz	2.073	
E78.5	Hyperlipidämie, n. n. bez.	1.889	
E78.0	Reine Hypercholesterinämie		
K21.0	Gastroösophageale Refluxkrankheit mit Ösophagitis	1.778	36
M53.1	Zervikobrachial-Syndrom	1.765	
M15.9	Polyarthrose, n. n. bez.	1.742	
I10.00	Benigne essentielle Hypertonie	1.738	91
I83.9	Varizen der unteren Extremitäten	1.708	
M54.2	Zervikalneuralgie	1.702	
M06.9	Chronische Polyarthritis, n. n. bez.	1.604	38
M54.4	Lumboischialgie	1.596	
M16.9	Koxarthrose, n. n. bez.	1.595	40
F32.9	Depressive Episode, n. n. bez.	1.594	57
E79.0	Hyperurikämie	1.419	
M35.3	Polymyalgia rheumatica	1.412	38
E04.9	Nichttoxische Struma, n. n. bez.	1.385	
E66.99	Adipositas, n. n. bez.	1.349	
N95.2	Atrophische Kolpitis in der Postmenopause	1.345	

8) Indikator ohne Diagnose und ohne HMG (Gesamt: 3.983 Versicherte)

ICD	Bezeichnung	Anz. Vers.	HMG
I10.90	Essentielle Hypertonie, n. n. bez.	1.813	91
Z12.9	Spezielle Verfahren zur Untersuchung auf Neubildung	1.531	
Z25.1	Notwendigkeit der Impfung gegen Grippe [Influenza]	1.431	
M54.5	Kreuzschmerz	858	
M17.9	Gonarthrose, n. n. bez.	794	40
M15.9	Polyarthrose, n. n. bez.	767	
H52.2	Astigmatismus	751	
M54.2	Zervikalneuralgie	717	
H52.4	Presbyopie	709	
M53.1	Zervikobrachial-Syndrom	681	
Z00.0	Ärztliche Allgemeinuntersuchung	670	
M54.4	Lumboischialgie	602	
H52.0	Hypermetropie	561	
E11.90	Nicht primär insulinabhängiger DM 2	557	19
F32.9	Depressive Episode, n. n. bez.	543	57
M81.99	Osteoporose, n. n. bez.	536	41
E78.5	Hyperlipidämie, n. n. bez.	521	
E78.0	Reine Hypercholesterinämie	515	
F45.9	Somatoforme Störung, n. n. bez.	513	
J06.9	Akute Infektion der oberen Atemwege, n. n. bez.	494	
I83.9	Varizen der unteren Extremitäten	490	
N89.8	nichtentzündliche Krankheiten der Vagina	458	
Z30.9	Kontrazeptive Maßnahme, n. n. bez.	455	
E04.9	Nichttoxische Struma, n. n. bez.	454	
M54.16	Radikulopathie: Lumbalbereich	447	
I10.00	Benigne essentielle Hypertonie	442	91
K21.0	Gastroösophageale Refluxkrankheit mit Ösophagitis	439	36
E66.99	Adipositas, n. n. bez.	432	
I25.9	Chronische ischämische Herzkrankheit, n. n. bez.	432	84
Z12.3	Verfahren zur Untersuchung auf Neubildung der Mamma	425	
M16.9	Koxarthrose, n. n. bez.	418	40
M25.59	Gelenkschmerz: Nicht näher bezeichnete Lokalisationen	411	

Tab. 64: EBM 13701 (38.04)

	5) HMG und zugleich Indikator (Gesamt: 8.582 Versicherte)				8) Indikator ohne Diagnose und ohne HMG (Gesamt: 2.124 Versicherte)		
ICD	Bezeichnung	Anz. Vers.	HMG	ICD	Bezeichnung	Anz. Vers.	HMG
M06.99	Chronische Polyarthritis, n. n. bez.	5.132	38	I10.90	Essentielle Hypertonie, n. n. bez.	951	91
I10.90	Essentielle Hypertonie, n. n. bez.	4.708	91	Z12.9	Spezielle Verfahren zur Untersuchung auf Neubildung	798	
Z25.1	Notwendigkeit der Impfung gegen Grippe [Influenza]	3.741		Z25.1	Notwendigkeit der Impfung gegen Grippe [Influenza]	762	
Z12.9	Verfahren zur Untersuchung auf Neubildung	2.623		M54.5	Kreuzschmerz	470	
M79.09	Rheumatismus, n. n. bez.	2.423		M15.9	Polyarthrose, n. n. bez.	459	
H52.4	Presbyopie	2.057		M17.9	Gonarthrose, n. n. bez.	444	4
H52.2	Astigmatismus	1.919		H52.2	Astigmatismus	415	
M81.99	Osteoporose, n. n. bez.	1.879	41	H52.4	Presbyopie	387	
M17.9	Gonarthrose, n. n. bez.	1.778	40	M53.1	Zervikobrachial-Syndrom	386	
E11.90	Nicht primär insulinabhängiger DM 2	1.697	19	Z00.0	Ärztliche Allgemeinuntersuchung	377	
M06.90	Chronische Polyarthritis, n. n. bez.	1.662	38	M54.2	Zervikalneuralgie	377	
Z00.0	Ärztliche Allgemeinuntersuchung	1.518		M54.4	Lumboischialgie	344	
H52.0	Hypermetropie	1.485		H52.0	Hypermetropie	302	
I25.9	Chronische ischämische Herzkrankheit, n. n. bez.	1.396	84	E11.90	Nicht primär insulinabhängiger DM 2	300	19
M54.5	Kreuzschmerz	1.344		F45.9	Somatoforme Störung, n. n. bez.	288	
E78.5	Hyperlipidämie, n. n. bez.	1.238		E78.0	Reine Hypercholesterinämie	278	
I10.00	Benigne essentielle Hypertonie	1.202	91	F32.9	Depressive Episode, n. n. bez.	274	57
M06.9	Chronische Polyarthritis, n. n. bez.	1.182	38	E78.5	Hyperlipidämie, n. n. bez.	271	
E78.0	Reine Hypercholesterinämie	1.176		J06.9	Akute Infektion der oberen Atemwege, n. n. bez.	259	
K21.0	Gastroösophageale Refluxkrankheit mit Ösophagitis	1.166	36	I10.00	Benigne essentielle Hypertonie	257	91
I83.9	Varizen der unteren Extremitäten	1.117		E66.99	Adipositas, n. n. bez.	254	
M54.2	Zervikalneuralgie	1.085		Z12.3	Verfahren zur Untersuchung auf Neubildung der Mamma	251	
M53.1	Zervikobrachial-Syndrom	1.074		M81.99	Osteoporose, n. n. bez.	251	41
M15.9	Polyarthrose, n. n. bez.	1.066		E04.9	Nichttoxische Struma, n. n. bez.	249	
M16.9	Koxarthrose, n. n. bez.	1.057	40	Z30.9	Kontrazeptive Maßnahme, n. n. bez.	246	
M35.3	Polymyalgia rheumatica	989	38	M25.59	Gelenkschmerz: Nicht näher bezeichnete Lokalisationen	237	
M06.00	Seronegative chronische Polyarthritis	987	38	M54.16	Radikulopathie: Lumbalbereich	235	
F32.9	Depressive Episode, n. n. bez.	983	57	I83.9	Varizen der unteren Extremitäten	234	
M54.4	Lumboischialgie	976		E79.0	Hyperurikämie	231	
M45.09	Spondylitis ankylosans: Nicht näher bezeichnete Lokalisation	902	38	K21.0	Gastroösophageale Refluxkrankheit mit Ösophagitis	230	36
I10.9	Essentielle Hypertonie, n. n. bez.	898	91	M16.9	Koxarthrose, n. n. bez.	230	40
E79.0	Hyperurikämie	884		N89.8	nichtentzündliche Krankheiten der Vagina	229	

Tab. 65: EBM 18700 (38_05)

5) HMG und zugleich Indikator (Gesamt: 811 Versicherte)

ICD	Bezeichnung	Anz. Vers.	HMG
M06.99	Chronische Polyarthritis, n. n. bez.	523	38
I10.90	Essentielle Hypertonie, n. n. bez.	451	91
Z25.1	Notwendigkeit der Impfung gegen Grippe [Influenza]	346	
M79.09	Rheumatismus, n. n. bez.	292	
Z12.9	Spezielle Verfahren zur Untersuchung auf Neubildung	259	
M06.90	Chronische Polyarthritis, n. n. bez.	241	38
M17.9	Gonarthrose, n. n. bez.	219	40
H52.4	Presbyopie	215	
H52.2	Astigmatismus	201	
M81.99	Osteoporose, n. n. bez.	186	
M53.1	Zervikobrachial-Syndrom	178	41
M06.9	Chronische Polyarthritis, n. n. bez.	164	38
M54.5	Kreuzschmerz	156	
Z96.6	Vorhandensein von orthopädischen Gelenkimplantaten	151	
H52.0	Hypermetropie	148	
E11.90	Nicht primär insulinabhängiger DM 2	147	19
I25.9	Chronische ischämische Herzkrankheit, n. n. bez.	142	84
K21.0	Gastroösophageale Refluxkrankheit mit Ösophagitis	129	36
M54.4	Lumboischialgie	127	
I83.9	Varizen der unteren Extremitäten	127	
Z00.0	Ärztliche Allgemeinuntersuchung	126	
M47.99	Spondylose, n. n. bez.	126	
M54.2	Zervikalneuralgie	124	
E78.0	Reine Hypercholesterinämie	122	
E78.5	Hyperlipidämie, n. n. bez.	114	
M16.9	Koxarthrose, n. n. bez.	113	40
M15.9	Polyarthrose, n. n. bez.	112	
I10.00	Benigne essentielle Hypertonie	111	91
F32.9	Depressive Episode, n. n. bez.	108	57
R52.2	Sonstiger chronischer Schmerz	107	
E04.9	Nichttoxische Struma, n. n. bez.	106	
M05.80	Sonstige seropositive chronische Polyarthritis	102	38

8) Indikator ohne Diagnose und ohne HMG (Gesamt: 373 Versicherte)

ICD	Bezeichnung	Anz. Vers.	HMG
I10.90	Essentielle Hypertonie, n. n. bez.	178	91
Z25.1	Notwendigkeit der Impfung gegen Grippe [Influenza]	143	
Z12.9	Spezielle Verfahren zur Untersuchung auf Neubildung	118	
M17.9	Gonarthrose, n. n. bez.	116	40
M53.1	Zervikobrachial-Syndrom	87	
M54.5	Kreuzschmerz	84	
M54.4	Lumboischialgie	73	
H52.4	Presbyopie	71	
H52.2	Astigmatismus	69	
M54.2	Zervikalneuralgie	62	
E11.90	Nicht primär insulinabhängiger DM 2	60	19
Z00.0	Ärztliche Allgemeinuntersuchung	54	
E78.0	Reine Hypercholesterinämie	54	
F45.9	Somatoforme Störung, n. n. bez.	52	
J06.9	Akute Infektion der oberen Atemwege, n. n. bez.	52	
I10.00	Benigne essentielle Hypertonie	49	91
I83.9	Varizen der unteren Extremitäten	49	
F32.9	Depressive Episode, n. n. bez.	49	57
I25.9	Chronische ischämische Herzkrankheit, n. n. bez.	48	84
L40.5	Psoriasis-Arthropathie	47	
E79.0	Hyperurikämie	47	
H52.0	Hypermetropie	45	
L40.0	Psoriasis vulgaris	44	
L40.9	Psoriasis, n. n. bez.	43	
M54.16	Radikulopathie: Lumbalbereich	41	
N89.8	nichtentzündliche Krankheiten der Vagina	40	
E78.5	Hyperlipidämie, n. n. bez.	40	
M16.9	Koxarthrose, n. n. bez.	39	40
M81.99	Osteoporose, n. n. bez.	38	41
I10.9	Essentielle Hypertonie, n. n. bez.	38	91
M75.4	Impingement-Syndrom der Schulter	38	
E04.9	Nichttoxische Struma, n. n. bez.	38	

Tab. 66: EBM 32023 (38_06)

	5) HMG und zugleich Indikator (Gesamt: 17.577 Versicherte)				8) Indikator ohne Diagnose und ohne HMG (Gesamt: 10.972 Versicherte)		
ICD	Bezeichnung	Anz. Vers.	HMG	ICD	Bezeichnung	Anz. Vers.	HMG
M06.99	Chronische Polyarthritis, n. n. bez.	10.351	38	I10.90	Essentielle Hypertonie, n. n. bez.	4.888	91
I10.90	Essentielle Hypertonie, n. n. bez.	9.936	91	Z25.1	Notwendigkeit der Impfung gegen Grippe [Influenza]	4.179	
Z25.1	Notwendigkeit der Impfung gegen Grippe [Influenza]	7.940		Z12.9	Spezielle Verfahren zur Untersuchung auf Neubildung	3.406	
Z12.9	Spezielle Verfahren zur Untersuchung auf Neubildung	5.164		Z00.0	Ärztliche Allgemeinuntersuchung	2.091	
H52.4	Presbyopie	4.188		H52.4	Presbyopie	1.893	
M79.09	Rheumatismus, n. n. bez.	4.159		E11.90	Nicht primär insulinabhängiger DM 2	1.856	19
H52.2	Astigmatismus	4.006		H52.2	Astigmatismus	1.851	
M17.9	Gonarthrose, n. n. bez.	3.949	40	M17.9	Gonarthrose, n. n. bez.	1.809	40
E11.90	Nicht primär insulinabhängiger DM 2	3.593	19	M54.5	Kreuzschmerz	1.805	
M06.90	Chronische Polyarthritis, n. n. bez.	3.477	38	I25.9	Chronische ischämische Herzkrankheit, n. n. bez.	1.569	84
M81.99	Osteoporose, n. n. bez.	3.405	41	M54.2	Zervikalneuralgie	1.545	
Z00.0	Ärztliche Allgemeinuntersuchung	3.401		M54.4	Lumboischialgie	1.520	
I25.9	Chronische ischämische Herzkrankheit, n. n. bez.	3.197	84	M53.1	Zervikobrachial-Syndrom	1.421	
H52.0	Hypermetropie	2.876		E78.0	Reine Hypercholesterinämie	1.393	
M54.5	Kreuzschmerz	2.725		H52.0	Hypermetropie	1.386	
E78.5	Hyperlipidämie	2.661		E78.5	Hyperlipidämie	1.354	
M53.1	Zervikobrachial-Syndrom	2.475		J06.9	Akute Infektion der oberen Atemwege, n. n. bez.	1.347	
I10.00	Benigne essentielle Hypertonie	2.474	91	F45.9	Somatoforme Störung, n. n. bez.	1.214	
M06.90	Chronische Polyarthritis, n. n. bez.	2.447	38	F32.9	Depressive Episode, n. n. bez.	1.191	57
I83.9	Varizen der unteren Extremitäten	2.395		E79.0	Hyperurikämie	1.185	
K21.0	Gastroösophageale Refluxkrankheit mit Ösophagitis	2.357	36	I10.00	Benigne essentielle Hypertonie	1.174	91
M54.4	Lumboischialgie	2.290		I83.9	Varizen der unteren Extremitäten	1.164	
E79.0	Hyperurikämie	2.249		E04.9	Nichttoxische Struma, n. n. bez.	1.073	
M16.9	Koxarthrose, n. n. bez.	2.235	40	M79.09	Rheumatismus, n. n. bez.	1.063	
M54.2	Zervikalneuralgie	2.191		Z12.3	Verfahren zur Untersuchung auf Neubildung der Mamma	1.043	
F32.9	Depressive Episode, n. n. bez.	2.135	57	E66.99	Adipositas, n. n. bez.	1.042	
M15.9	Polyarthrose, n. n. bez.	1.942		Z30.9	Kontrazeptive Maßnahme, n. n. bez.	1.029	
H26.9	Katarakt, n. n. bez.	1.889		M16.9	Koxarthrose, n. n. bez.	1.016	40
N95.2	Atrophische Kolpitis in der Postmenopause	1.880		K21.0	Gastroösophageale Refluxkrankheit mit Ösophagitis	1.004	36
Z12.3	Verfahren zur Untersuchung auf Neubildung der Mamma	1.870		J20.9	Akute Bronchitis, n. n. bez.	989	
E04.9	Nichttoxische Struma, n. n. bez.	1.818		I10.9	Essentielle Hypertonie, n. n. bez.	982	91
				N89.8	nichtentzündliche Krankheiten der Vagina	965	

Tab. 67: L04AB01 Etanercept (38_07)

5) HMG und zugleich Indikator (Gesamt: 799 Versicherte)

ICD	Bezeichnung	Anz. Vers.	HMG
M06.99	Chronische Polyarthritis, n. n. bez.	537	38
I10.90	Essentielle Hypertonie, n. n. bez.	372	91
Z25.1	Notwendigkeit der Impfung gegen Grippe [Influenza]	325	
M79.09	Rheumatismus, n. n. bez.	271	
Z12.9	Spezielle Verfahren zur Untersuchung auf Neubildung	224	
M06.90	Chronische Polyarthritis, n. n. bez.	201	38
M81.99	Osteoporose, n. n. bez.	181	41
H52.2	Astigmatismus	169	
M45.09	Spondylitis ankylosans	157	38
E11.90	Nicht primär insulinabhängiger DM 2	145	19
M17.9	Gonarthrose, n. n. bez.	139	40
M06.9	Chronische Polyarthritis, n. n. bez.	138	38
H52.4	Presbyopie	132	
Z00.0	Ärztliche Allgemeinuntersuchung	110	
M54.5	Kreuzschmerz	107	
Z96.6	Vorhandensein von orthopädischen Gelenkimplantaten	105	
H52.0	Hypermetropie	103	
M05.80	Sonstige seropositive chronische Polyarthritis:	101	38
I25.9	Chronische ischämische Herzkrankheit, n. n. bez.	101	84
M54.4	Lumboischialgie	94	
M05.90	Seropositive chronische Polyarthritis, n. n. bez.	94	38
J06.9	Akute Infektion der oberen Atemwege, n. n. bez.	92	
K21.0	Gastroösophageale Refluxkrankheit mit Ösophagitis	90	36
I10.00	Benigne essentielle Hypertonie	90	91
E78.5	Hyperlipidämie, n. n. bez.	87	
E79.0	Hyperurikämie ohne Zeichen von entzündlicher Arthritis oder	86	
H52.1	Myopie	86	
F32.9	Depressive Episode, n. n. bez.	82	57
Z12.3	Verfahren zur Untersuchung auf Neubildung der Mamma	82	
M54.2	Zervikalneuralgie	81	
E78.0	Reine Hypercholesterinämie	80	
M53.1	Zervikobrachial-Syndrom	79	

8) Indikator ohne Diagnose und ohne HMG (Gesamt: 21 Versicherte)

ICD	Bezeichnung	Anz. Vers.	HMG
L40.5	Psoriasis-Arthropathie	8	
I10.90	Essentielle Hypertonie, n. n. bez.	6	91
M79.09	Rheumatismus, n. n. bez.	6	
Z12.9	Spezielle Verfahren zur Untersuchung auf Neubildung	5	
M54.5	Kreuzschmerz	4	
J30.1	Allergische Rhinopathie durch Pollen	4	
Z30.0	Kontrazeptive Maßnahme, n. n. bez.	4	
E11.90	Nicht primär insulinabhängiger DM 2	3	19
D22.9	Melanozytennävus, n. n. bez.	3	
Z25.1	Notwendigkeit der Impfung gegen Grippe [Influenza]	3	
H52.2	Astigmatismus	3	
J20.9	Akute Bronchitis, n. n. bez.	3	
N89.8	nichtentzündliche Krankheiten der Vagina	2	
M13.0	Polyarthritis, n. n. bez.	2	
T78.4	Allergie, n. n. bez.	2	
M99.82	biomechanische Funktionsstörungen: Thorakalbereich	2	19
E11.9	Nicht primär insulinabhängiger DM 2	2	40
M17.9	Gonarthrose, n. n. bez.	2	91
I10.9	Essentielle Hypertonie, n. n. bez.	2	
F43.2	Anpassungsstörungen	2	
H52.1	Myopie	2	
F45.0	Somatisierungsstörung	2	
K29.5	Chronische Gastritis, n. n. bez.	2	
J02.9	Akute Pharyngitis, n. n. bez.	2	
L30.9	Dermatitis, n. n. bez.	2	
J06.9	Akute Infektion der oberen Atemwege, n. n. bez.	2	
R52.2	Sonstiger chronischer Schmerz	2	
E78.5	Hyperlipidämie, n. n. bez.	2	
M53.1	Zervikobrachial-Syndrom	2	
N76.0	Akute Kolpitis	2	
K21.9	Gastroösophageale Refluxkrankheit ohne Ösophagitis	2	36
M86.32	Chronische multifokale Osteomyelitis	1	37

Tab. 68: L01XC02 Rituximab (38.08)

5) HMG und zugleich Indikator (Gesamt: 71 Versicherte)

ICD	Bezeichnung	Anz. Vers.	HMG
M06.99	Chronische Polyarthritis, n. n. bez.	54	38
I10.90	Essentielle Hypertonie, n. n. bez.	46	91
M81.99	Osteoporose, n. n. bez.	29	41
Z12.9	Spezielle Verfahren zur Untersuchung auf Neubildung	25	
M79.09	Rheumatismus, n. n. bez.	23	
Z25.1	Notwendigkeit der Impfung gegen Grippe [Influenza]	22	
M06.90	Chronische Polyarthritis, n. n. bez.: Mehrere Lo	22	38
M05.80	Sonstige seropositive chronische Polyarthritis	20	38
E11.90	Nicht primär insulinabhängiger DM 2	17	19
M17.9	Gonarthrose, n. n. bez.	16	40
H52.4	Presbyopie	16	
E78.5	Hyperlipidämie, n. n. bez.	16	
Z00.0	Ärztliche Allgemeinuntersuchung	15	
M06.9	Chronische Polyarthritis, n. n. bez.	15	38
M05.90	Seropositive chronische Polyarthritis, n. n. bez.	14	38
H52.0	Hypermetropie	13	
Z96.6	Vorhandensein von orthopädischen Gelenkimplantaten	13	
H52.2	Astigmatismus	13	
M16.9	Koxarthrose, n. n. bez.	13	40
M05.9	Seropositive chronische Polyarthritis, n. n. bez.	12	38
E79.0	Hyperurikämie	11	
M13.0	Polyarthritis, n. n. bez.	10	
Z92.2	Dauertherapie (gegenwärtig)	10	
I10.9	Essentielle Hypertonie, n. n. bez.	9	91
M05.89	Sonstige seropositive chronische Polyarthritis	9	38
M19.99	Arthrose, n. n. bez.	9	
M54.5	Kreuzschmerz	9	
E78.0	Reine Hypercholesterinämie	9	
M47.99	Spondylose, n. n. bez.	9	
E66.99	Adipositas, n. n. bez.	9	
H04.1	Sonstige Affektionen der Tränendrüse	9	
N89.8	nichtentzündliche Krankheiten der Vagina	9	

8) Indikator ohne Diagnose und ohne HMG (Gesamt: 1 Versicherter)

ICD	Bezeichnung	Anz. Vers.	HMG
E01.1	Jodmangelbedingte mehrknotige Struma (endemisch)	1	
Z51.1	Chemotherapie-Sitzung wegen bösartiger Neubildung	1	
E78.5	Hyperlipidämie, n. n. bez.	1	
N20.9	Harnstein, n. n. bez.	1	
H90.5	Hörverlust durch Schallempfindungsstörung	1	
Z01.7	Laboruntersuchung	1	
H61.2	Zeruminalpfropf	1	
H93.1	Tinnitus aurium	1	
H52.1	Myopie	1	
E04.9	Nichttoxische Struma, n. n. bez.	1	
I10.90	Essentielle Hypertonie, n. n. bez.	1	91
S05.1	Prellung des Augapfels und des Orbitagewebes	1	
I10.9	Essentielle Hypertonie, n. n. bez.	1	91
I44.4	Linksanteriorer Faszikelblock	1	
Q66.0	Pes equinovarus congenitus	1	
C80	Bösartige Neubildung ohne Angabe der Lokalisation	1	13
M51.2	Sonstige näher bezeichnete Bandscheibenverlagerung	1	
H52.2	Astigmatismus	1	
E66.99	Adipositas, n. n. bez.	1	

Tab. 69: L04AB02 Infliximab (38_09)

5) HMG und zugleich Indikator (Gesamt: 171 Versicherte)

ICD	Bezeichnung	Anz. Vers.	HMG
M06.99	Chronische Polyarthritis, n. n. bez.	80	38
M45.09	Spondylitis ankylosans: N. n. bez. Lokalisation	77	38
I10.90	Essentielle Hypertonie, n. n. bez.	65	91
Z25.1	Notwendigkeit der Impfung gegen Grippe [Influenza]	50	
M79.09	Rheumatismus, n. n. bez.: Nicht näher bezeichnet	42	
M06.90	Chronische Polyarthritis, n. n. bez.	40	38
M81.99	Osteoporose, n. n. bez.	38	41
Z12.9	Spezielle Verfahren zur Untersuchung auf Neubildung	38	
M45.00	Spondylitis ankylosans: Mehrere Lokalisationen	38	38
H52.2	Astigmatismus	37	
H52.4	Presbyopie	29	
M06.9	Chronische Polyarthritis, n. n. bez.	28	38
M17.9	Gonarthrose, n. n. bez.	23	40
M45.0	Spondylitis ankylosans	23	38
Z00.0	Ärztliche Allgemeinuntersuchung	23	
H52.0	Hypermetropie	23	
E11.90	Nicht primär insulinabhängiger DM 2	22	19
M54.5	Kreuzschmerz	21	
E78.5	Hyperlipidämie, n. n. bez.	20	
K21.0	Gastroösophageale Refluxkrankheit mit Ösophagitis	20	36
E79.0	Hyperurikämie	19	
F32.9	Depressive Episode, n. n. bez.	19	57
Z96.6	Vorhandensein von orthopädischen Gelenkimplantaten	17	
E66.99	Adipositas, n. n. bez.	17	
H52.1	Myopie	17	
F45.9	Somatoforme Störung, n. n. bez.	16	
M53.1	Zervikobrachial-Syndrom	16	
M05.90	Seropositive chronische Polyarthritis	16	38
J06.9	Akute Infektion der oberen Atemwege, n. n. bez.	16	
Z12.3	Verfahren zur Untersuchung auf Neubildung der Mamma	14	
I25.9	Chronische ischämische Herzkrankheit, n. n. bez.	14	84
N95.2	Atrophische Kolpitis in der Postmenopause	13	

8) Indikator ohne Diagnose und ohne HMG (Gesamt: 4 Versicherte)

ICD	Bezeichnung	Anz. Vers.	HMG
L40.5	Psoriasis-Arthropathie	2	
Z25.1	Notwendigkeit der Impfung gegen Grippe [Influenza]	2	
H22.1	Iridozyklitis	1	
H27.8	Affektionen der Linse	1	
M76.6	Tendinitis der Achillessehne	1	
Z92.2	Dauertherapie (gegenwärtig)	1	
H52.0	Hypermetropie	1	
D86.8	Sarkoidose an sonstigen und kombinierten Lokalisationen	1	
E07.9	Krankheit der Schilddrüse, n. n. bez.	1	
D64.9	Anämie, n. n. bez.	1	
H52.2	Astigmatismus	1	
Z96.1	Vorhandensein eines intraokularen Linseninplantates	1	
H61.2	Zeruminalpfropf	1	
F32.9	Depressive Episode, n. n. bez.	1	57
B35.1	Tinea unguium	1	
H60.9	Otitis externa, n. n. bez.	1	

Tab. 70: L04AB04 Adalimumab (38_10)

5) HMG und zugleich Indikator (Gesamt: 684 Versicherte)

ICD	Bezeichnung	Anz. Vers.	HMG
M06.99	Chronische Polyarthritis, n. n. bez.	450	38
I10.90	Essentielle Hypertonie, n. n. bez.	304	91
Z25.1	Notwendigkeit der Impfung gegen Grippe [Influenza]	263	
M79.09	Rheumatismus, n. n. bez.: Nicht näher bezeichnet	252	
Z12.9	Spezielle Verfahren zur Untersuchung auf Neubildung	225	
M06.90	Chronische Polyarthritis, n. n. bez.	170	38
M45.09	Spondylitis ankylosans: N. n. bez. Lokalisation	145	38
M81.99	Osteoporose, n. n. bez.	133	41
M06.9	Chronische Polyarthritis, n. n. bez.	121	38
H52.4	Presbyopie	117	
H52.2	Astigmatismus	117	
M54.5	Kreuzschmerz	104	
Z00.0	Ärztliche Allgemeinuntersuchung	103	
M17.9	Gonarthrose, n. n. bez.	100	40
E11.90	Nicht primär insulinabhängiger DM 2	96	19
H52.0	Hypermetropie	82	
K21.0	Gastroösophageale Refluxkrankheit mit Ösophagitis	80	36
Z30.9	Kontrazeptive Maßnahme, n. n. bez.	78	
M54.2	Zervikalneuralgie	77	
M05.80	Sonstige seropositive chronische Polyarthritis	76	38
Z96.6	Vorhandensein von orthopädischen Gelenkimplantaten	75	
I10.00	Benigne essentielle Hypertonie	74	91
F32.9	Depressive Episode, n. n. bez.	71	57
J06.9	Akute Infektion der oberen Atemwege, n. n. bez.	71	
E78.0	Reine Hypercholesterinämie	69	
M05.90	Seropositive chronische Polyarthritis, n. n. bez.	69	38
E66.99	Adipositas, n. n. bez.	67	
E04.9	Nichttoxische Struma, n. n. bez.	66	
M53.1	Zervikobrachial-Syndrom	66	
N89.8	nichtentzündliche Krankheiten der Vagina	66	
M45.00	Spondylitis ankylosans: Mehrere Lokalisationen	66	38
J20.9	Akute Bronchitis, n. n. bez.	65	

8) Indikator ohne Diagnose und ohne HMG (Gesamt: 21 Versicherte)

ICD	Bezeichnung	Anz. Vers.	HMG
L40.5	Psoriasis-Arthropathie	6	
I10.90	Essentielle Hypertonie, n. n. bez.	5	91
Z25.1	Notwendigkeit der Impfung gegen Grippe [Influenza]	5	
Z12.9	Polyarthritis, n. n. bez.	4	
M79.09	Rheumatismus, n. n. bez.: Nicht näher bezeichnet	3	
R10.1	Schmerzen im Bereich des Oberbauches	3	
E78.5	Hyperlipidämie, n. n. bez.	3	
E79.0	Hyperurikämie	3	
M81.99	Osteoporose, n. n. bez.: Nicht näher bezeichnete	2	41
I49.9	Kardiale Arrhythmie, n. n. bez.	2	
J03.9	Akute Tonsillitis, n. n. bez.	2	
H40.1	Primäres Weitwinkelglaukom	2	
K76.0	Fettleber [fettige Degeneration]	2	
N76.1	Subakute und chronische Kolpitis	2	
N89.8	nichtentzündliche Krankheiten der Vagina	2	
N95.2	Atrophische Kolpitis in der Postmenopause	2	
I25.9	Chronische ischämische Herzkrankheit, n. n. bez.	2	84
Z30.9	Kontrazeptive Maßnahme, n. n. bez.	2	
L20.9	Atopisches [endogenes] Ekzem, n. n. bez.	2	
E78.0	Reine Hypercholesterinämie	2	
L30.9	Dermatitis, n. n. bez.	2	
J06.9	Akute Infektion der oberen Atemwege, n. n. bez.	2	
R10.3	Schmerzen - Unterbauch	2	
Z00.0	Ärztliche Allgemeinuntersuchung	2	
H52.4	Presbyopie	2	
R42	Schwindel und Taumel	2	
K76.9	Leberkrankheit, n. n. bez.	2	
B99	Sonstige und n. n. bez.e Infektionskrankheiten	2	
E11.90	Nicht primär insulinabhängiger DM 2	2	19
B85.2	Pedikulose, n. n. bez.	1	
G56.0	Karpaltunnel-Syndrom	1	

Tab. 71: M04AC01 Colchizin (38.11)

5) HMG und zugleich Indikator (Gesamt: 25 Versicherte)

ICD	Bezeichnung	Anz. Vers.	HMG
I10.90	Essentielle Hypertonie, n. n. bez.	16	91
E79.0	Hyperurikämie	13	
M06.99	Chronische Polyarthritis, n. n. bez.	10	38
I25.9	Chronische ischämische Herzkrankheit, n. n. bez.	8	84
H52.4	Presbyopie	7	
Z92.1	Dauertherapie (gegenwärtig) mit Antikoagulanzien	7	
H52.2	Astigmatismus	7	
M06.90	Chronische Polyarthritis, n. n. bez.	7	38
I83.9	Varizen der unteren Extremitäten	7	
I48.19	Vorhofflimmern: Nicht näher bezeichnet	6	92
E11.90	Nicht primär insulinabhängiger DM 2	6	19
E66.99	Adipositas, n. n. bez.	6	
E78.5	Hyperlipidämie, n. n. bez.	6	
I50.9	Herzinsuffizienz, n. n. bez.	6	80
Z00.0	Ärztliche Allgemeinuntersuchung	5	
Z26.9	Notwendigkeit der Impfung	5	
M54.2	Zervikalneuralgie	5	
N18.9	Chronische Niereninsuffizienz, n. n. bez.	5	131
M17.9	Gonarthrose, n. n. bez.	5	40
H52.0	Hypermetropie	5	
M81.99	Osteoporose, n. n. bez.: Nicht näher bezeichnete	5	41
R06.0	Dyspnoe	4	
N18.83	Chronische Niereninsuffizienz, Stadium III	4	131
M54.5	Kreuzschmerz	4	
Z12.9	Spezielle Verfahren zur Untersuchung auf Neubildung	4	
E78.0	Reine Hypercholesterinämie	4	
H40.1	Primäres Weitwinkelglaukom	4	
K76.0	Fettleber [fettige Degeneration]	4	
Z25.1	Notwendigkeit der Impfung gegen Grippe [Influenza]	4	
H52.1	Myopie	4	
J40	Bronchitis, nicht als akut oder chronisch bezeichnet	4	
N95.2	Atrophische Kolpitis in der Postmenopause	3	

8) Indikator ohne Diagnose und ohne HMG (Gesamt: 464 Versicherte)

ICD	Bezeichnung	Anz. Vers.	HMG
I10.90	Essentielle Hypertonie, n. n. bez.	290	91
E79.0	Hyperurikämie	220	
Z25.1	Notwendigkeit der Impfung gegen Grippe [Influenza]	160	
E11.90	Nicht primär insulinabhängiger DM 2	151	19
I25.9	Chronische ischämische Herzkrankheit, n. n. bez.	124	84
M17.9	Gonarthrose, n. n. bez.	84	40
E78.5	Hyperlipidämie, n. n. bez.	82	
H52.4	Presbyopie	81	
H52.2	Astigmatismus	81	
Z00.0	Ärztliche Allgemeinuntersuchung	68	
N40	Prostatahyperplasie	67	
I10.00	Benigne essentielle Hypertonie	63	91
I10.9	Essentielle Hypertonie, n. n. bez.	58	91
Z12.9	Spezielle Verfahren zur Untersuchung auf Neubildung	56	
H52.0	Hypermetropie	55	
E14.90	Nicht näher bezeichneter DM: Ohne Komplikation	54	19
M54.4	Lumboischialgie	54	
E66.99	Adipositas, n. n. bez.	52	
I50.9	Herzinsuffizienz, n. n. bez.	51	80
Z92	Dauertherapie (gegenwärtig)	50	
E78.0	Reine Hypercholesterinämie	48	
M16.9	Koxarthrose, n. n. bez.	48	40
M54.5	Kreuzschmerz	45	
J44.99	Chronische obstruktive Lungenkrankheit, n. n. bez.	43	109, 110
I83.9	Varizen der unteren Extremitäten	43	
H26.9	Katarakt, n. n. bez.	40	
I48.19	Vorhofflimmern: Nicht näher bezeichnet	40	92
E11.9	Nicht primär insulinabhängiger DM 2	39	19
K21.0	Gastroösophageale Refluxkrankheit mit Ösophagitis	38	36
I49.9	Kardiale Arrhythmie, n. n. bez.	36	
H52.1	Myopie	35	
Z96.1	Vorhandensein eines intraokularen Linsenimplantates	34	

Tab. 72: P01BA01 Chloroquin (38.12)

5) HMG und zugleich Indikator (Gesamt: 134 Versicherte)

ICD	Bezeichnung	Anz. Vers.	HMG
M06.99	Chronische Polyarthritis, n. n. bez.	88	38
I10.90	Essentielle Hypertonie	74	91
Z25.1	Notwendigkeit der Impfung gegen Grippe [Influenza]	56	
Z12.9	Spezielle Verfahren zur Untersuchung auf Neubildung	50	
H52.2	Astigmatismus	47	
H52.4	Presbyopie	43	
M79.09	Rheumatismus, n. n. bez.	42	
Z00.0	Ärztliche Allgemeinuntersuchung	35	
H52.0	Hypermetropie	30	
M17.9	Gonarthrose, n. n. bez.	28	40
M06.90	Chronische Polyarthritis, nicht näher bezeichnet	25	38
H52.1	Myopie	23	
M81.99	Osteoporose, n. n. bez.	23	41
M06.9	Chronische Polyarthritis, n. n. bez.	22	38
I83.9	Varizen der unteren Extremitäten	21	
H26.9	Katarakt, n. n. bez.	20	
J06.9	Akute Infektion der oberen Atemwege, n. n. bez.	19	
M54.4	Lumboischialgie	19	
E79.0	Hyperurikämie	18	
E11.90	Nicht primär insulinabhängiger DM 2	18	19
E78.0	Reine Hypercholesterinämie	18	
M35.0	Sicca-Syndrom [Sjögren-Syndrom]	18	
F32.9	Depressive Episode, n. n. bez.	18	57
I25.9	Chronische ischämische Herzkrankheit, n. n. bez.	18	84
E66.99	Adipositas, n. n. bez.	17	
F45.9	Somatoforme Störung, n. n. bez.	17	
M32.9	Systemischer Lupus erythematodes, n. n. bez.	17	38
M54.5	Kreuzschmerz	16	
Z26.9	Notwendigkeit der Impfung	16	
M53.1	Zervikobrachial-Syndrom	15	
M16.9	Koxarthrose, n. n. bez.	15	
L93.0	Diskoider Lupus erythematodes	15	40

8) Indikator ohne Diagnose und ohne HMG (Gesamt: 65 Versicherte)

ICD	Bezeichnung	Anz. Vers.	HMG
I10.90	Essentielle Hypertonie, n. n. bez.	33	91
L93.0	Diskoider Lupus erythematodes	25	
Z25.1	Notwendigkeit der Impfung gegen Grippe [Influenza]	23	
H52.2	Astigmatismus	19	
Z12.9	Spezielle Verfahren zur Untersuchung auf Neubildung	18	
H52.4	Presbyopie	15	
Z00.0	Ärztliche Allgemeinuntersuchung	13	
M17.9	Gonarthrose, n. n. bez.	13	40
H52.1	Myopie	11	
Z26.9	Notwendigkeit der Impfung	10	
H52.0	Hypermetropie	10	
F32.9	Depressive Episode, n. n. bez.	10	57
M54.2	Zervikalneuralgie	9	
M54.5	Kreuzschmerz	9	
E04.9	Nichttoxische Struma, n. n. bez.	9	
I83.9	Varizen der unteren Extremitäten	8	
I87.2	Venöse Insuffizienz (chronisch)	7	
E78.0	Reine Hypercholesterinämie	7	
R42	Schwindel und Taumel	7	
M54.4	Lumboischialgie	6	
J06.9	Akute Infektion der oberen Atemwege, n. n. bez.	6	
L71.9	Rosazea, n. n. bez.	6	
L30.9	Dermatitis, n. n. bez.	6	
Z12.3	Verfahren zur Untersuchung auf Neubildung der Mamma	6	41
M81.99	Osteoporose, n. n. bez.	6	19
E14.90	Nicht näher bezeichneter DM: Ohne Komplikation	6	
L93.1	Subakuter Lupus erythematodes cutaneus	6	
M79.09	Rheumatismus, n. n. bez.: Nicht näher bezeichnet	6	
F45.9	Somatoforme Störung, n. n. bez.	6	
M53.1	Zervikobrachial-Syndrom	6	
M99.83	biomechanische Funktionsstörungen: Lumbalbereich	6	
E66.99	Adipositas, n. n. bez.	6	

Tab. 73: P01BA02 Hydroxy-Chloroquin (38_13)

	5) HMG und zugleich Indikator (Gesamt: 810 Versicherte)				8) Indikator ohne Diagnose und ohne HMG (Gesamt: 116 Versicherte)		
ICD	Bezeichnung	Anz. Vers.	HMG	ICD	Bezeichnung	Anz. Vers.	HMG
I10.90	Essentielle Hypertonie, n. n. bez.	445	91	I10.90	Essentielle Hypertonie, n. n. bez.	52	91
M06.99	Chronische Polyarthritis, n. n. bez.	424	38	Z25.1	Notwendigkeit der Impfung gegen Grippe [Influenza]	49	
Z25.1	Notwendigkeit der Impfung gegen Grippe [Influenza]	355		L93.0	Diskoider Lupus erythematodes	43	
Z12.9	Spezielle Verfahren zur Untersuchung auf Neubildung	282		Z12.9	Spezielle Verfahren zur Untersuchung auf Neubildung	41	
H52.2	Astigmatismus	276		H52.4	Presbyopie	34	
M79.09	Rheumatismus, n. n. bez.	251		H52.2	Astigmatismus	33	
H52.4	Presbyopie	221		J06.9	Akute Infektion der oberen Atemwege, n. n. bez.	21	
H52.0	Hypermetropie	185		H52.0	Hypermetropie	20	
M17.9	Gonarthrose, n. n. bez.	164	40	E04.9	Nichttoxische Struma, n. n. bez.	18	
M81.99	Osteoporose, n. n. bez.	157	41	M79.09	Rheumatismus, n. n. bez.	18	
Z00.0	Ärztliche Allgemeinuntersuchung	156		Z00.0	Ärztliche Allgemeinuntersuchung	17	
L93.0	Diskoider Lupus erythematodes	147		L93.2	Sonstiger lokalisierter Lupus erythematodes	17	
M06.90	Chronische Polyarthritis, n. n. bez.	144	38	N89.8	nichtentzündliche Krankheiten der Vagina	16	
M35.9	Krankheit mit Systembeteiligung des Bindegewebes	141	38	E66.99	Adipositas, n. n. bez.	16	
H52.1	Myopie	137		M53.1	Zervikobrachial-Syndrom	16	
M32.9	Systemischer Lupus erythematodes, n. n. bez.	134	38	L30.9	Dermatitis, n. n. bez.	16	
M06.9	Chronische Polyarthritis, n. n. bez.	126	38	I25.9	Chronische ischämische Herzkrankheit, n. n. bez.	15	84
F32.9	Depressive Episode, n. n. bez.	126	57	E11.90	Nicht primär insulinabhängiger DM 2	15	19
E11.90	Nicht primär insulinabhängiger DM 2	125	19	H52.1	Myopie	15	
I83.9	Varizen der unteren Extremitäten	121		M17.9	Gonarthrose, n. n. bez.	14	40
M54.5	Kreuzschmerz	116		H04.1	Sonstige Affektionen der Tränendrüse	13	
M54.2	Zervikalneuralgie	111		I10.9	Essentielle Hypertonie, n. n. bez.	13	91
E78.5	Hyperlipidämie, n. n. bez.	107		M54.5	Kreuzschmerz	12	
K21.0	Gastroösophageale Refluxkrankheit mit Ösophagitis	106	36	Z30.9	Kontrazeptive Maßnahme, n. n. bez.	12	
E04.9	Nichttoxische Struma, n. n. bez.	105		H26.9	Katarakt, n. n. bez.	12	
I10.00	Benigne essentielle Hypertonie	104	91	N39.0	Harnwegsinfektion, Lokalisation n. n. bez.	12	
E66.99	Adipositas, n. n. bez.	104		E78.5	Hyperlipidämie, n. n. bez.	12	
M16.9	Koxarthrose, n. n. bez.	104	40	F32.9	Depressive Episode, n. n. bez.	12	
I25.9	Chronische ischämische Herzkrankheit, n. n. bez.	101	84	Z26.9	Notwendigkeit der Impfung	12	57
M53.1	Zervikobrachial-Syndrom	101		H35.0	Retinopathien	12	
H26.9	Katarakt, n. n. bez.	98		F45.9	Somatoforme Störung, n. n. bez.	11	
M15.9	Polyarthrose, n. n. bez.	97		N95.9	Klimakterische Störung, n. n. bez.	11	

Tab. 74: M01CB01 Gold (38.14)

5) HMG und zugleich Indikator (Gesamt: 55 Versicherte)

ICD	Bezeichnung	Anz. Vers.	HMG
M06.99	Chronische Polyarthritis, n. n. bez.	40	38
I10.90	Essentielle Hypertonie, n. n. bez.	34	91
Z25.1	Notwendigkeit der Impfung gegen Grippe [Influenza]	32	
M79.09	Rheumatismus, n. n. bez.	22	
M06.90	Chronische Polyarthritis, n. n. bez.	19	38
M81.99	Osteoporose, n. n. bez.	16	41
H52.2	Astigmatismus	15	
E78.0	Reine Hypercholesterinämie	15	
Z12.9	Spezielle Verfahren zur Untersuchung auf Neubildung	13	
H52.4	Presbyopie	13	
E11.90	Nicht primär insulinabhängiger DM 2	12	19
I25.9	Chronische ischämische Herzkrankheit, n. n. bez.	12	84
H52.0	Hypermetropie	12	
I10.00	Benigne essentielle Hypertonie	11	91
I83.9	Varizen der unteren Extremitäten	10	
M17.0	Primäre Gonarthrose, beidseitig	10	40
M06.9	Chronische Polyarthritis, n. n. bez.	10	38
M16.9	Koxarthrose, n. n. bez.	10	40
Z00.0	Ärztliche Allgemeinuntersuchung	10	
F32.9	Depressive Episode, n. n. bez.	9	57
M54.2	Zervikalneuralgie	8	
K21.0	Gastroösophageale Refluxkrankheit mit Ösophagitis	8	36
M17.9	Gonarthrose, n. n. bez.	8	40
R52.2	Sonstiger chronischer Schmerz	8	
M54.4	Lumboischialgie	7	
E79.0	Hyperurikämie	7	
Z24.1	Notwendigkeit der Impfung	7	
E04.9	Nichttoxische Struma, n. n. bez.	7	
M54.5	Kreuzschmerz	7	
E14.90	Nicht näher bezeichneter DM: Ohne Komplikation	7	19
I10.9	Essentielle Hypertonie, n. n. bez.	7	91
I49.9	Kardiale Arrhythmie, n. n. bez.	7	

8) Indikator ohne Diagnose und ohne HMG (Gesamt: 2 Versicherte)

ICD	Bezeichnung	Anz. Vers.	HMG
E11.40	Nicht primär insulinabhängiger DM 2	1	17
R52.2	Sonstiger chronischer Schmerz	1	
M80.98	Osteoporose mit pathologischer Fraktur	1	157
H36.0	Retinopathia diabetica	1	
H10.3	Akute Konjunktivitis, n. n. bez.	1	
E11.30	Nicht primär insulinabhängiger DM 2	1	17
R10.1	Schmerzen, Oberbauch	1	
I49.9	Kardiale Arrhythmie, n. n. bez.	1	
I11.90	Hypertensive Herzkrankheit	1	90
M17.9	Gonarthrose, n. n. bez.	1	40
R60.0	Umschriebenes Ödem	1	
K29.9	Gastroduodenitis, n. n. bez.	1	
L40.5	Psoriasis-Arthropathie	1	
T78.4	Allergie, n. n. bez.	1	
J45.9	Asthma bronchiale, n. n. bez.	1	109
Z25.1	Notwendigkeit der Impfung gegen Grippe [Influenza]	1	
G63.2	Diabetische Polyneuropathie	1	17, 71
E78.2	Gemischte Hyperlipidämie	1	
I20.9	Angina pectoris, n. n. bez.	1	81
J45.0	Vorwiegend allergisches Asthma bronchiale	1	109
K21.9	Gastroösophageale Refluxkrankheit ohne Ösophagitis	1	36
S80.0	Prellung des Knies	1	
R11	Übelkeit und Erbrechen	1	
T14.01	Oberflächliche Verletzung	1	
J43.9	Emphysem, n. n. bez.	1	
R26.8	Sonstige und n. n. bez.e Störungen des Ganges	1	109,11
M25.50	Gelenkschmerz: Mehrere Lokalisationen	1	

Tab. 75: L04AA13 Leflunomid (38_15)

5) HMG und zugleich Indikator (Gesamt: 1.722 Versicherte)

ICD	Bezeichnung	Anz. Vers.	HMG
M06.99	Chronische Polyarthritis, n. n. bez.	1.395	38
I10.90	Essentielle Hypertonie, n. n. bez.	1.074	91
Z25.1	Notwendigkeit der Impfung gegen Grippe [Influenza]	805	
M79.09	Rheumatismus, n. n. bez.	613	
M06.90	Chronische Polyarthritis, n. n. bez.	471	38
Z12.9	Spezielle Verfahren zur Untersuchung auf Neubildung	466	
M17.9	Gonarthrose, n. n. bez.	422	40
M81.99	Osteoporose,nicht näher bezeichnet	416	41
H52.4	Presbyopie	410	
H52.2	Astigmatismus	387	
E11.90	Nicht primär insulinabhängiger DM 2	386	19
Z00.0	Ärztliche Allgemeinuntersuchung	316	
M06.90	Chronische Polyarthritis, n. n. bez.	313	38
H52.0	Hypermetropie	281	
I25.9	Chronische ischämische Herzkrankheit, n. n. bez.	271	84
K21.0	Gastroösophageale Refluxkrankheit mit Ösophagitis	269	36
E78.0	Reine Hypercholesterinämie	255	
E78.5	Hyperlipidämie, n. n. bez.	255	
M54.4	Lumboischialgie	243	
M54.5	Kreuzschmerz	239	
I10.00	Benigne essentielle Hypertonie	231	91
Z96.6	Vorhandensein von orthopädischen Gelenkimplantaten	219	
M16.9	Koxarthrose, n. n. bez.	214	40
I83.9	Varizen der unteren Extremitäten	208	
M05.80	Sonstige seropositive chronische Polyarthritis	202	38
M15.9	Polyarthrose, n. n. bez.	201	
F32.9	Depressive Episode, n. n. bez.	198	57
M53.1	Zervikobrachial-Syndrom	195	
M54.2	Zervikalneuralgie	192	
E04.9	Nichttoxische Struma, n. n. bez.	184	
H26.9	Katarakt, n. n. bez.	183	
R52.2	Sonstiger chronischer Schmerz	183	

8) Indikator ohne Diagnose und ohne HMG (Gesamt: 41 Versicherte)

ICD	Bezeichnung	Anz. Vers.	HMG
I10.90	Essentielle Hypertonie, n. n. bez.	21	91
Z25.1	Notwendigkeit der Impfung gegen Grippe [Influenza]	18	
L40.5	Psoriasis-Arthropathie	16	
L40.0	Psoriasis vulgaris	13	
M79.09	Rheumatismus, n. n. bez.: Nicht näher bezeichnet	11	
L40.9	Psoriasis, n. n. bez.	11	
J06.9	Akute Infektion der oberen Atemwege, n. n. bez.	10	
Z12.9	Spezielle Verfahren zur Untersuchung auf Neubildung	10	
M17.9	Gonarthrose, n. n. bez.	9	
E11.90	Nicht primär insulinabhängiger DM 2	9	40
Z00.0	Ärztliche Allgemeinuntersuchung	8	19
E79.0	Hyperurikämie	7	
H52.4	Presbyopie	7	
E78.5	Hyperlipidämie, n. n. bez.	7	
I25.9	Chronische ischämische Herzkrankheit, n. n. bez.	6	84
Z26.9	Notwendigkeit der Impfung	6	
E78.0	Reine Hypercholesterinämie	6	
I83.9	Varizen der unteren Extremitäten	5	
E66.99	Adipositas, n. n. bez.	5	
Z30.9	Kontrazeptive Maßnahme, n. n. bez.	5	
H52.2	Astigmatismus	5	
F45.9	Somatoforme Störung, n. n. bez.	5	
H52.0	Hypermetropie	5	
K21.0	Gastroösophageale Refluxkrankheit mit Ösophagitis	4	36
I10.9	Essentielle Hypertonie, n. n. bez.	4	91
H35.3	Degeneration der Makula und des hinteren Poles	4	
D50.9	Eisenmangelanämie, n. n. bez.	4	
N76.0	Akute Kolpitis	4	
M13.99	Arthritis, n. n. bez.	4	
M54.4	Lumboischialgie	4	
N39.0	Harnwegsinfektion, Lokalisation n. n. bez.	4	
E78.9	Störung des Lipoproteinstoffwechsels, n. n. bez.	4	

Tab. 76: L04AC03 Anakinra (38.16)

5) HMG und zugleich Indikator (Gesamt: 17 Versicherte)

ICD	Bezeichnung	Anz. Vers.	HMG
M06.99	Chronische Polyarthritis, n. n. bez.	8	38
M08.29	Juvenile chronische Arthritis	7	38
M06.10	Adulte Form der Still-Krankheit: Mehrere Lokalisationen	6	38
J06.9	Akute Infektion der oberen Atemwege, n. n. bez.	5	
H52.0	Hypermetropie	4	
M79.09	Rheumatismus, n. n. bez.: Nicht näher bezeichnet	3	
F45.9	Somatoforme Störung, n. n. bez.	3	
M06.9	Chronische Polyarthritis, n. n. bez.	3	38
I10.90	Essentielle Hypertonie, n. n. bez.	3	91
Z25.1	Notwendigkeit der Impfung gegen Grippe [Influenza]	3	
K52.9	Nichtinfektiöse Gastroenteritis und Kolitis, nicht näher bez.	3	
R50.9	Fieber, n. n. bez.	3	
D50.9	Eisenmangelanämie, n. n. bez.	3	
J20.9	Akute Bronchitis, n. n. bez.	3	
Z12.9	Spezielle Verfahren zur Untersuchung auf Neubildung	2	
M15.9	Polyarthrose, n. n. bez.	2	
Z01.4	Gynäkologische Untersuchung (allgemein)	2	
M81.99	Osteoporose, n. n. bez.	2	41
E05.9	Hyperthyreose, n. n. bez.	2	
L60.0	Unguis incarnatus	2	
M13.99	Arthritis, n. n. bez.	2	
E58	Alimentärer Kalziummangel	2	
N89.8	nichtentzündliche Krankheiten der Vagina	2	
M35.8	Sonstige n. bez. Krankheiten mit Systembeteiligung	2	38
D64.9	Anämie, n. n. bez.	2	
M25.59	Gelenkschmerz: Nicht näher bezeichnete Lokalisationen	2	
Z30.9	Kontrazeptive Maßnahme, n. n. bez.	2	
M06.90	Chronische Polyarthritis, n. n. bez.	2	38
H52.2	Astigmatismus	2	
F32.9	Depressive Episode, n. n. bez.	2	57
M08.26	Juvenile chronische Arthritis	2	38
R49.0	Dysphonie	2	

8) Indikator ohne Diagnose und ohne HMG (Gesamt: 3 Versicherte)

ICD	Bezeichnung	Anz. Vers.	HMG
H47.2	Optikusatrophie	2	
M53.99	Krankheit der Wirbelsäule und des Rückens	1	
M54.2	Zervikalneuralgie	1	
E66.99	Adipositas, n. n. bez.	1	
I34.0	Mitralklappeninsuffizienz	1	86
Z73	Probleme mit Lebensbewältigung	1	
M79.19	Myalgie: Nicht näher bezeichnete Lokalisationen	1	
L50.2	Urtikaria durch Kälte oder Wärme	1	
F82.9	Umschriebene Entwicklungsstörung	1	
E11.90	Nicht primär insulinabhängiger DM 2	1	19
F45.8	Sonstige somatoforme Störungen	1	
H26.8	Sonstige näher bezeichnete Kataraktformen	1	
E85.0	Nichtneuropathische heredofamiliäre Amyloidose	1	22
G91.9	Hydrozephalus, n. n. bez.	1	75
M53.0	Zervikozephales Syndrom	1	
E78.5	Hyperlipidämie, n. n. bez.	1	
I48.11	Vorhofflimmern: Chronisch	1	92
M25.89	Sonstige näher bezeichnete Gelenkkrankheiten	1	
Z12.9	Spezielle Verfahren zur Untersuchung auf Neubildung	1	
B07	Viruswarzen	1	
H35.3	Degeneration der Makula und des hinteren Poles	1	
H90.2	Hörverlust durch Schallleitungsstörung	1	
E11.8	Nicht primär insulinabhängiger DM 2	1	17
J04.0	Akute Laryngitis	1	
E66.9	Adipositas, n. n. bez.	1	
J02.9	Akute Pharyngitis, n. n. bez.	1	
E85.9	Amyloidose, n. n. bez.	1	
M42.9	Osteochondrose der Wirbelsäule, n. n. bez.	1	22
E78.0	Reine Hypercholesterinämie	1	
F43.9	Reaktion auf schwere Belastung, n. n. bez.	1	
D50.9	Eisenmangelanämie, n. n. bez.	1	
E11.30	Nicht primär insulinabhängiger DM 2	1	17

Tab. 77: L04AA24 Abatacept (38.17)

	5) HMG und zugleich Indikator (Gesamt: 66 Versicherte)			8) Indikator ohne Diagnose und ohne HMG (Gesamt: 0 Versicherte)			
ICD	Bezeichnung	Anz. Vers.	HMG	ICD	Bezeichnung	Anz. Vers.	HMG
M06.99	Chronische Polyarthritis, nicht näher bezeichnet	53	38	Keine Treffer			
I10.90	Essentielle Hypertonie, nicht näher bezeichnet	34	91				
M79.09	Rheumatismus, nicht näher bezeichnet: Nicht näher bezeichnet	29					
M06.90	Chronische Polyarthritis, nicht näher bezeichnet	25	38				
Z12.9	Spezielle Verfahren zur Untersuchung auf Neubildung	24					
Z25.1	Notwendigkeit der Impfung gegen Grippe [Influenza]	22					
M17.9	Gonarthrose, nicht näher bezeichnet	20	40				
H52.2	Astigmatismus	18					
M81.99	Osteoporose, nicht näher bezeichnet: N. n. bez.	18	41				
F32.9	Depressive Episode, nicht näher bezeichnet	15	57				
E11.90	Nicht primär insulinabhängiger DM 2	15	19				
Z00.0	Ärztliche Allgemeinuntersuchung	14					
M06.9	Chronische Polyarthritis, n. n. bez.	13	38				
H52.0	Hypermetropie	11					
R52.2	Sonstiger chronischer Schmerz	11					
M13.0	Polyarthritis, nicht näher bezeichnet	10					
Z12.3	Verfahren zur Untersuchung auf Neubildung der Mamma	10					
M16.9	Koxarthrose, nicht näher bezeichnet	9	40				
M54.5	Kreuzschmerz	9					
M05.90	Seropositive chronische Polyarthritis, nicht näher bezeichne	9	38				
M54.2	Zervikalneuralgie	8					
E66.99	Adipositas, nicht näher bezeichnet	8					
H52.4	Presbyopie	8					
Z96.6	Vorhandensein von orthopädischen Gelenkimplantaten	8					
K76.0	Fettleber [fettige Degeneration]	8					
M05.89	Sonstige seropositive chronische Polyarthritis	8	38				
K21.0	Gastroösophageale Refluxkrankheit mit Ösophagitis	8	36				
E78.0	Reine Hypercholesterinämie	8					
M53.1	Zervikobrachial-Syndrom	7					
F17.1	Psychische und Verhaltensstörungen durch Tabak	7					
H52.1	Myopie	7					
M06.00	Seronegative chronische Polyarthritis: Mehrere Lokalisationen	7	38				

Tab. 78: Diagnose L40.5 (38.18)

	5) HMG und zugleich Indikator (Gesamt: 0 Versicherte)			8) Indikator ohne Diagnose und ohne HMG (Gesamt: 5 Versicherte)			
ICD	Bezeichnung	Anz. Vers.	HMG	ICD	Bezeichnung	Anz. Vers.	HMG
Keine Treffer				L40.5	Psoriasis-Arthropathie	5	
				L40.9	Psoriasis, nicht näher bezeichnet	2	
				E66.99	Adipositas, nicht näher bezeichnet	2	
				J06.9	Akute Infektion der oberen Atemwege, nicht näher bezeichnet	2	
				K52.9	Nichtinfektiöse Gastroenteritis und Kolitis, nicht näher bezeichnet	2	
				G58.0	Interkostalneuropathie	1	
				Z26.9	Notwendigkeit der Impfung gegen nicht näher bezeichnete Infektion	1	
				Q66.8	Sonstige angeborene Deformitäten der Füße	1	
				Z24.6	Notwendigkeit der Impfung gegen Virushepatitis	1	
				N92.1	Zu starke oder zu häufige Menstruation	1	
				Z00.0	Ärztliche Allgemeinuntersuchung	1	
				M79.69	Schmerzen in den Extremitäten	1	
				Z25.8	Notwendigkeit der Impfung	1	
				M21.4	Plattfuß [Pes planus] (erworben)	1	37
				M86.69	Sonstige chronische Osteomyelitis	1	109
				J45.8	Mischformen des Asthma bronchiale	1	
				D50.9	Eisenmangelanämie, nicht näher bezeichnet	1	
				Q63.1	Gelappte Niere, verschmolzene Niere und Hufeisenniere	1	
				J35.2	Hyperplasie der Rachenmandel	1	
				N94.3	Prämenstruelle Beschwerden	1	
				R19.6	Mundgeruch	1	
				T78.1	Sonstige Nahrungsmittelunverträglichkeit	1	
				J32.9	Chronische Sinusitis, nicht näher bezeichnet	1	
				M40.29	Sonstige und nicht näher bezeichnete Kyphose: Nicht näher bezeichnet	1	
				M81.99	Osteoporose, nicht näher bezeichnet: Nicht näher bezeichnete	1	41
				H52.0	Hypermetropie	1	
				R07.4	Brustschmerzen, nicht näher bezeichnet	1	
				L40.0	Psoriasis vulgaris	1	
				R51	Kopfschmerz	1	
				M42.0	Juvenile Osteochondrose der Wirbelsäule	1	
				M43.9	Deformität der Wirbelsäule und des Rückens, nicht näher bezeichnet	1	
				N94.6	Dysmenorrhoe, nicht näher bezeichnet	1	

Tab. 79: A07AA06 Paromomycin (26_01)

5) HMG und zugleich Indikator (Gesamt: 1 Versicherte)

ICD	Bezeichnung	Anz. Vers.	HMG
H50.5	Heterophorie	1	
H26.8	Sonstige näher bezeichnete Kataraktformen	1	
F06.9	N. n. bez. organische psychische Störung	1	49
M15.0	Primäre generalisierte (Osteo-) Arthrose	1	
R18	Aszites	1	
Z00.0	Ärztliche Allgemeinuntersuchung	1	
H52.4	Presbyopie	1	
H90.5	Hörverlust durch Schallempfindungsstörung	1	
G31.2	Degeneration des Nervensystems durch Alkohol	1	49
H26.9	Katarakt, n. n. bez.	1	
K86.1	Sonstige chronische Pankreatitis	1	
B30.0	Keratokonjunktivitis durch Adenoviren	1	
M81.99	Osteoporose, n. n. bez.	1	41
I10.9	Essentielle Hypertonie, n. n. bez.	1	91
I10.00	Benigne essentielle Hypertonie	1	91
N40	Prostatahyperplasie	1	
H52.0	Hypermetropie	1	
M19.89	Sonstige näher bezeichnete Arthrose	1	
K70.3	Alkoholische Leberzirrhose	1	26
M19.99	Arthrose, n. n. bez.	1	
E87.6	Hypokaliämie	1	
M25.61	Gelenksteife, ao. nicht klassifiziert: Schulterregion	1	
H52.2	Astigmatismus	1	
M54.12	Radikulopathie: Zervikalbereich	1	

8) Indikator ohne Diagnose und ohne HMG (Gesamt: 3 Versicherte)

ICD	Bezeichnung	Anz. Vers.	HMG
B99	Sonstige und n. n. bez. Infektionskrankheiten	2	
Z25.1	Notwendigkeit der Impfung gegen Grippe [Influenza]	2	
L29.8	Sonstiger Pruritus	1	
M54.2	Zervikalneuralgie	1	
S61.0	Offene Wunde eines oder mehrerer Finger	1	
M54.4	Lumboischialgie	1	
R50.9	Fieber, n. n. bez.	1	
Z24.0	Notwendigkeit der Impfung gegen Poliomyelitis	1	
I83.9	Varizen der unteren Extremitäten	1	
N32.9	Krankheit der Harnblase, n. n. bez.	1	
F60.9	Persönlichkeitsstörung, n. n. bez.	1	56
E10.4	Primär insulinabhängiger DM 1	1	17, 20
R23.3	Spontane Ekchymosen	1	
H60.9	Otitis externa, n. n. bez.	1	
N30.0	Akute Zystitis	1	
M10.99	Gicht, n. n. bez.	1	
F10.6	Psychische und Verhaltensstörungen durch Alkohol: Amnestisch	1	51
N39.9	Krankheit des Harnsystems, n. n. bez.	1	
K76.9	Leberkrankheit, n. n. bez.	1	
F32.9	Depressive Episode, n. n. bez.	1	
E11.40	Nicht primär insulinabhängiger DM 2	1	57
G31.2	Degeneration des Nervensystems durch Alkohol	1	17
Z24.1	Notwendigkeit der Impfung gegen Virusenzephalitis	1	49
J02.9	Akute Pharyngitis, n. n. bez.	1	
I10.90	Essentielle Hypertonie, n. n. bez.	1	91
J06.9	Akute Infektion der oberen Atemwege, n. n. bez.	1	
K70.0	Alkoholische Fettleber	1	
L30.9	Dermatitis, n. n. bez.	1	
M51.8	Sonstige näher bezeichnete Bandscheibenschäden	1	
R23.8	Sonstige und n. n. bez.e Hautveränderungen	1	
F10.2	Psychische und Verhaltensstörungen durch Alkohol	1	52
M17.1	Sonstige primäre Gonarthrose	1	40

Tab. 80: A05BA17 Ornithinaspartat (26.02)

5) HMG und zugleich Indikator (Gesamt: 200 Versicherte)

ICD	Bezeichnung	Anz. Vers.	HMG
K74.6	Sonstige und n. n. bez. Zirrhose der Leber	138	26
I10.90	Essentielle Hypertonie, n. n. bez.	82	91
K70.3	Alkoholische Leberzirrhose	81	26
E11.90	Nicht primär insulinabhängiger DM 2	76	19
Z25.1	Notwendigkeit der Impfung gegen Grippe [Influenza]	72	
F10.2	Psychische und Verhaltensstörungen durch Alkohol	70	52
K72.9	Leberversagen, n. n. bez.	49	28
E79.0	Hyperurikämie	38	
H52.4	Presbyopie	37	
Z00.0	Ärztliche Allgemeinuntersuchung	35	
H52.2	Astigmatismus	32	
Z12.9	Spezielle Verfahren zur Untersuchung auf Neubildung	32	
R18	Aszites	32	
F10.1	Psychische und Verhaltensstörungen durch Alkohol	31	53
E14.90	N. n. bez. Diabetes mellitus	30	19
H52.0	Hypermetropie	27	
K21.0	Gastroösophageale Refluxkrankheit mit Ösophagitis	26	36
G31.2	Degeneration des Nervensystems durch Alkohol	24	49
K76.0	Fettleber [fettige Degeneration]	24	
K76.9	Leberkrankheit, n. n. bez.	23	
I25.9	Chronische ischämische Herzkrankheit, n. n. bez.	23	84
M17.9	Gonarthrose, n. n. bez.	21	40
I50.9	Herzinsuffizienz, n. n. bez.	21	80
E11.9	Nicht primär insulinabhängiger Diabetes mellitus	19	19
I10.9	Essentielle Hypertonie, n. n. bez.	18	91
M54.5	Kreuzschmerz	17	
E78.5	Hyperlipidämie, n. n. bez.	17	
L30.9	Dermatitis, n. n. bez.	17	
N40	Prostatahyperplasie	17	
K80.20	Gallenblasenstein ohne Cholezystitis	16	71
G62.9	Polyneuropathie, n. n. bez.	16	91
I10.00	Benigne essentielle Hypertonie	15	

8) Indikator ohne Diagnose und ohne HMG (Gesamt: 108 Versicherte)

ICD	Bezeichnung	Anz. Vers.	HMG
I10.90	Essentielle Hypertonie, n. n. bez.	52	91
Z25.1	Notwendigkeit der Impfung gegen Grippe [Influenza]	36	
E11.90	Nicht primär insulinabhängiger DM 2	32	19
F10.2	Psychische und Verhaltensstörungen durch Alkohol	25	52
K72.9	Leberversagen, n. n. bez.	22	28
K76.9	Leberkrankheit, n. n. bez.	20	
H52.2	Astigmatismus	18	
H52.4	Presbyopie	18	
E79.0	Hyperurikämie	17	
F10.1	Psychische und Verhaltensstörungen durch Alkohol	17	53
I10.00	Benigne essentielle Hypertonie	17	91
Z00.0	Ärztliche Allgemeinuntersuchung	17	
N40	Prostatahyperplasie	16	
K76.0	Fettleber [fettige Degeneration]	16	
E14.90	N. n. bez. Diabetes mellitus	15	
E78.5	Hyperlipidämie, n. n. bez.	15	19
Z12.9	Spezielle Verfahren zur Untersuchung auf Neubildung	13	
H52.0	Hypermetropie	13	
E78.0	Reine Hypercholesterinämie	13	
K21.0	Gastroösophageale Refluxkrankheit mit Ösophagitis	12	36
I10.9	Essentielle Hypertonie, n. n. bez.	11	91
F32.9	Depressive Episode, n. n. bez.	11	57
B18.2	Chronische Virushepatitis C	10	27
I25.9	Chronische ischämische Herzkrankheit, n. n. bez.	9	84
K70.9	Alkoholische Leberkrankheit, n. n. bez.	9	
D50.9	Eisenmangelanämie, n. n. bez.	9	
H26.9	Katarakt, n. n. bez.	9	
I50.9	Herzinsuffizienz, n. n. bez.	9	80
T88.7	N. n. bez. unerwünschte Nebenwirkung eines Arzneimittels	9	
J06.9	Akute Infektion der oberen Atemwege, n. n. bez.	8	
H40.9	Glaukom, n. n. bez.	8	
M17.9	Gonarthrose, n. n. bez.	8	40

Tab. 81: Diagnosen I21.-Z (83.01)

5) DXG und zugleich Indikator (Gesamt: 15.000 Versicherte)

ICD	Bezeichnung	Anz. Vers.	HMG
I10.90	Essentielle Hypertonie, n. n. bez.	12.166	91
I25.9	Chronische ischämische Herzkrankheit, n. n. bez.	11.475	84
Z25.1	Notwendigkeit der Impfung gegen Grippe [Influenza]	7.883	
E78.5	Hyperlipidämie, n. n. bez.	6.530	
E11.90	Nicht primär insulinabhängiger DM 2	6.199	19
I25.29	Alter Myokardinfarkt: N. n. bez.	4.891	83
E78.0	Reine Hypercholesterinämie	4.446	
H52.4	Presbyopie	4.052	
H52.2	Astigmatismus	3.940	
N40	Prostatahyperplasie	3.757	
I10.00	Benigne essentielle Hypertonie	3.519	91
E79.0	Hyperurikämie	3.437	
I20.9	Angina pectoris, n. n. bez.	3.293	83
Z12.9	Spezielle Verfahren zur Untersuchung auf Neubildung	3.112	
Z95.5	Vorhandensein eines Implantates oder Transplantates	3.017	
H52.0	Hypermetropie	3.001	
I50.9	Herzinsuffizienz, n. n. bez.	3.001	80
I25.22	Alter Myokardinfarkt: 1 Jahr und länger zurückliegend	2.991	83
I25.13	Atherosklerotische Herzkrankheit: Drei-Gefäßerkrankung	2.985	84
M17.9	Gonarthrose, n. n. bez.	2.916	40
Z00.0	Ärztliche Allgemeinuntersuchung	2.768	
E78.2	Gemischte Hyperlipidämie	2.660	
Z92.1	Dauertherapie (gegenwärtig) mit Antikoagulanzien	2.627	
E14.90	Nicht näher bezeichneter Diabetes mellitus	2.531	19
Z95.1	Vorhandensein eines aortokoronaren Bypasses	2.508	105
I73.9	Periphere Gefäßkrankheit, n. n. bez.	2.246	86
I34.0	Mitralklappeninsuffizienz	2.183	
E66.99	Adipositas, n. n. bez.: Body-Mass-Index	2.176	
I25.19	Atherosklerotische Herzkrankheit: N. n. bez.	2.148	84
I10.9	Essentielle Hypertonie, n. n. bez.	2.120	91
M54.5	Kreuzschmerz	2.071	
K21.0	Gastroösophageale Refluxkrankheit mit Ösophagitis	2.046	36

8) Indikator ohne Diagnose und ohne DXG (Gesamt: 17.705 Versicherte)

ICD	Bezeichnung	Anz. Vers.	HMG
I10.90	Essentielle Hypertonie, n. n. bez.	13.250	91
I25.9	Chronische ischämische Herzkrankheit, n. n. bez.	12.067	84
Z25.1	Notwendigkeit der Impfung gegen Grippe [Influenza]	8.901	
E11.90	Nicht primär insulinabhängiger DM 2	6.584	19
E78.5	Hyperlipidämie, n. n. bez.	6.331	
E78.0	Reine Hypercholesterinämie	4.260	
H52.4	Presbyopie	3.946	
H52.2	Astigmatismus	3.826	
N40	Prostatahyperplasie	3.404	
E79.0	Hyperurikämie	3.310	
Z00.0	Ärztliche Allgemeinuntersuchung	3.120	40
M17.9	Gonarthrose, n. n. bez.	3.120	
H52.0	Hypermetropie	3.051	
Z12.9	Spezielle Verfahren zur Untersuchung auf Neubildung	2.957	
I50.9	Herzinsuffizienz, n. n. bez.	2.754	80
I10.00	Benigne essentielle Hypertonie	2.553	91
E14.90	Nicht näher bezeichneter Diabetes mellitus	2.392	19
Z92.1	Dauertherapie (gegenwärtig) mit Antikoagulanzien	2.252	
H26.9	Katarakt, n. n. bez.	2.068	
I10.9	Essentielle Hypertonie: n. n. bez.	2.061	91
E66.99	Adipositas, n. n. bez.: Body-Mass-Index	2.023	
I73.9	Periphere Gefäßkrankheit, n. n. bez.	2.016	105
I25.13	Atherosklerotische Herzkrankheit: Drei-Gefäßerkrankung	1.913	84
M54.5	Kreuzschmerz	1.908	
K21.0	Gastroösophageale Refluxkrankheit mit Ösophagitis	1.885	36
M16.9	Koxarthrose, n. n. bez.	1.870	40
I34.0	Mitralklappeninsuffizienz	1.839	86
I83.9	Varizen der unteren Extremitäten	1.835	
E78.2	Gemischte Hyperlipidämie	1.830	
Z95.5	Vorhandensein eines Implantates oder Transplantates	1.769	
Z95.1	Vorhandensein eines aortokoronaren Bypasses	1.745	
I49.9	Kardiale Arrhythmie, n. n. bez.	1.713	

Tab. 82: Diagnosen I22.-Z (83.02)

5) DXG und zugleich Indikator (Gesamt: 234 Versicherte)

ICD	Bezeichnung	Anz. Vers.	HMG
I25.9	Chronische ischämische Herzkrankheit, n. n. bez.	193	84
I10.90	Essentielle Hypertonie, n. n. bez.	192	91
Z25.1	Notwendigkeit der Impfung gegen Grippe [Influenza]	131	
E78.5	Hyperlipidämie, n. n. bez.	100	
E11.90	Nicht primär insulinabhängiger DM 2	97	19
N40	Prostatahyperplasie	80	
H52.2	Astigmatismus	79	
H52.4	Presbyopie	75	
I10.00	Benigne essentielle Hypertonie	69	91
I25.29	Alter Myokardinfarkt: N. n. bez.	69	83
E78.0	Reine Hypercholesterinämie	66	
E79.0	Hyperurikämie	66	
E78.2	Gemischte Hyperlipidämie	65	
I25.13	Atherosklerotische Herzkrankheit: Drei-Gefäßerkrankung	59	84
I50.9	Herzinsuffizienz, n. n. bez.	59	80
I25.22	Alter Myokardinfarkt: 1 Jahr und länger zurückliegend	58	83
Z12.9	Spezielle Verfahren zur Untersuchung auf Neubildung	58	
H52.0	Hypermetropie	57	
I20.9	Angina pectoris, n. n. bez.	56	83
I34.0	Mitralklappeninsuffizienz	48	86
M17.9	Gonarthrose, n. n. bez.	47	40
I73.9	Periphere Gefäßkrankheit, n. n. bez.	43	105
Z95.1	Vorhandensein eines aortokoronaren Bypasses	43	
Z91.2	Dauertherapie (gegenwärtig) mit Antikoagulanzien	43	
H26.9	Katarakt, n. n. bez.	42	
Z95.0	Vorhandensein eines implantierten Herzschrittmachers	42	
Z95.5	Vorhandensein eines Implantates oder Transplantates	39	
K21.0	Gastroösophageale Refluxkrankheit mit Ösophagitis	39	36
E11.9	Nicht primär insulinabhängiger Diabetes mellitus	37	19
Z00.0	Ärztliche Allgemeinuntersuchung	36	
I25.19	Atherosklerotische Herzkrankheit: N. n. bez	34	84
E14.90	Nicht näher bezeichneter Diabetes mellitus	34	19

8) Indikator ohne Diagnose und ohne DXG (Gesamt: 224 Versicherte)

ICD	Bezeichnung	Anz. Vers.	HMG
I10.90	Essentielle Hypertonie, n. n. bez.	169	91
I25.9	Chronische ischämische Herzkrankheit, n. n. bez.	150	84
Z25.1	Notwendigkeit der Impfung gegen Grippe [Influenza]	102	
E78.5	Hyperlipidämie, n. n. bez.	79	
E11.90	Nicht primär insulinabhängiger DM 2	79	19
E78.0	Reine Hypercholesterinämie	62	
H52.4	Presbyopie	58	
H52.2	Astigmatismus	53	
H52.0	Hypermetropie	47	
N40	Prostatahyperplasie	43	
E79.0	Hyperurikämie	40	
Z12.9	Spezielle Verfahren zur Untersuchung auf Neubildung	40	
I50.9	Herzinsuffizienz, n. n. bez.	38	80
E14.90	Nicht näher bezeichneter Diabetes mellitus	36	19
Z00.0	Ärztliche Allgemeinuntersuchung	35	
I10.00	Benigne essentielle Hypertonie	35	91
E78.2	Gemischte Hyperlipidämie	34	
H26.9	Katarakt, n. n. bez.	32	
M17.9	Gonarthrose, n. n. bez.	32	40
Z92.1	Dauertherapie (gegenwärtig) mit Antikoagulanzien	32	
H35.3	Degeneration der Makula	32	
I73.9	Periphere Gefäßkrankheit, n. n. bez.	31	105
K21.0	Gastroösophageale Refluxkrankheit mit Ösophagitis	30	36
H25.0	Cataracta senilis incipiens	28	
E11.9	Nicht primär insulinabhängiger DM 2	28	19
I10.9	Essentielle Hypertonie, n. n. bez.	23	91
I83.9	Varizen der unteren Extremitäten	23	
H35.0	Retinopathien des Augenhintergrundes	23	
M16.9	Koxarthrose, n. n. bez.	22	
Z96.1	Vorhandensein eines intraokularen Linsenimplantates	22	40
Z26.9	Notwendigkeit der Impfung	22	
N18.83	Chronische Niereninsuffizienz, Stadium III	21	131

Tab. 83: Diagnosen I23.-G (83_03)

5) DXG und zugleich Indikator (Gesamt: 99 Versicherte)

ICD	Bezeichnung	Anz. Vers.	HMG
I10.90	Essentielle Hypertonie, n. n. bez.	79	91
I25.9	Chronische ischämische Herzkrankheit, n. n. bez.	79	84
Z25.1	Notwendigkeit der Impfung gegen Grippe [Influenza]	58	
E78.5	Hyperlipidämie, n. n. bez.	48	
I23.8	Sonstige akute Komplikationen nach akutem Myokardinfarkt	48	82
Z92.1	Dauertherapie (gegenwärtig) mit Antikoagulanzien	46	
E11.90	Nicht primär insulinabhängiger DM 2	42	19
N40	Prostatahyperplasie	37	
H52.4	Presbyopie	36	
E79.0	Hyperurikämie	32	
I25.29	Alter Myokardinfarkt: N. n. bez.	32	
H52.2	Astigmatismus	27	83
E78.0	Reine Hypercholesterinämie	26	
Z00.0	Ärztliche Allgemeinuntersuchung	26	
I20.9	Angina pectoris, n. n. bez.	25	83
I34.0	Mitralklappeninsuffizienz	24	86
I50.9	Herzinsuffizienz, n. n. bez.	24	80
I23.6	Thrombose des Vorhofes, des Herzohres oder der Kammer	23	82
I10.00	Benigne essentielle Hypertonie	23	91
E66.99	Adipositas, n. n. bez.: Body-Mass-Index	21	
N18.83	Chronische Niereninsuffizienz, Stadium III	20	131
Z95.5	Vorhandensein eines Implantates oder Transplantates	20	
I11.90	Hypertensive Herzkrankheit ohne HI	18	90
Z95.1	Vorhandensein eines aortokoronaren Bypasses	17	
I23.3	Ruptur der Herzwand	17	
I25.12	Atherosklerotische Herzkrankheit: Zwei-Gefäßerkrankung	17	82
I25.11	Atherosklerotische Herzkrankheit: Ein-Gefäßerkrankung	17	84
H52.0	Hypermetropie	17	
I48.19	Vorhofflimmern: N. n. bez.	17	92
I25.13	Atherosklerotische Herzkrankheit: Drei-Gefäßerkrankung	16	84
M17.9	Gonarthrose, n. n. bez.	16	
H40.9	Glaukom, n. n. bez.	15	40

8) Indikator ohne Diagnose und ohne DXG (Gesamt: 275 Versicherte)

ICD	Bezeichnung	Anz. Vers.	HMG
I10.90	Essentielle Hypertonie, n. n. bez.	208	91
Z25.1	Notwendigkeit der Impfung gegen Grippe [Influenza]	140	
I25.9	Chronische ischämische Herzkrankheit, n. n. bez.	122	84
I23.3	Ruptur der Herzwand	111	82
Z92.1	Dauertherapie (gegenwärtig) mit Antikoagulanzien	105	
N40	Prostatahyperplasie	87	
E11.90	Nicht primär insulinabhängiger DM 2	86	19
E78.5	Hyperlipidämie, n. n. bez.	82	
I23.8	Sonst. akute Komplikationen nach akutem Myokardinfarkt	77	82
H52.2	Astigmatismus	77	
H52.4	Presbyopie	72	
E79.0	Hyperurikämie	72	
N18.83	Chronische Niereninsuffizienz, Stadium III	70	131
N39.0	Harnwegsinfektion, Lokalisation n. n. bez.	68	
Z12.9	Spezielle Verfahren zur Untersuchung auf Neubildung	62	
M17.9	Gonarthrose, n. n. bez.	62	
E78.0	Reine Hypercholesterinämie	61	40
H52.0	Hypermetropie	58	
Q61.0	Angeborene solitäre Nierenzyste	54	
I23.6	Thrombose des Vorhofes, des Herzohres oder der Kammer	53	82
H25.0	Cataracta senilis incipiens	50	
Z00.0	Ärztliche Allgemeinuntersuchung	50	
I10.00	Benigne essentielle Hypertonie	48	91
Z26.9	Notwendigkeit der Impfung	43	
M54.5	Kreuzschmerz	42	
R31	Nicht näher bezeichnete Hämaturie	42	
I49.9	Kardiale Arrhythmie, n. n. bez.	41	
I11.90	Hypertensive Herzkrankheit ohne HI	37	90
F32.9	Depressive Episode, n. n. bez.	37	57
M54.4	Lumboischialgie	36	
I50.9	Herzinsuffizienz, n. n. bez.	34	80
I10.9	Essentielle Hypertonie, n. n. bez.	31	91

Tab. 84: Diagnose I24.1G (83-04)

5) DXG und zugleich Indikator (Gesamt: 195 Versicherte)

ICD	Bezeichnung	Anz. Vers.	HMG
I24.1	Postmyokardinfarkt-Syndrom	195	82
I10.90	Essentielle Hypertonie, n. n. bez.	145	91
I25.9	Chronische ischämische Herzkrankheit, n. n. bez.	141	84
Z25.1	Notwendigkeit der Impfung gegen Grippe [Influenza]	107	
E78.5	Hyperlipidämie, n. n. bez.	73	
E11.90	Nicht primär insulinabhängiger DM 2	69	19
E78.2	Gemischte Hyperlipidämie	61	
I25.29	Alter Myokardinfarkt: N. n. bez.	58	83
N40	Prostatahyperplasie	56	
I10.00	Benigne essentielle Hypertonie	55	91
E78.0	Reine Hypercholesterinämie	50	
I25.13	Atherosklerotische Herzkrankheit: Drei-Gefäßerkrankung	48	84
I20.9	Angina pectoris, n. n. bez.	48	83
H52.4	Presbyopie	48	
I10.9	Essentielle Hypertonie, n. n. bez.	48	91
I50.9	Herzinsuffizienz, n. n. bez.	42	80
I25.22	Alter Myokardinfarkt: 1 Jahr und länger zurückliegend	42	83
Z95.1	Vorhandensein eines aortokoronaren Bypasses	42	
Z95.5	Vorhandensein eines Implantates oder Transplantates	41	
Z92.1	Dauertherapie (gegenwärtig) mit Antikoagulanzien	39	
E79.0	Hyperurikämie	39	
Z12.9	Spezielle Verfahren zur Untersuchung auf Neubildung	38	
H52.2	Astigmatismus	37	
M17.9	Gonarthrose, n. n. bez.	35	40
I25.19	Atherosklerotische Herzkrankheit: N. n. bez.	33	84
E14.90	Nicht näher bezeichneter Diabetes mellitus	31	19
K21.0	Gastroösophageale Refluxkrankheit mit Ösophagitis	30	36
H52.0	Hypermetropie	30	
N18.9	Chronische Niereninsuffizienz, n. n. bez.	28	131
I73.9	Periphere Gefäßkrankheit, n. n. bez.	27	105
Z00.0	Ärztliche Allgemeinuntersuchung	27	
M16.9	Koxarthrose, n. n. bez.	26	40

8) Indikator ohne Diagnose und ohne DXG (Gesamt: 223 Versicherte)

ICD	Bezeichnung	Anz. Vers.	HMG
I24.1	Postmyokardinfarkt-Syndrom	223	82
I25.9	Chronische ischämische Herzkrankheit, n. n. bez.	149	84
I10.90	Essentielle Hypertonie, n. n. bez.	141	91
Z25.1	Notwendigkeit der Impfung gegen Grippe [Influenza]	108	
E11.90	Nicht primär insulinabhängiger DM 2	63	19
E78.5	Hyperlipidämie, n. n. bez.	59	
E78.2	Gemischte Hyperlipidämie	55	
M17.9	Gonarthrose, n. n. bez.	48	40
E78.0	Reine Hypercholesterinämie	47	
I10.9	Essentielle Hypertonie, n. n. bez.	43	91
N40	Prostatahyperplasie	42	
H52.4	Presbyopie	40	
Z12.9	Spezielle Verfahren zur Untersuchung auf Neubildung	39	
Z25.8	Notwendigkeit der Impfung	38	
E79.0	Hyperurikämie	36	
H52.2	Astigmatismus	35	
K21.0	Gastroösophageale Refluxkrankheit mit Ösophagitis	35	36
I10.00	Benigne essentielle Hypertonie	33	91
E14.90	Nicht näher bezeichneter Diabetes mellitus	32	19
Z92.1	Dauertherapie (gegenwärtig) mit Antikoagulanzien	32	
Z95.1	Vorhandensein eines aortokoronaren Bypasses	31	
Z00.0	Ärztliche Allgemeinuntersuchung	29	
I73.9	Periphere Gefäßkrankheit, n. n. bez.	28	105
H26.9	Katarakt, n. n. bez.	27	
I83.9	Varizen der unteren Extremitäten	27	
M16.9	Koxarthrose, n. n. bez.	27	40
I50.9	Herzinsuffizienz, n. n. bez.	25	80
I25.11	Atherosklerotische Herzkrankheit: Ein-Gefäßerkrankung	25	84
M54.5	Kreuzschmerz	24	
H52.0	Hypermetropie	23	
M53.1	Zervikobrachial-Syndrom	23	
Z95.0	Vorhandensein eines implantierten Herzschrittmachers	22	

Tab. 85: Diagnosen I25.2-Z (83_05)

	5) DXG und zugleich Indikator (Gesamt: 4.310 Versicherte)				8) Indikator ohne Diagnose und ohne DXG (Gesamt: 4.121 Versicherte)		
ICD	Bezeichnung	Anz. Vers.	HMG	ICD	Bezeichnung	Anz. Vers.	HMG
I10.90	Essentielle Hypertonie, n. n. bez.	3.566	91	I10.90	Essentielle Hypertonie, n. n. bez.	3.088	91
I25.9	Chronische ischämische Herzkrankheit, n. n. bez.	3.408	84	I25.9	Chronische ischämische Herzkrankheit, n. n. bez.	2.832	84
Z25.1	Notwendigkeit der Impfung gegen Grippe [Influenza]	2.424		Z25.1	Notwendigkeit der Impfung gegen Grippe [Influenza]	2.127	
E78.5	Hyperlipidämie, n. n. bez.	2.058		E78.5	Hyperlipidämie, n. n. bez.	1.595	
E11.90	Nicht primär insulinabhängiger DM 2	1.949	19	E11.90	Nicht primär insulinabhängiger DM 2	1.566	19
I25.29	Alter Myokardinfarkt: N. n. bez.	1.646	83	H52.2	Astigmatismus	1.078	
H52.4	Presbyopie	1.437		H52.4	Presbyopie	1.070	
H52.2	Astigmatismus	1.390		E78.0	Reine Hypercholesterinämie	996	
E78.0	Reine Hypercholesterinämie	1.310		N40	Prostatahyperplasie	893	
N40	Prostatahyperplasie	1.254		H52.0	Hypermetropie	853	
I10.00	Benigne essentielle Hypertonie	1.226	91	E79.0	Hyperurikämie	845	
H52.0	Hypermetropie	1.073		I10.00	Benigne essentielle Hypertonie	766	91
E79.0	Hyperurikämie	1.017		Z12.9	Spezielle Verfahren zur Untersuchung auf Neubildung	765	
I20.9	Angina pectoris, n. n. bez.	951	83	M17.9	Gonarthrose, n. n. bez.	741	40
I50.9	Herzinsuffizienz, n. n. bez.	942	80	Z00.0	Ärztliche Allgemeinuntersuchung	735	
Z12.9	Spezielle Verfahren zur Untersuchung auf Neubildung	933		I50.9	Herzinsuffizienz, n. n. bez.	646	80
I25.13	Atherosklerotische Herzkrankheit: Drei-Gefäßerkrankung	873	84	Z92.1	Dauertherapie (gegenwärtig) mit Antikoagulanzien	599	
E78.2	Gemischte Hyperlipidämie	872		I10.9	Essentielle Hypertonie, n. n. bez.	591	91
Z92.1	Dauertherapie (gegenwärtig) mit Antikoagulanzien	871		E14.90	Nicht näher bezeichneter Diabetes mellitus	589	19
Z95.5	Vorhandensein eines Implantates oder Transplantates	868		E78.2	Gemischte Hyperlipidämie	544	
M17.9	Gonarthrose, n. n. bez.	859	40	H26.9	Katarakt, n. n. bez.	541	
I25.22	Alter Myokardinfarkt: 1 Jahr und länger zurückliegend	822	83	E66.99	Adipositas, n. n. bez.: Body-Mass-Index	507	
Z95.1	Vorhandensein eines aortokoronaren Bypasses	819		I73.9	Periphere Gefäßkrankheit, n. n. bez.	498	105
E14.90	Nicht näher bezeichneter Diabetes mellitus	798	19	H35.0	Retinopathien des Augenhintergrundes	494	
Z00.0	Ärztliche Allgemeinuntersuchung	789		Z95.1	Vorhandensein eines aortokoronaren Bypasses	488	
I25.19	Atherosklerotische Herzkrankheit: N. n. bez.	743	84	M54.5	Kreuzschmerz	487	
H26.9	Katarakt, n. n. bez.	700		E11.9	Nicht primär insulinabhängiger Diabetes mellitus	465	19
E66.99	Adipositas, n. n. bez.: Body-Mass-Index	685		M16.9	Koxarthrose, n. n. bez.	457	40
M54.5	Kreuzschmerz	672		K21.0	Gastroösophageale Refluxkrankheit mit Ösophagitis	455	36
I73.9	Periphere Gefäßkrankheit, n. n. bez.	671	105	I83.9	Varizen der unteren Extremitäten	453	
I10.9	Essentielle Hypertonie, n. n. bez.	662	91	H35.3	Degeneration der Makula und des hinteren Poles	450	
I34.0	Mitralklappeninsuffizienz	646	86	I25.13	Atherosklerotische Herzkrankheit: Drei-Gefäßerkrankung	443	84

Tab. 86: KHK_HERZINFARKT (83_06)

5) DXG und zugleich Indikator (Gesamt: 1.776 Versicherte)

ICD	Bezeichnung	Anz. Vers.	HMG
I10.90	Essentielle Hypertonie, n. n. bez.	1.376	91
I25.9	Chronische ischämische Herzkrankheit, n. n. bez.	1.309	84
Z25.1	Notwendigkeit der Impfung gegen Grippe [Influenza]	983	
E78.5	Hyperlipidämie, n. n. bez.	769	
E11.90	Nicht primär insulinabhängiger DM 2	715	19
I25.29	Alter Myokardinfarkt: N. n. bez.	607	83
E78.0	Reine Hypercholesterinämie	529	
H52.4	Presbyopie	497	
H52.2	Astigmatismus	475	
I10.00	Benigne essentielle Hypertonie	457	91
Z95.5	Vorhandensein eines Implantates oder Transplantates	427	
N40	Prostatahyperplasie	426	
I25.13	Atherosklerotische Herzkrankheit: Drei-Gefäßerkrankung	413	84
I20.9	Angina pectoris, n. n. bez.	401	83
H52.0	Hypermetropie	393	
Z12.9	Spezielle Verfahren zur Untersuchung auf Neubildung	372	
I25.22	Alter Myokardinfarkt: 1 Jahr und länger zurückliegend	371	83
Z00.0	Ärztliche Allgemeinuntersuchung	370	
E79.0	Hyperurikämie	357	
E78.2	Gemischte Hyperlipidämie	345	
Z95.1	Vorhandensein eines aortokoronaren Bypasses	320	40
M17.9	Gonarthrose, n. n. bez.	317	
I25.12	Atherosklerotische Herzkrankheit: Zwei-Gefäßerkrankung	312	84
I50.9	Herzinsuffizienz, n. n. bez.	311	80
I21.9	Akuter Myokardinfarkt, n. n. bez.	285	81
I25.19	Atherosklerotische Herzkrankheit: N. n. bez.	278	84
Z92.1	Dauertherapie (gegenwärtig) mit Antikoagulanzien	272	
E14.90	Nicht näher bezeichneter Diabetes mellitus	272	84
I25.11	Atherosklerotische Herzkrankheit: Ein-Gefäßerkrankung	256	19
I11.90	Hypertensive Herzkrankheit ohne HI	243	90
E66.99	Adipositas, n. n. bez.: Body-Mass-Index	242	
I73.9	Periphere Gefäßkrankheit, n. n. bez.	234	105

8) Indikator ohne Diagnose und ohne DXG (Gesamt: 1.524 Versicherte)

ICD	Bezeichnung	Anz. Vers.	HMG
I10.90	Essentielle Hypertonie, n. n. bez.	1.086	91
I25.9	Chronische ischämische Herzkrankheit, n. n. bez.	1.035	84
Z25.1	Notwendigkeit der Impfung gegen Grippe [Influenza]	755	
E78.5	Hyperlipidämie, n. n. bez.	579	
E11.90	Nicht primär insulinabhängiger DM 2	526	19
H52.4	Presbyopie	345	
E78.0	Reine Hypercholesterinämie	342	
H52.2	Astigmatismus	328	
Z00.0	Ärztliche Allgemeinuntersuchung	300	
N40	Prostatahyperplasie	281	
Z12.9	Spezielle Verfahren zur Untersuchung auf Neubildung	281	
E79.0	Hyperurikämie	275	
H52.0	Hypermetropie	274	
I10.00	Benigne essentielle Hypertonie	255	91
M17.9	Gonarthrose, n. n. bez.	241	40
I25.13	Atherosklerotische Herzkrankheit: Drei-Gefäßerkrankung	223	84
Z92.1	Dauertherapie (gegenwärtig) mit Antikoagulanzien	217	
I21.9	Akuter Myokardinfarkt, n. n. bez.	214	81
I34.0	Mitralklappeninsuffizienz	196	86
I50.9	Herzinsuffizienz, n. n. bez.	190	80
I10.9	Essentielle Hypertonie, n. n. bez.	186	91
Z95.5	Vorhandensein eines Implantates oder Transplantates	185	
Z95.1	Vorhandensein eines aortokoronaren Bypasses	184	
I25.11	Atherosklerotische Herzkrankheit: Ein-Gefäßerkrankung	183	84
H26.9	Katarakt, n. n. bez.	181	
M54.5	Kreuzschmerz	176	
E14.90	Nicht näher bezeichneter Diabetes mellitus	165	19
E78.2	Gemischte Hyperlipidämie	164	
I73.9	Periphere Gefäßkrankheit, n. n. bez.	159	105
E78.0	Störung des Lipoproteinstoffwechsels, n. n. bez.	159	
E66.99	Adipositas, n. n. bez.: Body-Mass-Index	158	
I83.9	Varizen der unteren Extremitäten	156	

Tab. 87: DM_HERZINFARKT (83_07)

5) DXG und zugleich Indikator (Gesamt: 779 Versicherte)

ICD	Bezeichnung	Anz. Vers.	HMG
E11.90	Nicht primär insulinabhängiger DM 2	672	19
I10.90	Essentielle Hypertonie, n. n. bez.	631	91
I25.9	Chronische ischämische Herzkrankheit, n. n. bez.	564	84
Z25.1	Notwendigkeit der Impfung gegen Grippe [Influenza]	442	
E78.5	Hyperlipidämie, n. n. bez.	310	
H52.4	Presbyopie	290	
H52.2	Astigmatismus	283	
I25.29	Alter Myokardinfarkt: N. n. bez.	276	83
E14.90	Nicht näher bezeichneter Diabetes mellitus	249	19
I10.00	Benigne essentielle Hypertonie	226	91
H52.0	Hypermetropie	220	
E78.0	Reine Hypercholesterinämie	213	
E79.0	Hyperurikämie	195	
N40	Prostatahyperplasie	193	
Z95.5	Vorhandensein eines Implantates oder Transplantates	191	
I25.13	Atherosklerotische Herzkrankheit: Drei-Gefäßerkrankung	189	84
E11.9	Nicht primär insulinabhängiger Diabetes mellitus	183	19
I20.9	Angina pectoris, n. n. bez.	179	83
E78.2	Gemischte Hyperlipidämie	172	
I25.22	Alter Myokardinfarkt: 1 Jahr und länger zurückliegend	165	
I50.9	Herzinsuffizienz, n. n. bez.	159	80
Z95.1	Vorhandensein eines aortokoronaren Bypasses	146	
Z92.1	Dauertherapie (gegenwärtig) mit Antikoagulanzien	146	
Z12.9	Spezielle Verfahren zur Untersuchung auf Neubildung	143	
E66.99	Adipositas, n. n. bez.: Body-Mass-Index	139	
Z00.0	Ärztliche Allgemeinuntersuchung	134	
H36.0	Retinopathia diabetica	132	
I73.9	Periphere Gefäßkrankheit, n. n. bez.	130	105
H35.0	Retinopathien des Augenhintergrundes	129	
I21.9	Akuter Myokardinfarkt, n. n. bez.	122	81
M17.9	Gonarthrose, n. n. bez.	120	40
H26.9	Katarakt, n. n. bez.	119	

8) Indikator ohne Diagnose und ohne DXG (Gesamt: 733 Versicherte)

ICD	Bezeichnung	Anz. Vers.	HMG
E11.90	Nicht primär insulinabhängiger DM 2	571	19
I10.90	Essentielle Hypertonie, n. n. bez.	561	91
I25.9	Chronische ischämische Herzkrankheit, n. n. bez.	434	84
Z25.1	Notwendigkeit der Impfung gegen Grippe [Influenza]	359	
E78.5	Hyperlipidämie, n. n. bez.	235	
H52.2	Astigmatismus	204	
H52.4	Presbyopie	201	
E14.90	Nicht näher bezeichneter Diabetes mellitus	177	19
Z00.0	Ärztliche Allgemeinuntersuchung	160	
E79.0	Hyperurikämie	149	
H52.0	Hypermetropie	147	
E11.9	Nicht primär insulinabhängiger DM 2	147	19
E78.0	Reine Hypercholesterinämie	143	
I10.00	Benigne essentielle Hypertonie	130	91
N40	Prostatahyperplasie	126	
Z12.9	Spezielle Verfahren zur Untersuchung auf Neubildung	123	
Z92.1	Dauertherapie (gegenwärtig) mit Antikoagulanzien	109	
E66.99	Adipositas, n. n. bez.: Body-Mass-Index	109	
M17.9	Gonarthrose, n. n. bez.	109	40
I50.9	Herzinsuffizienz, n. n. bez.	107	80
I10.9	Essentielle Hypertonie, n. n. bez.	99	91
E78.2	Gemischte Hyperlipidämie	95	
I25.13	Atherosklerotische Herzkrankheit: Drei-Gefäßerkrankung	93	84
H26.9	Katarakt, n. n. bez.	91	
H35.0	Retinopathien des Augenhintergrundes	90	
I73.9	Periphere Gefäßkrankheit, n. n. bez.	88	105
H36.0	Retinopathia diabetica	87	
I21.9	Akuter Myokardinfarkt, n. n. bez.	83	81
M54.5	Kreuzschmerz	83	
Z95.1	Vorhandensein eines aortokoronaren Bypasses	81	
I48.19	Vorhofflimmern: N. n. bez.	81	92
M16.9	Koxarthrose, n. n. bez.	80	40

Tab. 88: C03DA04 Eplerenon (83_08)

5) DXG und zugleich Indikator (Gesamt: 798 Versicherte)

ICD	Bezeichnung	Anz. Vers.	HMG
I10.90	Essentielle Hypertonie, n. n. bez.	603	91
I25.9	Chronische ischämische Herzkrankheit, n. n. bez.	554	84
Z25.1	Notwendigkeit der Impfung gegen Grippe [Influenza]	430	
E11.90	Nicht primär insulinabhängiger DM 2	362	19
I50.9	Herzinsuffizienz, n. n. bez.	327	80
E78.5	Hyperlipidämie, n. n. bez.	319	
Z95.0	Vorhandensein eines implantierten Herzschrittmachers	283	
I25.29	Alter Myokardinfarkt: N. n. bez.	234	83
E79.0	Hyperurikämie	214	
E78.0	Reine Hypercholesterinämie	208	
Z92.1	Dauertherapie (gegenwärtig) mit Antikoagulanzien	208	
I25.13	Atherosklerotische Herzkrankheit: Drei-Gefäßerkrankung	207	84
H52.4	Presbyopie	198	
I20.9	Angina pectoris, n. n. bez.	195	83
I10.00	Benigne essentielle Hypertonie	188	91
H52.2	Astigmatismus	185	
I34.0	Mitralklappeninsuffizienz	185	86
N40	Prostatahyperplasie	182	
Z95.5	Vorhandensein eines Implantates oder Transplantates	162	
Z95.1	Vorhandensein eines aortokoronaren Bypasses	155	
I48.19	Vorhofflimmern: Nicht näher bezeichnet	148	92
I49.9	Kardiale Arrhythmie, n. n. bez.	137	
E14.90	Nicht näher bezeichneter Diabetes mellitus	136	19
H52.0	Hypermetropie	130	
E78.2	Gemischte Hyperlipidämie	130	
I21.9	Akuter Myokardinfarkt, n. n. bez.	129	81
I25.19	Atherosklerotische Herzkrankheit: N. n. bez.	129	84
Z00.0	Ärztliche Allgemeinuntersuchung	128	
I42.0	Dilatative Kardiomyopathie	127	80
I25.5	Ischämische Kardiomyopathie	126	80
I25.22	Alter Myokardinfarkt: 1 Jahr und länger zurückliegend	126	83
Z12.9	Spezielle Verfahren zur Untersuchung auf Neubildung	125	

8) Indikator ohne Diagnose und ohne DXG (Gesamt: 1.343 Versicherte)

ICD	Bezeichnung	Anz. Vers.	HMG
I10.90	Essentielle Hypertonie, n. n. bez.	924	91
I25.9	Chronische ischämische Herzkrankheit, n. n. bez.	675	84
Z25.1	Notwendigkeit der Impfung gegen Grippe [Influenza]	647	
E11.90	Nicht primär insulinabhängiger DM 2	557	19
I50.9	Herzinsuffizienz, n. n. bez.	538	80
Z95.0	Vorhandensein eines implantierten Herzschrittmachers	437	
E78.5	Hyperlipidämie, n. n. bez.	386	
Z92.1	Dauertherapie (gegenwärtig) mit Antikoagulanzien	370	
I42.0	Dilatative Kardiomyopathie	343	80
I48.19	Vorhofflimmern: N. n. bez.	326	92
E78.0	Hyperlipidämie, n. n. bez.	310	
H52.4	Presbyopie	307	
E79.0	Hyperurikämie	292	
H52.2	Astigmatismus	277	86
I34.0	Mitralklappeninsuffizienz	262	
I49.9	Kardiale Arrhythmie, n. n. bez.	256	
N40	Prostatahyperplasie	241	91
I10.00	Benigne essentielle Hypertonie	225	
E78.0	Reine Hypercholesterinämie	224	
H52.0	Hypermetropie	202	40
M17.9	Gonarthrose, n. n. bez.	200	19
E14.90	Nicht näher bezeichneter Diabetes mellitus	195	
Z00.0	Ärztliche Allgemeinuntersuchung	178	
Z12.9	Spezielle Verfahren zur Untersuchung auf Neubildung	171	
E66.99	Adipositas, n. n. bez.: Body-Mass-Index	155	80
I50.13	Linksherzinsuffizienz	154	80
I42.9	Kardiomyopathie, n. n. bez.	149	82
I48.11	Vorhofflimmern: Chronisch	145	
Z45.0	Anpassung und Handhabung eines implantierten HSM	144	
I83.9	Varizen der unteren Extremitäten	142	109, 110
J44.99	Chronische obstruktive Lungenkrankheit, n. n. bez.	136	91
M54.5	Kreuzschmerz	136	
I10.9	Essentielle Hypertonie, n. n. bez.		91

Tab. 89: DMP KHK: Dokumentation

2) DMP und ICD (Gesamt: 77.110 Versicherte)

ICD	Bezeichnung	Anz. Vers.	HMG
I25.9	Chronische ischämische Herzkrankheit, n. n. bez.	62.250	84
I10.90	Essentielle Hypertonie, n. n. bez.	59.936	91
Z25.1	Notwendigkeit der Impfung gegen Grippe [Influenza]	43.328	
E11.90	Nicht primär insulinabhängiger DM 2	30.077	19
E78.5	Hyperlipidämie, n. n. bez.	27.456	
H52.4	Presbyopie	22.046	
H52.2	Astigmatismus	21.564	
E78.0	Reine Hypercholesterinämie	19.647	
Z00.0	Ärztliche Allgemeinuntersuchung	18.699	
Z12.9	Spezielle Verfahren zur Untersuchung auf Neubildung	17.935	
H52.0	Hypermetropie	17.535	
N40	Prostatahyperplasie	17.128	40
M17.9	Gonarthrose, n. n. bez.	16.690	
E79.0	Hyperurikämie	15.720	
I10.00	Benigne essentielle Hypertonie	15.288	91
I50.9	Herzinsuffizienz, n. n. bez.	13.356	80
Z92.1	Dauertherapie (gegenwärtig) mit Antikoagulanzien	12.420	
I49.9	Kardiale Arrhythmie, n. n. bez.	11.563	
H26.9	Katarakt, n. n. bez.	11.326	
E14.90	Nicht näher bezeichneter Diabetes mellitus	11.016	19
I10.9	Essentielle Hypertonie, n. n. bez.	10.859	91
I11.90	Hypertensive Herzkrankheit ohne HI	10.542	90
M54.5	Kreuzschmerz	10.455	
E78.2	Gemischte Hyperlipidämie	10.393	
I20.9	Angina pectoris, n. n. bez.	10.133	83
K21.0	Gastroösophageale Refluxkrankheit mit Ösophagitis	10.040	36
I83.9	Varizen der unteren Extremitäten	10.006	
E66.99	Adipositas, n. n. bez.: Body-Mass-Index	9.910	
M16.9	Koxarthrose, n. n. bez.	9.869	40
I25.19	Atherosklerotische Herzkrankheit: N. n. bez.	9.844	84
H35.0	Retinopathien des Augenhintergrundes	9.537	
Z95.1	Vorhandensein eines aortokoronaren Bypasses	9.385	

8) DMP ohne ICD (Gesamt: 7.184 Versicherte)

ICD	Bezeichnung	Anz. Vers.	HMG
I10.90	Essentielle Hypertonie, n. n. bez.	5.345	91
Z25.1	Notwendigkeit der Impfung gegen Grippe [Influenza]	3.814	
E11.90	Nicht primär insulinabhängiger DM 2	2.651	19
Z12.9	Spezielle Verfahren zur Untersuchung auf Neubildung	1.848	
H52.4	Presbyopie	1.803	
Z00.0	Ärztliche Allgemeinuntersuchung	1.749	
H52.2	Astigmatismus	1.652	
E78.5	Hyperlipidämie, n. n. bez.	1.480	
H52.0	Hypermetropie	1.388	
M17.9	Gonarthrose, n. n. bez.	1.380	40
E78.0	Reine Hypercholesterinämie	1.246	
I10.00	Benigne essentielle Hypertonie	1.186	91
I49.9	Kardiale Arrhythmie, n. n. bez.	1.062	
E79.0	Hyperurikämie	1.006	
Z92.1	Dauertherapie (gegenwärtig) mit Antikoagulanzien	950	
E66.99	Adipositas, n. n. bez.: Body-Mass-Index	938	
I10.9	Essentielle Hypertonie, n. n. bez.	936	91
N40	Prostatahyperplasie	923	
I50.9	Herzinsuffizienz, n. n. bez.	920	80
M54.5	Kreuzschmerz	915	
I83.9	Varizen der unteren Extremitäten	891	
I48.19	Vorhofflimmern: Nicht näher bezeichnet	839	92
E11.9	Nicht primär insulinabhängiger DM 2	787	19
H26.9	Katarakt, n. n. bez.	782	
I11.90	Hypertensive Herzkrankheit ohne HI	773	90
F32.9	Depressive Episode, n. n. bez.	771	57
M16.9	Koxarthrose, n. n. bez.	759	40
E14.90	Nicht näher bezeichneter Diabetes mellitus	740	19
M54.2	Zervikalneuralgie	727	
H35.0	Retinopathien des Augenhintergrundes	710	
Z26.9	Notwendigkeit der Impfung	708	
M54.4	Lumboischialgie	682	

Tab. 90: DMP Diabetes mellitus: Dokumentation

2) DMP und ICD (Gesamt: 227.130 Versicherte)

ICD	Bezeichnung	Anz. Vers.	HMG
E11.90	Nicht primär insulinabhängiger DM 2	187.809	19
I10.90	Essentielle Hypertonie, n. n. bez.	170.191	91
Z25.1	Notwendigkeit der Impfung gegen Grippe [Influenza]	121.259	
H52.4	Presbyopie	76.640	
H52.2	Astigmatismus	73.581	
I25.9	Chronische ischämische Herzkrankheit, n. n. bez.	64.940	84
E14.90	Nicht näher bezeichneter Diabetes mellitus	64.763	19
H52.0	Hypermetropie	57.332	
E11.9	Nicht primär insulinabhängiger DM 2	54.636	
E78.5	Hyperlipidämie, n. n. bez.	53.307	
Z12.9	Spezielle Verfahren zur Untersuchung auf Neubildung	48.450	
Z00.0	Ärztliche Allgemeinuntersuchung	46.895	
M17.9	Gonarthrose, n. n. bez.	45.682	40
E79.0	Hyperurikämie	43.095	
E78.0	Reine Hypercholesterinämie	39.986	
I10.00	Benigne essentielle Hypertonie	39.156	91
E66.99	Adipositas, n. n. bez.: Body-Mass-Index	38.377	
H35.0	Retinopathien des Augenhintergrundes	36.615	
I10.9	Essentielle Hypertonie, n. n. bez.	34.205	91
H26.9	Katarakt, n. n. bez.	32.236	
H36.0	Retinopathia diabetica	31.251	
E14.9	Nicht näher bezeichneter Diabetes mellitus	31.233	19
N40	Prostatahyperplasie	30.399	
I83.9	Varizen der unteren Extremitäten	28.443	
M54.5	Kreuzschmerz	27.027	
H52.1	Myopie	25.020	
G63.2	Diabetische Polyneuropathie	24.400	17, 71
H25.0	Cataracta senilis incipiens	23.942	
M16.9	Koxarthrose, n. n. bez.	23.930	40
I50.9	Herzinsuffizienz, n. n. bez.	23.870	80
E11.40	Nicht primär insulinabhängiger DM 2	23.638	17
H35.3	Degeneration der Makula und des hinteren Poles	22.872	

8) DMP ohne ICD (Gesamt: 404 Versicherte)

ICD	Bezeichnung	Anz. Vers.	HMG
I10.90	Essentielle Hypertonie, n. n. bez.	138	91
Z25.1	Notwendigkeit der Impfung gegen Grippe [Influenza]	82	
Z12.9	Spezielle Verfahren zur Untersuchung auf Neubildung	48	
I25.9	Chronische ischämische Herzkrankheit, n. n. bez.	41	84
M17.9	Gonarthrose, n. n. bez.	40	40
Z00.0	Ärztliche Allgemeinuntersuchung	36	
H52.2	Astigmatismus	34	
H52.4	Presbyopie	33	
E79.0	Hyperurikämie	32	
H52.0	Hypermetropie	31	
E78.5	Hyperlipidämie, n. n. bez.	30	
E66.99	Adipositas, n. n. bez.: Body-Mass-Index	29	
E78.0	Reine Hypercholesterinämie	29	
I10.9	Essentielle Hypertonie, n. n. bez.	27	91
M54.5	Kreuzschmerz	26	
I10.00	Benigne essentielle Hypertonie	26	91
N40	Prostatahyperplasie	23	
M16.9	Koxarthrose, n. n. bez.	22	40
I83.9	Varizen der unteren Extremitäten	20	
K21.0	Gastroösophageale Refluxkrankheit mit Ösophagitis	19	36
J44.99	Chronische obstruktive Lungenkrankheit, n. n. bez.	19	109, 110
E04.9	Nichttoxische Struma, n. n. bez.	18	
H26.9	Katarakt, n. n. bez.	18	
M54.4	Lumboischialgie	18	
E78.2	Gemischte Hyperlipidämie	18	
Z26.9	Notwendigkeit der Impfung	17	
H90.5	Hörverlust durch Schallempfindungsstörung, n. n. bez.	17	
K76.0	Fettleber [fettige Degeneration]	17	
R73.0	Abnormer Glukosetoleranztest	17	
F32.9	Depressive Episode, n. n. bez.	17	
M47.99	Spondylose, n. n. bez.: N. n. bez.	15	57
M81.99	Osteoporose, n. n. bez.: N. n. bez.	15	41

Tab. 91: DMP Asthma: Dokumentation

2) DMP und ICD (Gesamt: 20.770 Versicherte)

ICD	Bezeichnung	Anz. Vers.	HMG
J45.9	Asthma bronchiale, n. n. bez.	15.549	109
Z25.1	Notwendigkeit der Impfung gegen Grippe [Influenza]	8.902	
I10.90	Essentielle Hypertonie, n. n. bez.	8.887	91
J45.0	Vorwiegend allergisches Asthma bronchiale	7.932	109
Z12.9	Spezielle Verfahren zur Untersuchung auf Neubildung	6.532	
J30.1	Allergische Rhinopathie durch Pollen	5.266	
J45.8	Mischformen des Asthma bronchiale	5.187	109
J45.1	Nichtallergisches Asthma bronchiale	4.922	109
H52.2	Astigmatismus	4.333	
J06.9	Akute Infektion der oberen Atemwege, n. n. bez.	3.940	
H52.4	Presbyopie	3.730	
Z00.0	Ärztliche Allgemeinuntersuchung	3.595	
J20.9	Akute Bronchitis, n. n. bez.	3.356	
T78.4	Allergie, n. n. bez.	3.246	
H52.0	Hypermetropie	3.093	
M54.5	Kreuzschmerz	2.923	
E11.90	Nicht primär insulinabhängiger DM 2	2.864	19
M17.9	Gonarthrose, n. n. bez.	2.625	40
J30.4	Allergische Rhinopathie, n. n. bez.	2.624	
K21.0	Gastroösophageale Refluxkrankheit mit Ösophagitis	2.600	36
J44.99	Chronische obstruktive Lungenkrankheit, n. n. bez.	2.572	109, 110
E66.99	Adipositas, n. n. bez.: Body-Mass-Index	2.543	
J40	Bronchitis, nicht als akut oder chronisch bezeichnet	2.530	
M54.2	Zervikalneuralgie	2.493	
I25.9	Chronische ischämische Herzkrankheit, n. n. bez.	2.492	84
I10.00	Benigne essentielle Hypertonie	2.485	91
I83.9	Varizen der unteren Extremitäten	2.344	
J30.3	Sonstige allergische Rhinopathie	2.343	
E78.0	Reine Hypercholesterinämie	2.340	
E78.5	Hyperlipidämie, n. n. bez.	2.217	
Z30.9	Kontrazeptive Maßnahme, n. n. bez.	2.197	
F32.9	Depressive Episode, n. n. bez.	2.148	57

8) DMP ohne ICD (Gesamt: 343 Versicherte)

ICD	Bezeichnung	Anz. Vers.	HMG
I10.90	Essentielle Hypertonie, n. n. bez.	140	91
Z25.1	Notwendigkeit der Impfung gegen Grippe [Influenza]	116	
J40	Bronchitis, nicht als akut oder chronisch bezeichnet	65	
Z12.9	Spezielle Verfahren zur Untersuchung auf Neubildung	63	
J44.99	Chronische obstruktive Lungenkrankheit, n. n. bez.	58	109, 110
H52.2	Astigmatismus	56	
J20.9	Akute Bronchitis, n. n. bez.	55	
I25.9	Chronische ischämische Herzkrankheit, n. n. bez.	52	84
E11.90	Nicht primär insulinabhängiger DM 2	49	19
H52.0	Hypermetropie	49	
J30.1	Allergische Rhinopathie durch Pollen	45	
J06.9	Akute Infektion der oberen Atemwege, n. n. bez.	44	
M17.9	Gonarthrose, n. n. bez.	43	40
H52.4	Presbyopie	42	
E66.99	Adipositas, n. n. bez.: Body-Mass-Index	41	
R94.2	Abnorme Ergebnisse von Lungenfunktionsprüfungen	41	
J00	Akute Rhinopharyngitis [Erkältungsschnupfen]	40	
M54.16	Radikulopathie: Lumbalbereich	39	
J44.89	Sonstige n. bez. chronische obstruktive Lungenkrankheit	38	109, 110
K21.0	Gastroösophageale Refluxkrankheit mit Ösophagitis	38	36
R10.4	Sonstige und n. n. bez. Bauchschmerzen	38	
I10.00	Benigne essentielle Hypertonie	33	91
M54.2	Zervikalneuralgie	33	
Z26.9	Notwendigkeit der Impfung	33	
Z00.0	Ärztliche Allgemeinuntersuchung	32	
R05	Husten	32	
M53.1	Zervikobrachial-Syndrom	32	
E79.0	Hyperurikämie	32	
E78.5	Hyperlipidämie, n. n. bez.	32	
B34.9	Virusinfektion, n. n. bez.	31	
L20.9	Atopisches [endogenes] Ekzem, n. n. bez.	31	
M81.99	Osteoporose, n. n. bez.: N. n. bez.	30	41

Tab. 92: DMP COPD: Dokumentation

ICD	2) DMP und ICD (Gesamt: 18.207 Versicherte) Bezeichnung	Anz. Vers.	HMG
I10.90	Essentielle Hypertonie, n. n. bez.	12.464	
J44.99	Chronische obstruktive Lungenkrankheit, n. n. bez.	11.958	91
Z25.1	Notwendigkeit der Impfung gegen Grippe [Influenza]	9.575	109, 110
I25.9	Chronische ischämische Herzkrankheit, n. n. bez.	6.100	84
E11.90	Nicht primär insulinabhängiger DM 2	5.612	19
H52.4	Presbyopie	4.656	
H52.2	Astigmatismus	4.574	
J45.9	Asthma bronchiale, n. n. bez.	4.178	109
Z00.0	Ärztliche Allgemeinuntersuchung	4.121	
Z12.9	Spezielle Verfahren zur Untersuchung auf Neubildung	4.116	
H52.0	Hypermetropie	3.695	
E78.5	Hyperlipidämie, n. n. bez.	3.681	
J44.89	Sonstige näher bezeichnete COPD	3.626	109, 110
N40	Prostatahyperplasie	3.617	
E79.0	Hyperurikämie	3.496	
M17.9	Gonarthrose, n. n. bez.	3.417	40
J43.9	Emphysem, n. n. bez.	3.386	109, 110
I10.00	Benigne essentielle Hypertonie	3.266	91
E78.0	Reine Hypercholesterinämie	2.965	
J44.9	Chronische obstruktive Lungenkrankheit, n. n. bez.	2.728	109, 110
I50.9	Herzinsuffizienz, n. n. bez.	2.676	80
E66.99	Adipositas, n. n. bez.: Body-Mass-Index	2.632	
K21.0	Gastroösophageale Refluxkrankheit mit Ösophagitis	2.610	36
M54.5	Kreuzschmerz	2.598	
R06.0	Dyspnoe	2.416	
H26.9	Katarakt, n. n. bez.	2.365	
I83.9	Varizen der unteren Extremitäten	2.351	
I10.9	Essentielle Hypertonie, n. n. bez.	2.299	91
J20.9	Akute Bronchitis, n. n. bez.	2.280	
F17.1	Psychische und Verhaltensstörungen durch Tabak	2.261	79
J96.1	Chronische respiratorische Insuffizienz	2.261	
J44.82	Sonstige näher bez. COPD: >= 50% und < 70%	2.177	109, 110

ICD	8) DMP ohne ICD (Gesamt: 445 Versicherte) Bezeichnung	Anz. Vers.	HMG
I10.90	Essentielle Hypertonie, n. n. bez.	233	91
Z25.1	Notwendigkeit der Impfung gegen Grippe [Influenza]	194	
J45.9	Asthma bronchiale, n. n. bez.	114	109
I25.9	Chronische ischämische Herzkrankheit, n. n. bez.	109	84
E11.90	Nicht primär insulinabhängiger DM 2	106	19
Z00.0	Ärztliche Allgemeinuntersuchung	98	
J42	Nicht näher bezeichnete chronische Bronchitis	93	
H52.2	Astigmatismus	93	
H52.4	Presbyopie	88	
Z12.9	Spezielle Verfahren zur Untersuchung auf Neubildung	84	
H52.0	Hypermetropie	72	
M17.9	Gonarthrose, n. n. bez.	72	40
Z26.9	Notwendigkeit der Impfung	66	
E78.5	Hyperlipidämie, n. n. bez.	64	
M54.5	Kreuzschmerz	60	
E78.0	Reine Hypercholesterinämie	55	
I10.00	Benigne essentielle Hypertonie	54	91
E79.0	Hyperurikämie	52	
K21.0	Gastroösophageale Refluxkrankheit mit Ösophagitis	50	36
E66.99	Adipositas, n. n. bez.: Body-Mass-Index	50	
I50.9	Herzinsuffizienz, n. n. bez.	48	80
J43.9	Emphysem, n. n. bez.	48	109, 110
E14.90	Nicht näher bezeichneter Diabetes mellitus	48	19
I83.9	Varizen der unteren Extremitäten	47	
F32.9	Depressive Episode, n. n. bez.	45	57
M16.9	Koxarthrose, n. n. bez.	44	40
H35.0	Retinopathien des Augenhintergrundes	43	
M81.99	Osteoporose, n. n. bez.: N. n. bez.	43	41
M54.4	Lumboischialgie	42	
I10.9	Essentielle Hypertonie, n. n. bez.	40	91
H40.1	Primäres Weitwinkelglaukom	40	
H52.1	Myopie	39	109, 110

Printed in the United States
By Bookmasters